基于新型细胞死亡机制的抗肿瘤纳米药物

Antitumor Nanomedicines Based on Novel Cell Death Mechanisms

杨硕晔 著

化学工业出版社
·北京·

内容简介

《基于新型细胞死亡机制的抗肿瘤纳米药物》针对恶性肿瘤常规治疗策略疗效差、普通药物药效机制单一等关键问题，聚焦生物科技领域的最新进展，将细胞生物学、分子生物学等学科的突破性基础理论融入抗肿瘤医药学中，对基于新型细胞死亡机制（包括坏死、焦亡、铁死亡、铜死亡等）开发的纳米药物或递药系统进行了详细的分类概述，并对各类药物的研究现状与未来发展进行了总结与展望，力图阐释肿瘤医学面临的技术难题的基础理论和技术原理，为相关技术瓶颈的深层次核心问题提供可行的科学解决方案。

《基于新型细胞死亡机制的抗肿瘤纳米药物》可作为药学、生物医学、生物技术、纳米材料学等专业领域的科研人员、高校师生的参考书或辅助研究生教材。

图书在版编目（CIP）数据

基于新型细胞死亡机制的抗肿瘤纳米药物 / 杨硕晔著. —— 北京：化学工业出版社, 2025. 10. —— ISBN 978-7-122-48697-4

I. R979.1

中国国家版本馆 CIP 数据核字第 2025E65S03 号

责任编辑：褚红喜　　　　　　　　　文字编辑：郑金慧　朱　允
责任校对：田睿涵　　　　　　　　　装帧设计：刘丽华

出版发行：化学工业出版社 (北京市东城区青年湖南街 13 号　邮政编码 100011)
印　　装：涿州市殷润文化传播有限公司
787mm×1092mm　1/16　印张 13¾　彩插 1　字数 261 千字
2025 年 10 月北京第 1 版第 1 次印刷

购书咨询：010-64518888　　　　　　　　售后服务：010-64518899
网　　址：http://www.cip.com.cn
凡购买本书，如有缺损质量问题，本社销售中心负责调换。

定　　价：88.00 元　　　　　　　　　　　　版权所有　违者必究

前 言

　　纳米药物或递药系统在肿瘤医学中的研究与应用发展迅速，使用纳米材料与技术能够有效提高抗肿瘤药物的药效，解决癌症治疗中的许多现实性难题。近十年来，在细胞和分子生物学领域，对肿瘤细胞死亡方式的研究取得了一系列突破性进展，坏死、焦亡、铁死亡、铜死亡等新型细胞死亡方式不断被发现并确证，对这些新方式的深入了解可在机制方面为开发更高效的抗肿瘤药物提供宝贵的理论指导和依据。因此，基于新型细胞死亡机制的抗肿瘤纳米药物融合了细胞生物学、分子药理学、分子生物学、纳米材料学等多个学科的最新研究成果，已成为多个学科领域关注的前沿热点方向。

　　本书介绍了有关肿瘤细胞死亡方式的最新研究成果，重点关注代谢性细胞死亡新机制，以及这些新机制对抗肿瘤药物尤其是纳米药物研发的重要指导作用；对基于新型细胞死亡机制（坏死、焦亡、铁死亡、铜死亡等）开发的抗肿瘤纳米药物进行了系统的总结与梳理，对各类药物的药效机制、研究与开发现状、进展等作了详细分析与介绍，并辅以大量的研发实例，同时对其未来的发展方向与前景等进行了总结和展望。本书通过跨学科交叉融合视野，力图阐释肿瘤医学面临的技术难题的基础理论和技术原理，为相关技术瓶颈的深层次核心问题提供可行的科学解决方案。

　　本书可作为药学、纳米材料学、生物技术、生物医学工程等专业领域的科研人员、高校师生的参考书或辅助研究生教材，能够为抗肿瘤纳米药物的研发提供参考。

　　在本书编写与出版过程中，得到了河南工业大学和化学工业出版社的大力支持和协助，在此致以诚挚的谢意！

　　限于个人能力与专业视野，本书难免存在不足之处，恳请广大读者不吝赐教，多提宝贵意见。

作　者

2025 年 1 月

目录

第三章　诱导坏死的常用策略与纳米药物

第四章　诱导焦亡的抗肿瘤纳米药物

第五章　基于铁死亡的抗肿瘤纳米药物：不同机制和策略

第六章　基于铁死亡的抗肿瘤纳米药物：多种疗法协同

第七章　基于铜死亡的抗肿瘤纳米药物

缩略词汇总表

1*H*-PFP	1*H*-全氟戊烷
2-DG	2-脱氧-D-葡萄糖
3-MA	3-甲基腺嘌呤
5-Fu	5-氟尿嘧啶
AA	花生四烯酸
AAV-1	腺相关病毒
ABCA1	ATP 结合盒转运蛋白 1
ACC	乙酰辅酶 A 羧化酶
ACD	意外性细胞死亡
ACSBG1	酰基辅酶 A 合成酶泡泡糖家族成员 1
ACSL3	酰基辅酶 A 合成酶长链家族成员 3
ACSL4	酰基辅酶 A 合成酶长链家族成员 4
ALDH	醛脱氢酶
ALOX	花生四烯酸脂氧合酶
ART	青蒿素
ASAH2	*N*-酰基鞘氨醇酰胺水解酶
Asc	抗坏血酸
ATF4	激活转录因子 4
ATOX1	抗氧剂 1 铜伴侣
ATP7A 和 ATP7B	ATP 酶铜转运蛋白 α 和 β
AuNP	金纳米粒子
BAP1	BRCA1 相关蛋白 1
BBB	血脑屏障
BH₄	四氢生物蝶呤
BSA	牛血清白蛋白
BSO	丁硫磷
BSO	丁硫醚磺酰亚胺
CAIX	碳酸酐酶Ⅸ

CAD	二氢乳清酸酶
CAF	癌症相关成纤维细胞
CAM	细胞黏附分子
CAP	大气压冷等离子体
caspase	半胱氨酸天冬氨酸蛋白酶
CAT	过氧化氢酶
CBS	胱硫醚-β-合成酶
CCO	细胞色素 c 氧化酶
CDT	化学动力学疗法
Ce6	二氢卟吩 e6
CKB	肌酸激酶 B
CNL	神经酰胺脂质体
COF	共价有机骨架
CP	配位聚合物
CRC	结直肠癌
CRT	钙网蛋白
CSC	肿瘤干细胞
CSE	胱硫醚-γ-裂解酶
CTL	细胞毒性 T 淋巴细胞
CTR1	铜转运蛋白 1/铜转运体 1
CUR	姜黄素
DC	树突状细胞
DCT	地西他滨
DHA	双氢青蒿素
DHODH	二氢乳清酸脱氢酶
DLAT	二氢硫酰胺 S-乙酰转移酶
DMF	富马酸二甲酯
DMT1	二价金属转运蛋白 1
DOX	多柔比星
EPR	增强的渗透和滞留
ETC	电子传递链
EV	细胞外囊泡
FAC	柠檬酸铁铵
FDA	美国食品药品管理局
FDX1	铁氧化还原蛋白 1

FIN	铁死亡诱导剂
FPN	铁转运蛋白
FSP1	铁死亡抑制蛋白 1
FTH1	铁蛋白重链 1
FTL	铁蛋白轻链
GA	没食子酸
GCH1	GTP 环水解酶 1
GCL	γ-谷氨酰半胱氨酸连接酶
GLUT	葡萄糖转运蛋白
GO	基因本体论
GOx	葡萄糖氧化酶
GPD2	甘油-3-磷酸脱氢酶 2
GPX	谷胱甘肽过氧化物酶
GPX4	谷胱甘肽过氧化物酶 4
GSDM	gasdermin 家族蛋白
GSEA	基因集团富集分析
GSH	谷胱甘肽
GSS	谷胱甘肽合成酶
GST	谷胱甘肽硫转移酶
H_2O_2	过氧化氢
H_2S	硫化氢
HA	透明质酸
Hb	血红蛋白
HCC	肝细胞癌
HER2	人表皮生长因子受体 2
HIPEC	腹腔热化疗
HNSCC	头颈部鳞状细胞癌
HSP	热休克蛋白
hUCMSC	人脐带间充质干细胞
IC_{50}	半数最大抑制浓度
ICB	免疫检查点阻断
ICD	免疫原性细胞死亡
ICG	吲哚菁绿
ICI	免疫检查点抑制剂
IFN-γ	干扰素-γ

IL-1β	白细胞介素-1β
IL-6	白介素-6
IONP	氧化铁纳米粒
LA	蛋白质脂酰化
LDH	乳酸脱氢酶
LIAS	硫辛酸合成酶
LIP	不稳定铁库
LOD	乳酸氧化酶
LPCAT3	溶血磷脂酰胆碱酰基转移酶 3
LPO	脂质过氧化物
LPS	脂多糖
LRP8	LDL 受体相关蛋白 8
MAM	2-甲氧基-6-乙酰基-7-甲基胡桃醌
MC1-R	黑皮质素-1 受体
MCN	介孔碳纳米粒
MCT	单羧酸转运蛋白
MCT	多模式联合治疗
mDNA	线粒体 DNA
MDR	多药耐药性
MET	次甲基
MLH	亚油酸甲酯氢过氧化物
MLKL	混合谱系激酶结构域样蛋白
MOF	金属有机骨架
MON	金属有机网络
MSC	间充质基质/干细胞
MTHFD2	亚甲基四氢叶酸脱氢酶 2
MUFA	单不饱和脂肪酸
NAC	N-乙酰-l-半胱氨酸
NADH	烟酰胺腺嘌呤二核苷酸
NADPH	烟酰胺腺嘌呤二核苷酸磷酸
NCOA4	核受体辅活化因子 4
NCT	纳米催化治疗
NDDS	纳米药物递送系统
NFE2L2 或 NRF2	核因子红系 2 相关因子 2
NFS1	半胱氨酸脱硫酶

NF-κB	核转录因子 κB
NIR	近红外光
NLR	NOD 样受体
NLRP3	核苷酸结合寡聚结构域样受体蛋白 3
NOX	烟酰胺腺嘌呤二核苷酸磷酸氧化酶
NP	纳米粒
NSCLC	非小细胞肺癌
OMV	细菌外膜囊泡
OTUB1	OTU 去泛素酶
OTUD5 或 DUBA	OTU 去泛素酶 5
OXD	氧化酶
PA	铜绿假单胞菌
PAMP 或 DAMP	损伤相关分子模式/危险相关分子模式
PBA	苯硼酸
PCD	程序性细胞死亡
PCN	锆基卟啉骨架纳米颗粒
PD-1	程序性死亡受体 1
PDA	前列腺导管腺癌
PDH	丙酮酸脱氢酶
PDT	光动力学疗法
PE	肾上腺磷脂酰乙醇胺
PEI	聚乙烯亚胺
PFC	全氟化碳
PFD	N 端成孔结构域
PFP	全氟戊烷
POD	过氧化物酶
POR	细胞色素 P450 氧化还原酶
PpIX	原卟啉IX
procaspase-1	前体半胱氨酸蛋白酶原-1
PTA	光热剂
PTT	光热疗法
PUFA	多不饱和脂肪酸
PUFA-PL	多不饱和脂肪酸磷脂
RCD	调节性细胞死亡
RD	C 端抑制结构域

RIPK1	受体相互作用蛋白激酶 1
RNS	活性氮
ROS	活性氧
RT	放射治疗
RTA	自由基捕获抗氧剂
RTK	受体酪氨酸激酶
SASP	柳氮磺胺吡啶
SCD1	硬脂酰辅酶 A 去饱和酶 1
SDT	声动力学疗法
SEM	扫描电镜
SiO$_2$	介孔二氧化硅
SLC31A1	溶质载体家族 31 成员 1
SLC3A2 或 4F2hc 或 CD98	亚基溶质载体家族 3 成员 2
SLC7A11 或 xCT	亚基溶质载体家族 7 成员 11
SOCS1	细胞因子信号转导抑制因子 1
SOD	超氧化物歧化酶
SREBP2	甾醇调控因子-结合蛋白 2
SRF	索拉非尼
TAA	肿瘤相关抗原
TAM	肿瘤相关巨噬细胞
TCA	三羧酸循环
Tf	转铁蛋白
TfR	转铁蛋白受体
TIME	抑制性肿瘤免疫微环境
TKPF	氟化聚乙烯亚胺
TMD	二维过渡金属二卤化物
TME	肿瘤微环境
TNBC	三阴性乳腺癌
TNFR1	TNF 受体 1
TNF-α	肿瘤坏死因子-α
TP53 或 p53	肿瘤蛋白 p53
TPP	三苯基膦
TPZ	替拉扎明
TRAILR	TNF 相关凋亡诱导配体型受体
TRPML1	瞬时受体电位黏脂质 1

TSA	丹参酮 A
TXNRD1	硫氧还蛋白还原酶 1
UMPS	尿苷 5′-单磷酸合酶
VDAC	电压依赖性阴离子通道
VDAC3	电压依赖性阴离子选择性通道蛋白 3
VKORC1L1	维生素 K 环氧还原酶复合物亚基 1 样 1
WA	醉茄素 A
WRC	Rac-WAVE 调控复合物
WWTR1 或 TAZ	Yes 关联蛋白 1/含 WW 结构域的转录调节因子 1
ZIF-8	沸石咪唑骨架-8
α-MSH	α-黑素细胞刺激素
αPD-L1	PD-L1 免疫检查点抗体

第一章

肿瘤代谢性
细胞死亡新机制

细胞死亡抵抗是癌症的重要标志。目前，细胞生物学领域的研究已经将代谢性细胞死亡确定为代谢失衡导致的调节性细胞死亡的独特形式。代谢性细胞死亡的几种新机制包括铁死亡、铜死亡、双硫死亡、溶酶体相关锌死亡和细胞内碱化死亡，它们在癌症治疗中极具潜力。因此，对代谢性细胞死亡途径的复杂性应有充分的重视，对相关机制的深入阐明能够为开发新型癌症治疗策略提供理论支持。

第一节 概　　述

细胞死亡在维持多细胞生物体的内环境稳定中起着至关重要的作用，然而，这种微妙的平衡可能被包括癌症在内的各种疾病破坏[1]。细胞死亡大致可分为两类：非调节性（意外性）细胞死亡和调节性细胞死亡。非调节性细胞死亡由物理或化学损伤等外部因素引起，通常是被动发生的，缺乏内部信号和执行机制的明确参与。相比之下，调节性细胞死亡是一个由一系列细胞内信号转导和执行机制干预的高度受控和有序的过程[2-4]。

目前，已有研究明确了几种独特的调节性细胞死亡形式，这些死亡是由某些营养素（如葡萄糖和氨基酸）或金属元素（如铁和铜）的过量生成或耗竭以及由此导致的细胞代谢失衡引起的。这种形式的细胞死亡，即代谢性细胞死亡，通常被称为"细胞破坏"[5]。相比而言，"细胞自杀"指的是由信号级联和细胞死亡执行蛋白直接触发的另一类调节性细胞死亡，这些蛋白质消除了生物体中不需要的细胞。细胞凋亡和铁死亡分别是细胞自杀和细胞破坏的典型实例。这两类调节性细胞死亡之间的区别性特征可能在于它们的进化作用不同。细胞自杀程序具有明确的发育功能，例如在发育过程中通过凋亡来调整细胞数量。然而，细胞破坏程序是否具有明确的进化作用仍未探明或存在争议。

尽管其缺乏明确的进化功能，但更深入地了解代谢性细胞死亡的复杂机制，对于阐明相关疾病进展过程，为各种疾病特别是癌症的创新治疗策略开发打下基础具有非常重要的意义。癌细胞通常会经历各种代谢重编程，这表明其在代谢方面具有可调控性和脆弱性，可以通过诱导特异性、代谢性细胞死亡对癌症进行靶向治疗[6]。这种方法提供了新的策略来对抗或规避可诱导癌细胞凋亡的传统疗法的耐药性[7]。

本章首先介绍了代谢性细胞死亡的复杂机制，重点是近年来发现的几种新途径，包括铁死亡、铜死亡、双硫死亡、溶酶体相关锌死亡和细胞内碱化死亡。鉴于有关铁死亡模式的研究文献较多，因此对其进行重点介绍。此外，还探讨了将这些特异性细胞死亡机制用于癌症特异性治疗的潜力和可行性。

对细胞自杀性程序和其他传统细胞死亡途径（如凋亡、坏死性凋亡、焦亡和自噬性细胞死亡），本章未作讨论。关于这些主题，近年有一些优秀的综述提供了深入见解，可作参考[2-4, 8-10]。

第二节　铁　死　亡

"铁死亡"一词于 2012 年出现，用来描述一种由细胞膜上脂质过氧化物的异常蓄积引发的铁依赖性细胞死亡的独特形式[11]，它在形态和机制上均与其他类型的调节性细胞死亡不同[12]。例如，铁死亡细胞不表现出典型的凋亡特征，如染色质凝缩或半胱氨酸天冬氨酸蛋白酶-3（caspase-3）裂解[4]，而是表现出线粒体萎缩、线粒体嵴减少（尽管在铁死亡过程中导致线粒体形态变化的确切机制仍不清楚）。铁死亡的另一个关键特征是其可被铁螯合剂或亲脂性抗氧剂阻断，而不会被其他常见细胞死亡途径的抑制剂所阻断[11]。

从代谢的角度来看，铁死亡是指一种细胞状态，在这种状态下，促进脂质过氧化的代谢活动大大超过了抵消这一过程的细胞防御系统的缓冲能力[13]。本节将首先深入探讨脂质合成和过氧化，以及铁代谢作为铁死亡的关键驱动机制；随后，介绍能够对抗脂质过氧化的谷胱甘肽（GSH）过氧化物酶-4（GPX4）依赖性和 GPX4 非依赖性防御机制；最后，重点讨论能用于癌症治疗的铁死亡相关潜在策略。

一、脂质合成与过氧化

多不饱和脂肪酸（PUFA）是指结构中含有一个以上双键的脂肪酸。哺乳动物细胞的细胞膜成分中有大量含多不饱和脂肪酸的磷脂（PUFA-PL）[14]，尽管这一特性增强了细胞膜的流动性并促进了信号转导[15]，但这是有代价的。与饱和脂肪酸（不含双键的脂肪酸）或单不饱和脂肪酸（MUFA）（含一个双键的脂肪酸）不同，PUFA 极易发生过氧化，这是因为其含有双烯丙基基团。因此，PUFA 含量高的细胞通常特别容易发生铁死亡[13]。

在铁死亡过程中，脂质过氧化主要是由已经掺入磷脂的 PUFA 引发的，而非游离的 PUFA。因此，参与 PUFA-PL 生物合成的酶在脂质过氧化和铁死亡中发挥着关键作用。酰基辅酶 A 合成酶长链家族成员 4（ACSL4）促进游离 PUFA 与 CoA 连接形成 PUFA CoA，随后被溶血磷脂酰胆碱酰基转移酶 3（LPCAT3）重新酯化并整合到磷脂中，生成 PUFA-PL[16]。此外，某些 PUFA，如亚油酸，不能在哺乳动物细胞中从头合成，必须从饮食或外界环境中获得。亚油酸可以通过额外的去饱和或碳链延长步骤转化为其他 PUFA（如花生四烯酸）。碳链延长反应需要提供丙二酰辅酶 A，其由乙酰辅酶 A 羧化酶（ACC）介导的乙酰辅酶 A 羧基化产生[17]。因此，ACSL4、LPCAT3 或 ACC 的失活抑制了 PUFA-PL 的合成，并使细胞对铁死亡产生抗性[18-22]。最近的另一项发现揭示了一个由蛋白激酶 Cβ（PKCβⅡ）-ACSL4 信号通路促进的正反馈回路，该回路可捕捉并放大脂质过氧化物，从而有助于铁死亡的发生[23]。值得注意的是，ACSL4 似乎在不同铁死亡诱导剂（FIN）引发的铁死亡中起着不同的作用[24]，尽管其潜在机制尚不清楚。

与 PUFA 相比，MUFA（如油酸和棕榈烯酸）不易发生过氧化，这是因为它们缺乏双烯丙基基团[25]。与含有 PUFA 的补充性细胞相比，含 MUFA 的补充性细胞可以有效抑制脂质过氧化和铁死亡，可能是通过将 PUFA 从细胞膜中的 PL 中置换出来[26]。因此，参与 MUFA-PL 合成的酶，如硬脂酰辅酶 A 去饱和酶 1（SCD1）和酰基辅酶 A 合成酶长链家族成员 3（ACSL3）的失活，会使癌细胞更易发生铁死亡[27]。另有研究表明，膜结合型 O-酰基转移酶（含结构域 1 或 2，即 MBOAT1/2）可选择性地将 MUFA 转移至赖氨酰磷脂酰乙醇胺（lyso-PE），从而通过提高 MUFA-PE 水平并同时降低癌细胞中 PUFA-PE 的水平来抑制铁死亡[28]。这些发现为阐明 MUFA 与 PUFA 在调节铁死亡中的复杂相互作用提供了新的见解。

PUFA-PL 的过氧化主要是由非酶性芬顿反应引起的。这种反应导致磷脂自由基的形成，随后与其他 PUFA 相互作用，引发连锁反应并传播脂质过氧化[16]。花生四烯酸脂氧合酶（ALOX）和细胞色素 P450 氧化还原酶（POR）介导的酶反应也已被证明参与脂质过氧化[29-30]。然而，一些研究质疑 ALOX 参与脂质过氧化这一结论[31]，且 POR 在促进脂质过氧化中的作用似乎是间接的，其主要参与过氧化氢的生成。

二、铁代谢

铁死亡的铁依赖特性凸显了铁在促进芬顿反应中的重要作用，芬顿反应是脂质过氧化的驱动力[32]。此外，铁在铁死亡中的意义不仅限于其对芬顿反应的催化作用，它也是参与脂质过氧化的酶（包括 ALOX 和 POR）的关键辅因子。

细胞铁稳态是通过对铁的摄取、储存、使用和输出过程的复杂协调来严格控制的[33]。因此，对这种精细调控的任何干扰都会影响细胞内铁库的稳定水平，从而影响癌细胞对铁死亡的敏感性[34]。例如，转铁蛋白、乳转铁蛋白和转铁蛋白受体（TfR）促进的铁摄取会刺激铁死亡，转铁蛋白受体本身已被鉴定为铁死亡标志物[35]。细胞内的不稳定性铁以其高反应性而闻名，储存在铁蛋白中。铁蛋白通过核受体辅活化因子4（NCOA4）介导的铁蛋白吞噬作用降解，将铁释放到不稳定的铁库中，有效促进铁死亡的发生[36,37]。相反，前激肽2通过增强铁的输出对铁死亡具有抑制作用[38]。这种复杂的铁相关机制网络共同影响细胞对铁死亡的敏感性，显示出铁在这种调节性细胞死亡中作为催化剂和调节因子的多方面作用。

细胞内已经进化出多种防御机制来阻止细胞膜上脂质过氧化物的过度增长，从而抑制铁死亡的发生。这些保护策略可大致分为 GPX4 依赖性系统和 GPX4 非依赖性系统。

三、GPX4 依赖性抗铁死亡防御机制

GPX4 依赖性系统被广泛认为是防御铁死亡的基石，它依赖于通过 Xc⁻ 转运蛋白系统摄取细胞外胱氨酸。Xc⁻ 转运蛋白系统作为谷氨酸/胱氨酸逆向转运蛋白发挥作用，由催化性亚基溶质载体家族 7 成员 11（SLC7A11，也称为 xCT）和调节性亚基溶质载体家族 3 成员 2（SLC3A2，也称为 4F2hc 或 CD98）组成。需要指出的是，SLC3A2 还与其他氨基酸转运蛋白结合并参与多种氨基酸的转运。鉴于 SLC3A2 在营养物质转运中的多效性，本节主要介绍 SLC7A11[39-42]。在癌症发生时，SLC7A11 水平通常被上调，在铁死亡途径中起关键调节中枢的作用[43]，其表达受一系列蛋白的控制，如肿瘤蛋白 p53（TP53，也称为 p53）、核因子红系 2 相关因子 2（NFE2L2，也称为 NRF2）、BRCA1 相关蛋白 1（BAP1）、Yes 关联蛋白 1/含 WW 结构域的转录调节因子 1（WWTR1，也称为 TAZ），以及通过可被转录控制的激活转录因子 4（ATF4）。此外，其水平可以通过转录后机制进行调节，该机制涉及其他蛋白，如白细胞介素 1、OTU 去泛素酶（OTUB1）和 OTU 去泛素酶 5（OTUD5 或 DUBA）[44-51]。此外，多种化合物，如埃拉斯汀、索拉非尼和柳氮磺胺吡啶，能抑制 SLC7A11 介导的胱氨酸转运，对这种转运的抑制作用与它们在癌细胞中诱发铁死亡的能力相关[52]。

由 SLC7A11 摄入的细胞内胱氨酸随后被还原为半胱氨酸。半胱氨酸反过来又是 GSH 合成的重要前体，而 GSH 是维持氧化还原稳态至关重要的一种三肽类物质[53]。GSH 被 GPX4 利用，催化有害的脂质过氧化物还原为无害的脂质醇，从而有效抑制铁

死亡[54, 55]。药物抑制（例如使用 RSL3 或 ML162 进行治疗）或 GPX4 的基因消融可诱导多种癌细胞系中的铁死亡[56]。此外，GPX4 的组成性或条件性缺失会导致成年小鼠的胚胎致死或器官损伤，这可能是由于体内诱导铁死亡引起的[57, 58]。

已有研究为 GPX4 的调控机制提供了新的见解。作为一种含硒蛋白，GPX4 依赖于其必需的硒代半胱氨酸残基，以发挥其对抗铁死亡过程的功能[59]。LDL 受体相关蛋白 8（LRP8）介导的硒代半胱氨酸摄取已成为促进 GPX4 蛋白合成和抑制铁死亡的关键机制[60, 61]。其他研究则强调了硒代半胱氨酸通过调节转录控制机制上调 GPX4 水平的能力[62]。此外，半胱氨酸不仅是合成 GSH 的关键前体，而且能通过激活哺乳动物细胞内的西罗莫司复合物 1（mTORC1）靶点的机制来刺激 GPX4 蛋白合成[63]。硒代半胱氨酸、半胱氨酸和 GPX4 之间的多方面相互作用显示了它们在保护细胞免受铁死亡损伤方面具有协同性，这一点十分重要。最近的另一项研究发现，肌酸激酶 B（CKB）通过磷酸化作用稳定 GPX4，从而增强其抑制铁死亡的能力[64]，显示出 GPX4 调控行为的高度复杂性。这些研究共同揭示了在细胞防御铁死亡机制中，GPX4 的表达和活性受到多种因素和途径的控制。

四、GPX4 非依赖性抗铁死亡防御机制

针对铁死亡的 GPX4 非依赖性防御系统主要涉及一组具有强大铁死亡抑制能力的自由基捕获抗氧剂（RTA），如泛醌（CoQH₂）、四氢蝶呤（BH₄）和还原型维生素 K。这种复杂的防御机制依赖于协调这些 RTA 产生的专属酶，包括铁死亡抑制蛋白 1（FSP1，以前称为 AIFM2）、二氢乳清酸脱氢酶（DHODH）、甘油-3-磷酸脱氢酶 2（GPD2）、GTP 环水解酶 1（GCH1）和维生素 K 环氧还原酶复合物亚基 1 样 1（VKORC1L1）[65-71]。

泛醌，通常称为辅酶 Q 或 CoQ，是一种亲脂性代谢产物，具有独特的结构，即氧化还原活性的醌类头部基团和大量的聚异戊二烯脂质尾部基团。除了具有在线粒体电子传递方面的常规作用外，当以还原形式 CoQH₂ 存在时，这种奇特的分子还可以作为细胞防御铁死亡的 RTA[72]。FSP1 是一种烟酰胺腺嘌呤二核苷酸（NADH）/烟酰胺腺嘌呤二核苷酸磷酸（NADPH）依赖性氧化还原酶，可利用 NADH 和/或 NADPH 的还原能力将 CoQ 转化为其保护性还原形式——CoQH₂，从而以 GPX4 非依赖性的方式有效抑制铁死亡。相反，FSP1 缺失或受到抑制会使癌细胞对铁死亡敏感[73]。FSP1 被认为可以将 CoQ 的非线粒体库还原为 CoQH₂，主要在质膜上发挥其抗铁死亡作用。然而，CoQ 合成及其随后还原为 CoQH₂ 的过程主要发生在线粒体内，CoQ 转化为 CoQH₂

是由位于线粒体内膜上的一系列酶催化的，包括 DHODH 和 GPD2。相应地，线粒体内 $CoQH_2$ 的产生减少，DHODH 或 GPD2 的失活或缺失导致癌细胞更易发生铁死亡。FSP1 与 DHODH、GPD2 和 CoQ 合成过程中的亚细胞分离凸显了 CoQ 的储存或运输在调节铁死亡中的潜在作用[74]。为了支持这一假设，另一项研究确认，含 StAR 相关脂质转移结构域 7（STARD7）的脂质转移蛋白，可作为 CoQ 从线粒体转运到质膜的介质，促进 FSP1 利用 CoQ 在质膜上防御铁死亡[75]。

值得注意的是，已有多项其他研究巩固了 DHODH 在防御铁死亡中的意义，而且还提供了新的机制方面的见解[76, 77]，但其在铁死亡中的作用仍一直存在争议[78, 79]。例如，一项研究发现，线粒体 DHODH 和细胞质酶包括氨甲酰磷酸合成酶Ⅱ、天冬氨酸转氨酰酶、二氢乳清酸酶（CAD）和尿苷 5′-单磷酸合酶（UMPS），位于不同的亚细胞区域，但可以通过位于线粒体外膜上的桥接蛋白——电压依赖性阴离子选择性通道蛋白 3（VDAC3）形成多酶复合物。这种复合物被称为嘧啶体，能够打开底物通道，促进高效的嘧啶生物合成，增强铁死亡防御能力。因此，DHODH 或其上游蛋白（如 CAD 或 VDAC3）的遗传缺陷会引起细胞对铁死亡的敏感性增加。另一项研究表明，赖氨酰氧化酶样 3（LOXL3）通过稳定 DHODH 抑制癌细胞中的铁死亡并增强化疗耐药性，揭示了 DHODH 介导的铁死亡防御调节机制。

BH_4 被公认为是芳香族氨基酸羟化酶和各种酶的辅因子，也已成为一种具有显著抑制铁死亡能力的强效 RTA[69]。GCH1（负责 BH_4 生物合成途径中限速步骤的代谢酶）的缺失使癌细胞更易发生铁死亡。值得注意的是，GCH1 的其他功能，如调节 $CoQH_2$ 和含有两个 PUFA 尾部的 PL 的产生，也可能有助于其抑制铁死亡的作用[67]。

其他研究发现，还原型维生素 K 是对抗铁死亡的强有力 RTA，并发现 FSP1 在介导维生素 K 还原中起关键作用[80]。因此，FSP1 在还原辅酶 Q 和维生素 K 方面的双重作用使其具有强大的抑制铁死亡功能。需要指出的是，在典型的维生素 K 循环中，维生素 K 的还原主要是由其他代谢酶（如 VKORC1L1）介导的。与此结论一致的是，VKORC1L1 已被证明可以通过 GPX4 或 FSP1 非依赖性方式产生还原型维生素 K 以抑制铁死亡[76]。

总的来说，这些最新的研究为阐明 RTA 在防御铁死亡中的关键作用提供了依据，并为其对抗脂质过氧化的复杂机制提供了新的见解。未来的研究工作将旨在发现更多的 RTA，阐明参与产生此类 RTA 的酶的功能，并探索这些因素在铁死亡防御中的复杂协同机制。

五、铁死亡在癌症治疗中的应用

铁死亡类似于细胞凋亡，是肿瘤抑制的关键机制，涉及一系列分别促进和抑制铁死亡的肿瘤抑制蛋白和致癌蛋白。一个典型的例子是 p53，这是最常见的突变肿瘤抑制因子，能够一定程度上通过诱导铁死亡来阻碍肿瘤生长[81]。这是通过对各种铁死亡调控蛋白的转录调节来实现的，如 SLC7A11、钙非依赖性磷脂酶 A2β（iPLA2β）和 VKORC1L1[82, 83]。值得注意的是，另有研究表明，在某些条件下，p53 具有抑制铁死亡的功能[84, 85]，这表明 p53 在铁死亡调节中的作用具有环境和条件依赖性。其他肿瘤抑制剂，如 BAP1、反丁烯二酸酶和瘢痕样 ECH 相关蛋白 1（KEAP1），已类似地被证明可促进癌细胞发生铁死亡[86-88]。相反，具有致癌功能获得特性的 p53 R175H 突变体可通过消除 BTB 和 CNC 同源物 1（BACH1）介导的 SLC7A11 表达下调来抑制铁死亡，从而促进肿瘤生长[89]。此外，磷酸肌醇 3-激酶（PI3K）-mTORC1 信号的致癌激活已被证明可促进癌细胞产生铁死亡抗性[90]。

虽然肿瘤抑制剂的缺失或癌基因的激活通常会导致癌细胞对铁死亡的抵抗，但某些遗传或代谢改变可以增强癌细胞对铁死亡的敏感性[91]。例如，在 E-钙黏着蛋白-神经纤维蛋白 2（NF2-Hippo）通路中，肿瘤抑制剂（如 NF2）的缺乏使癌细胞或肿瘤易发生铁死亡[92, 93]。这可能提供一种有前景的治疗途径，即通过这种途径，可以针对性地使用铁死亡诱导药物来靶向具有该突变特性的肿瘤，而 NF2 突变间皮瘤的临床前研究结果支持了这一观点。另一个案例来自对神经母细胞瘤的研究，其中 MYCN（编码转录因子 N-MYC）扩增在疾病进展中起着关键作用。与 MYCN 低表达细胞相比，MYCN 高表达癌细胞表现出更高的铁死亡敏感性，为开发有效治疗 MYCN 高表达型神经母细胞瘤的靶向诱导铁死亡疗法奠定了基础[94]。另外，某些治疗耐受型癌细胞，例如治疗耐受的间质型细胞和持续耐药型细胞，会经常出现显著的代谢适应。例如，PUFA-PL 水平的升高（通常与上皮细胞向间充质细胞的转变有关）已成为这些细胞的一个典型特征[95, 96]，代谢状态的改变使它们的生存依赖于 GPX4 介导的抗铁死亡防御。因此，这些细胞变得非常容易受到 GPX4 抑制引发的铁死亡的影响，这是一种潜在的治疗途径，可被用于干预性治疗。

在各种类型的癌症中，对铁死亡脆弱性的确证激发了研究人员对 FIN 在癌症治疗中潜在应用的开发和评估的极大兴趣。研究人员已鉴定出一系列具有铁死亡诱导能力的化合物。许多 FIN 能够特异性靶向参与 GPX4 依赖性抗铁死亡防御机制的蛋白质[97]。例如，erastin（埃拉斯汀）、咪唑酮 erastin（IKE）、柳氮磺胺吡啶和索拉非尼（抑制 SLC7A11）以及 cysteinase（分解细胞外胱氨酸和半胱氨酸）被统称为 Ⅰ 类 FIN[98]。然而，另一项研究对索拉非尼归被为 FIN 提出了质疑[99]，因为索拉非尼的铁死亡诱导作用可能取决于细胞系或内环境。而 GPX4 抑制剂，包括 RSL3、ML162、ML210 和 JKE-1674，则构成 Ⅱ 类 FIN。FIN56 等化合物进一步扩大了 FIN 的范围，FIN56 是一种 Ⅱ 类 FIN，可耗竭 GPX4 蛋白和 CoQ，而 FINO$_2$ 等 Ⅳ 类 FIN 可氧化铁并间接抑制 GPX4。

值得注意的是，这些 FIN 中的大多数仅适用于细胞学研究，它们缺乏有效动物治疗所需的高溶解度和良好的药代动力学特性，这种限制制约了它们的进一步临床应用。在目前的临床前研究中，主要围绕几个 Ⅰ 类 FIN 开展试验，即 IKE、柳氮磺胺吡啶、索拉非尼和 cysteinase。动物实验研究结果表明，除了在特定的肿瘤微环境中表现出对铁死亡的高度敏感性外，这些 FIN 在单独用于治疗时产生的抗肿瘤作用通常并不显著[100]。这一观察结果促进了对协同疗法的探索，涉及 FIN 与现有的标准疗法（包括放疗、免疫疗法、靶向治疗和化疗）的结合。有趣的是，其中一些常规疗法如放疗和免疫疗法，本身就能够诱导脂质过氧化和铁死亡[101-105]。因此，FIN 与这些疗法的结合通常会产生协同效应，在肿瘤内增强对铁死亡的诱导，从而提高整体治疗效果。

长期以来，缺乏适用于体内治疗的有效 GPX4 抑制剂一直是铁死亡转化研究领域的一个重大阻碍。JKE-1674 的发现是近几年在这方面取得的一大突破，这是一种新开发的 GPX4 抑制剂，具有优良的药代动力学特性[106]。令人鼓舞的是，这种抑制剂在 RB1 缺陷型前列腺肿瘤中显示出一定的治疗作用，为其潜在的临床应用带来了希望[107]。对 GPX4 抑制剂开发的不断突破和改进将丰富癌症治疗的工具库，以探索利用铁死亡诱导作为癌症治疗的新策略。

此外，未来需探索的另一个重要领域是考察诱导铁死亡型治疗在肿瘤微环境特别是免疫系统的复杂生理环境中的意义[108, 109]。铁死亡在免疫系统中的作用是复杂的，一些综述性文献对这一特定主题进行了很好的总结。简单而言，铁死亡性癌细胞和免疫细胞之间的相互作用是双向的：铁死亡性癌细胞可以表现出免疫抑制或免疫促进作用，而免疫细胞能够促进或抑制癌细胞的铁死亡。这些相互作用是依赖于肿瘤微环境的，取决于所涉及的免疫细胞的特定功能，而不同类型的免疫细胞对铁死亡的敏感性各异，又使这一作用变得更为复杂。因此，尽管 FIN 可以有效地靶向肿瘤细胞，但必须考虑它们对免疫细胞存活和功能的潜在影响。FIN 的作用能够调节免疫细胞活力，但可能会削弱铁死亡诱导策略的整体治疗效果，这引起了研究人员的担忧。这种多方面的考虑凸显出设计策略的复杂性，即要在破坏肿瘤细胞和保护免疫细胞之间保持平衡。

更复杂的是，在具有完整免疫系统的临床前试验模型中，FIN 或铁死亡抑制剂对肿瘤生长的影响存在差异，这是一个有争议的问题。尽管一些研究证实了 FIN 的抗肿瘤作用，以及铁死亡抑制剂的促肿瘤作用[110,111]，但另有一项对比研究揭示了通过抑制铁死亡实现的意外的抗肿瘤作用[112]。对这种截然不同的结果需要进行深入探索，以揭示铁死亡调节、免疫响应和微环境中肿瘤发展之间的复杂相互作用。因此，在未来的研究中，利用临床前模型准确地模拟肿瘤微环境中复杂的相互作用对于铁死亡转化研究至关重要。

第三节 铜 死 亡

铜是一种不可或缺的微量营养元素，在一系列生物活动中作为催化性辅因子发挥着至关重要的作用，如抗氧化防御、线粒体呼吸和重要生物分子的合成[113]。但是，当铜的浓度超过为避免毒性而进化的复杂稳态机制所维持的阈值时，其双面性质就会显现出来[114]。最近的研究揭示了铜生物学的一个新特点：过高的细胞铜水平会引发一种形式独特的调节性细胞死亡，称为"铜死亡"[115]。鉴于铜死亡与线粒体代谢有着紧密的联系，并且在依赖有氧呼吸的癌细胞中可特异性地观察到铜死亡，靶向诱导铜死亡已成为抗癌干预治疗的另一种有前景的新策略。本节将讨论铜代谢调节的复杂机制，深入探索目前对铜死亡的理解，并探讨其在癌症治疗中的潜力。

一、铜代谢调节

与细胞内铁的水平相似，细胞内铜的水平通过包括铜摄取、利用、储存和输出在内的复杂过程相互作用而受到严格调节。为了给下面关于铜死亡的讨论奠定基础，在此简要概述铜代谢的调控机制。想要更详细地了解铜代谢，可参考最近关于这一主题的概述性综述文献[116,117]。

细胞对铜的摄取主要是由铜转运体 1（CTR1）介导的，其也被称为溶质载体家族 31 成员 1（SLC31A1）[118]。铜摄取的细胞动力学受复杂的适应性机制控制，该机制涉及根据细胞内铜浓度调节 CTR1 表达水平，即 CTR1 的表达在铜耗竭时上调，或在铜过量时下调[119]。尽管 CTR1 是细胞摄取铜的主要途径，但二价金属转运蛋白 1（DMT1，也称为溶质载体家族 11 成员 2 或 SLC11A2）在特定情况下，尤其是在缺乏 CTR1 的情况下，也可以促进铜的吸收。因此，为了完全抑制某些类型细胞的铜摄取，同时耗尽 CTR1 和 DMT1 是必要的[120]。

　　铜一旦进入细胞内环境，就会被运输到特定的亚细胞区域，在那里它要么被用于发挥重要的细胞功能，要么被用于预防毒性。这个复杂的过程是由一系列伴侣蛋白调控的。例如，细胞色素 c 氧化酶铜伴侣（COX17）将铜运送到细胞色素 c 氧化酶（CCO），而 CCO 是线粒体电子传递链中不可或缺的组成部分，其在氧化磷酸化中依赖于铜而发挥重要作用[121]。铜分布中另一个值得注意的参与者是超氧化物歧化酶（SOD）的铜伴侣（CCS）。通过将铜转运至超氧化物歧化酶 1（SOD1）——一种在抑制氧化应激方面很重要的抗氧化酶，CCS 有助于细胞防御活性氧[122]。此外，抗氧剂 1 铜伴侣（ATOX1）将铜转运至 ATP 酶铜转运蛋白 α 和 β（ATP7A 和 ATP7B），这是专门负责铜输出的跨膜蛋白，从而确保可控地消除多余的细胞内的铜[123]。

　　对可能在细胞内积聚并引起潜在毒性的任何多余的铜进行有效调控至关重要。在这方面，铜储存蛋白可结合并螯合多余的铜离子，从而避免潜在的危害。金属硫蛋白（MT）家族蛋白是此类蛋白质的主要代表[124]。

　　细胞内过量的铜也可以通过铜输出来缓解。ATP7A 和 ATP7B 是不可或缺的跨膜蛋白，在铜输出中具有关键作用，对维持细胞内的铜平衡至关重要[125]。这些蛋白主要定位于高尔基体外侧网络（TGN），在那里它们主动地将铜从细胞质运输到 TGN 的管腔空间。这种有序的运输不仅维持了铜的稳态，还为蛋白质分泌途径内的铜依赖性酶提供了铜来源。细胞内铜浓度的增加会触发 ATP7A 和 ATP7B 发生动态性重新定位，导致这些蛋白从 TGN 转移到囊泡隔室，随后与质膜融合。这一过程有助于铜从细胞内向外输出。当铜浓度恢复到生理状态（正常水平）时，这些蛋白质会重新定位回 TGN[126]。ATP7A 和 ATP7B 的突变会导致铜稳态紊乱，从而分别引起门克斯病和肝豆状核变性[127]。

　　参与铜代谢的蛋白质协同作用，维持着细胞内铜水平的微妙平衡。然而，铜代谢稳态的中断可能导致铜在细胞内过度蓄积，最终导致铜死亡性细胞死亡，如下所述。

二、铜死亡——铜毒性与线粒体脂酰化的连接桥梁

　　诱导铜触发型细胞死亡和诱导铁死亡的方法是明显不同的。铁死亡主要是通过遗传或药理学干预来诱导的，这些干预会干扰细胞针对脂质过氧化的防御机制，而不是使细胞内铁过量。相反，铜诱导型细胞死亡涉及用过量的铜直接淹没细胞，例如用铜和铜离子载体（促进铜进入细胞的小分子）处理细胞，这在多种癌细胞系中均引起了

强烈的细胞死亡。已发现铜诱导型细胞死亡对已知的细胞死亡抑制剂具有抗性，并且没有表现出其他典型的细胞死亡模式的特征，如半胱氨酸蛋白酶天冬氨酸 3 的切割。因此，研究人员创造了"铜死亡"一词来描述这种不同形式的细胞死亡。

值得注意的是，与依赖糖酵解的癌细胞相比，依赖线粒体呼吸的癌细胞对铜死亡表现出更高的敏感性。此外，有研究表明，使用线粒体电子传递链复合物的靶向型抑制剂可以抑制铜死亡，这一发现确立了铜死亡与线粒体代谢之间的密切联系。利用 CRISPR 筛查进行的深入研究确定了铜死亡的关键调节因子。在这些调节因子中，铁氧化还原蛋白 1（FDX1）是铜死亡所需的核心因子。有趣的是，FDX1 之前被确定为铜离子载体伊利司莫的靶标，还被证明可以将 Cu^{2+} 还原为毒性更大的 Cu^+，随后的研究首次揭示了它在调控蛋白质脂酰化方面的功能[128]。这是通过其与硫辛酸合成酶（LIAS）的相互作用实现的。LIAS 是一种催化硫辛酸最后一步生物合成的酶，也是蛋白质脂酰化的关键上游调节因子[129]。蛋白质脂酰化是一种翻译后修饰，系指脂酰胺与靶蛋白中特定赖氨酸残基的共价连接。这种修饰对调节线粒体三羧酸循环（TCA）的四种关键代谢酶的功能至关重要，包括二氢硫辛酰胺 S-乙酰转移酶（DLAT），这是丙酮酸脱氢酶复合物的一个重要亚基[130]。LIAS 和 DLAT 的基因缺失，如 FDX1 缺失，已被发现可使癌细胞对铜死亡产生抗性。有趣的是，尽管 FDX1、LIAS 和蛋白质脂酰化在铜死亡中不可或缺，但在此过程中其水平显著降低。这种现象可能反映了细胞通过抑制蛋白质脂酰化来抵消过量铜的毒性作用，这是一种适应性但最终无效的细胞作用。以上发现均强调了蛋白质脂酰化在铜死亡中的关键作用。

蛋白质脂酰化的下游细胞过程引发铜死亡的确切机制尚不清楚。值得注意的是，已经观察到铜和脂酰化 DLAT 可直接结合，这会促进铜死亡发生期间脂酰化蛋白的寡聚化。这一现象提出了一种有趣的可能性，即由此产生的蛋白质聚集体可能会引发毒性功能增益效应，最终导致铜触发型细胞死亡。这些有趣的发现为未来探索这种独特而复杂的细胞死亡模式提供了一条新的途径。最后，参与铜代谢的蛋白质（如前文所述）在调节铜死亡中的潜在作用仍有待研究。

三、铜离子载体与铜死亡在癌症治疗中的应用

近年来，越来越多的研究强调了将铜代谢作为抗癌治疗策略的前景。如利用超负荷的铜促进癌细胞内自由基蓄积，从而有可能导致铜诱导的细胞死亡；或者使用铜离子载体作为细胞死亡模式的诱导剂，与在癌症治疗中使用铁死亡诱导剂的方法相似。

一个令人关注的例子是铜离子载体伊利司莫，它已被证明可选择性地将铜运送到

线粒体而引发细胞死亡，现在被认为是铜死亡诱导剂[131,132]。有趣的是，癌细胞从依赖于糖酵解向依赖于氧化磷酸化（即线粒体呼吸）的转变使其对蛋白酶抑制剂更具抵抗力，但对伊利司莫的作用则特别敏感。

在最初的Ⅰ期临床试验中，伊利司莫表现出良好的安全性，但其作为单一药物施用于难治性急性髓系白血病患者时没有产生临床效应[133]。一项针对Ⅳ期黑色素瘤患者的Ⅱ期临床试验结果表明，伊利司莫增强了紫杉醇的治疗效果，且毒性作用在可接受的范围内[134]。然而，随后一项在黑色素瘤患者中使用伊利司莫的Ⅲ期试验表明，伊利司莫和紫杉醇的联合使用并不能延长晚期黑色素瘤患者的存活期；其后的分析表明，伊利司莫在血浆乳酸脱氢酶（LDH）水平较低的患者中表现出更强大的抗肿瘤活性，这可能是这些患者糖酵解速率较低的原因[135]。值得注意的是，这一临床观察结果与在癌细胞系中进行的体外研究结果一致，伊利司莫在依赖线粒体呼吸的癌细胞中能诱导更强的铜死亡，这些癌细胞与依赖于糖酵解的癌细胞相比，发生的糖酵解反应较少。因此，这些发现表明，LDH 水平和/或其他铜死亡标志物可被用作供患者选择伊利司莫治疗的生物标志物。

另一个例子是双硫仑——一种抑制醛脱氢酶（ALDH）活性的药物[136]。其他研究揭示了双硫仑作为一种铜结合化合物发挥作用，在还原性细胞内环境中释放铜，从而使细胞内的铜水平升高[137]。最近的研究表明，双硫仑和铜的联合应用会引发铜死亡，并针对 ALDH$^+$癌症干细胞表现出选择性的抗肿瘤作用。这种治疗策略有望降低肿瘤复发的可能性[138]。此外，在耐多柔比星的口腔癌细胞中，双硫仑-铜复合物显示出有效的抗耐药性的能力，从而导致细胞死亡[139]。

在临床研究中，双硫仑因具有跨血脑屏障的能力而具有增强药效的潜力，其抗癌和化学增敏作用已在胶质母细胞瘤患者中得到证实[140]。此外，一项Ⅰ期临床试验发现了双硫仑-铜复合物与替莫唑胺联合使用具有效力，用这种疗法治疗胶质母细胞瘤可显著延长患者的存活期[141]。

此外，NSC319726 已成为另一个可有效用于癌症治疗的铜离子载体。最初，NSC319726 被鉴定为 p53^{R175H}突变蛋白的再激活剂，发现其对携带 p53^{R172H}突变体的肿瘤具有特异性的细胞毒性作用[142]。随后的一项研究证明了 NSC319726 可作为铜离子载体发挥作用，即通过与铜结合高效诱导癌细胞死亡[143]。此外，NSC319726 与铜的相互作用刺激了活性氧的产生，并导致脱氧核糖嘌呤耗竭。这些作用能够协同地诱导胶质母细胞瘤患者的肿瘤细胞发生周期阻滞。这些研究都揭示了 NSC319726 具有用作抗癌治疗剂的巨大潜力。

综上，这些研究强调了各种铜离子载体作为癌症治疗剂的巨大潜力。然而，值得注意的是，这些研究大多是在研究人员发现铜死亡之前开展的，而这些化合物通常表现出多方面的作用机制。因此，这些化合物的抗肿瘤作用在多大程度上归因于它们诱导铜死亡的能力仍然是一个有待研究的课题。未来的探索将致力于阐明铜死亡在协调这些铜离子载体的抗肿瘤功效中的作用，以及开发利用铜死亡治疗癌症的其他策略。

第四节 双 硫 死 亡

一、二硫化物过度应激导致的二硫化相关细胞死亡

如"铁死亡"一节所述，SLC7A11 是抑制铁死亡的关键角色，其作用是促进胱氨酸的输入以驱动 GSH 合成，并增强 GPX4 介导的抗铁死亡防御机制。然而，SLC7A11 过表达已被证明在葡萄糖缺乏条件下会矛盾性地诱导强烈的细胞死亡[144-149]。这种形式的细胞死亡近年来被认为是一种调节性细胞死亡模式，与凋亡和铁死亡等其他方式不同。因此研究人员提出了"双硫死亡"一词，以强调该型细胞死亡的基本概念，并指出它是由二硫化物过度应激引起的。SLC7A11 在调控铁死亡和双硫死亡方面的双重作用与半胱氨酸天冬氨酸蛋白酶 8（caspase-8）在调节凋亡和坏死中的已知相反功能有些相似，其中 caspase-8 的激活促进凋亡，同时抑制受体相互作用蛋白激酶 1（RIPK1）介导的坏死[150]。这种相似性强化了各种细胞死亡模式调控中内在的复杂相互作用和关联性。本节将重点讨论双硫死亡的基本概念和已知机制。为了更全面地了解这种细胞死亡机制，可参阅最近的一篇综述文献[151]。

从代谢的角度来看，双硫死亡揭示了具有高表达 SLC7A11 特征的癌细胞为应对胱氨酸摄取增加而作出的代谢权衡[152]。胱氨酸是一种以极低溶解度为特征的氨基酸，当其在细胞质中蓄积到高水平时，会对细胞产生显著的毒性。SLC7A11 高表达型癌细胞将大量胱氨酸运输到其细胞质中，能使细胞质中的胱氨酸快速转化为可溶性更高的半胱氨酸，这种转化需要 NADPH 作为关键的还原剂，随后，细胞内半胱氨酸充当 GSH 合成的关键前体。然而，这种还原过程是有代价的，因为它会导致对细胞质库中的 NADPH 消耗过高，而 NADPH 主要由葡萄糖通过戊糖磷酸途径产生[153]。

因此，SLC7A11 高表达型癌细胞表现出了胱氨酸大量摄取和还原特性，其高度依赖葡萄糖来提供必要的 NADPH 并维持胱氨酸向半胱氨酸的快速转化。当缺乏葡萄糖

以及随后的 NADPH 供应时，这些细胞会出现 NADPH 耗竭，引起细胞内胱氨酸和其他二硫化物分子的异常蓄积，随后导致二硫化物应激状态。最终，这种二硫化物应激会引发快速的二硫化相关细胞死亡[152]。

二硫化物应激导致细胞死亡的复杂机制尚不完全清楚，但有研究对这一内在过程提出了一个概念框架。在缺乏葡萄糖的 SLC7A11 高表达型癌细胞中，二硫化物应激已被证明会触发肌动蛋白细胞骨架蛋白中的异常二硫化物键合，进而破坏了肌动蛋白网络的结构及其与质膜的分离，最终导致二硫化相关细胞死亡。这一机制中的一个重要因素是 Rac-WAVE 调控复合物（WRC）介导的分支肌动蛋白聚合和板状伪足（lamellipodia）形成。该过程已被证明会增强双硫死亡，这可能是由于板状伪足中分支肌动蛋白网络对肌动蛋白细胞骨架蛋白之间的二硫键具有敏感性。与该模型一致，WRC 中重要成分的遗传缺失抑制了双硫死亡，而 Rac 的组成性活化则促进了它。

进一步的研究表明，二硫化物应激和随后的双硫死亡的发生并不仅仅是由葡萄糖缺乏引起的。研究发现，SLC7A11 高表达型癌细胞也可以在涉及过氧化氢（H_2O_2）处理或硫氧还蛋白还原酶 1（TXNRD1）受抑制的条件下发生双硫死亡。TXNRD1 是一种负责催化胱氨酸还原为半胱氨酸的酶[154, 155]。这些发现拓宽了双硫死亡发生的条件范围。值得注意的是，尽管葡萄糖缺乏和 H_2O_2 处理都会引发 SLC7A11 缺陷型或 SLC7A11 低表达型细胞死亡，但细胞死亡的发生明显延迟，这些延迟细胞死亡反应的机制涉及不同的模式，如凋亡和/或坏死性凋亡；而 SLC7A11 的高表达可在这些代谢应激条件下将细胞死亡转化为更快速的双硫死亡[156]。这显示了 SLC7A11 表达水平、细胞氧化还原平衡和细胞死亡方式之间的复杂相互作用，使得细胞命运调控的相关机制变得更为复杂。

二、癌症治疗中的双硫死亡

双硫死亡是一种独特的调节性细胞死亡形式，它是由胱氨酸摄取、NADPH 可用性和二硫化物应激调节之间的动态相互作用引起的。这一发现进一步凸显了 SLC7A11 高表达型癌细胞的代谢脆弱性，通过对其葡萄糖和 NADPH 的生存性依赖过程进行靶向干预，能够开发出潜在的新治疗策略。如前所述，SLC7A11 在胱氨酸摄取中的作用对细胞具有强大的抗铁死亡防御效应，并且 SLC7A11 也被证明可以抑制细胞凋亡。因此，SLC7A11 高表达型肿瘤可能对旨在诱导铁死亡和/或凋亡的疗法表现出抗性。然而，这些癌细胞对双硫死亡的敏感性为 SLC7A11 高表达型恶性肿瘤提供了新的治疗途径。

事实上，临床前研究表明，与 SLC7A11 低表达型癌细胞相比，SLC7A11 高表达型癌细胞和肿瘤组织对葡萄糖转运蛋白（GLUT）抑制剂表现出了更高的敏感性。值得注意的是，在 SLC7A11 高表达型癌细胞中，对 GLUT 的抑制会导致强烈的细胞死亡，这一过程可能由双硫死亡机制介导。因此，靶向诱导双硫死亡在治疗具有特殊代谢脆弱性的癌症（如 SLC7A11 高表达型肿瘤）方面具有重大应用前景。这种类型癌症的一个典型例子是 KEAP1 突变型肺癌，其中 KEAP1 的功能丧失性突变使 NRF2 变得更稳定，进而增强了 SLC7A11 的转录并导致其高表达[157]。有趣的是，KEAP1 突变型癌细胞或 KEAP1 缺陷型肺癌细胞对葡萄糖的依赖性增加，并且在葡萄糖缺乏的条件下，由于 SLC7A11 介导的胱氨酸摄取上调，这些细胞会异常地蓄积二硫化物分子。这种代谢脆弱性使 KEAP1 突变型癌细胞或肿瘤组织对葡萄糖转运蛋白抑制十分敏感，基于此，研究人员提出了一种潜在的治疗策略，即在这种肺癌亚群中靶向诱导双硫死亡[158]。由于目前缺乏用于体内分析的双硫死亡抑制剂或生物标志物，需要作进一步研究以确定在 KEAP1 突变或 SLC7A11 高表达型肿瘤中观察到的对葡萄糖转运蛋白抑制的敏感性增强是否涉及其他机制。在临床前和临床研究中进一步探索和验证可诱导双硫死亡的靶向途径，可能会开发出针对 SLC7A11 高表达型癌症的精准治疗新策略。

第五节 溶酶体相关锌死亡

在癌症发展过程中，溶酶体功能通常会发生上调，以满足快速增殖的癌细胞增长的能量需求[159]。在此方面，瞬时受体电位黏脂质 1（TRPML1）发挥了重要作用，这是一种对 Ca^{2+} 和 Zn^{2+} 具有双重渗透性的阳离子通道。TRPML1 主要存在于细胞内囊泡膜上，特别是溶酶体膜[160]，其参与执行了许多关键的溶酶体功能，包括膜运输、胞吐、溶酶体生物合成和维持重金属稳态[161]。值得注意的是，TRPML1 表达的上调在转移性黑色素瘤细胞中表现显著，并赋予了这些侵袭性癌细胞快速生长的优势[162]。

Zn^{2+} 是正常细胞生命过程中不可或缺的微量元素，与这些机制有着错综复杂的联系[163]。然而，细胞内锌离子的过量释放会引起毒性后果，阻碍线粒体功能，导致线粒体功能障碍、细胞能量耗竭，最终引发细胞死亡[164]。

最近的研究揭示了 TRPML1 特异性合成激动剂（ML-SA）在转移性黑色素瘤细胞中具有作为快速溶酶体 Zn^{2+} 依赖性细胞死亡诱导剂的极大潜力，但在正常细胞中则无此功能。这种独特的细胞死亡形式被称为"溶酶体相关锌死亡"。在机制方面，ML-SA 激活 TRPML1 会促使溶酶体释放 Zn^{2+}，导致线粒体损伤和 ATP 迅速耗竭，最终导致溶酶体相关锌死亡。重要的是，TRPML1 高表达型癌细胞对溶酶体相关锌死亡具有明显的敏感性。在小鼠黑色素瘤模型中，ML-SA 在体内抑制肿瘤恶化方面表现出显著的效力，可选择性根除转移性黑色素瘤细胞，同时使正常细胞不受伤害。因此，通过诱导溶酶体相关锌死亡来利用 TRPML1 的药理学效应是一种有前景的潜在治疗策略，特别是对于转移性黑色素瘤和其他快速增殖的恶性肿瘤。

第六节　细胞内碱化死亡

　　细胞内 pH 平衡的破坏可能引起酸化或碱化，最终导致细胞死亡。虽然细胞内酸化与细胞凋亡、坏死和自噬性细胞死亡有关[165-167]，但细胞内碱化在细胞死亡中的作用仍未被完全探明。细胞内碱化死亡是这一研究领域的一项显著进展，这是一种由选择性抑制剂 JTC801 诱导的新型细胞死亡，即通过阻断阿片类相关阿片受体 1 来触发细胞内碱化[168]。细胞内碱化死亡表现出不同于其他调节性细胞死亡形式的生化和遗传特性。例如，碱化死亡缺乏坏死体组装和脂质过氧化等关键特征。此外，抑制已知的细胞死亡途径无法预防碱化发生，这进一步凸显了其独特性质[169]。

　　从机制上讲，JTC801 诱导碱化涉及 NF-κB 活性，通过阻断 NF-κB 通路可导致碱化发生减少。细胞内 pH 的关键调节因子碳酸酐酶 9（CA9）参与了这一过程，因为它控制着二氧化碳向碳酸氢盐转变的可逆水合反应[170]。激活 NF-κB 可抑制 CA9，促进碱化发生。

　　由于 pH 失调是癌症的常见特征，靶向控制 pH 已成为癌症治疗的一种合理策略[171]。近期的研究结果已确定细胞内碱化死亡是治疗多种类型癌症的一种有前景的方法。例如，JTC801 在胰腺癌小鼠模型中显示出抑制肿瘤生长的能力，且没有明显的毒性。此外，JTC801 诱导的碱化作用显示出对维奈妥拉（Venetoclax）耐药型急性髓系白血病细胞生长的抑制潜力[172]。JTC801 对癌细胞的选择性毒性可能源于癌细胞与正常细胞在 pH 调节因子表达水平上的差异。因此，碱化死亡利用了癌细胞因 pH 失调而产生的独特脆弱性，有望成为一种新的治疗策略。

第七节　总结与展望

　　对肿瘤代谢性细胞死亡机制的探索揭示了各种作用方式的相互关联和复杂性，每种机制都具有用于治疗干预的独特潜力。虽然本章已阐明了各种代谢性细胞死亡的模式，但仍有几个重要问题需要进一步探索和解决。

近年来，除铁死亡外，本章提到的所有细胞死亡机制都已被初步确定，但其内在确切机制在很大程度上仍未完全查明。成孔蛋白，如凋亡中的 BAX 和 BAK、细胞坏死中的混合谱系激酶结构域样蛋白（MLKL）和焦亡中的膜成孔蛋白 gasdermin D，在执行细胞自杀程序中起着关键作用[173]。有趣的是，本章讨论的细胞破坏途径的执行似乎不涉及这些成孔蛋白(但必须注意的是,需要进一步深入考察以解决这一重要问题)。相反，这些细胞死亡途径的共同特征是：它们是由各种金属或营养物质的耗竭或超载导致的细胞代谢失衡诱导的，凸显了细胞代谢与多种细胞死亡模式的调节之间复杂的相互作用。未来的研究可能会揭示这些细胞破坏途径之间新的机制相似性和差异性。

未来研究的另一个重要领域是考察这些细胞死亡机制之间的相互作用。如前所述，SLC7A11 介导的胱氨酸转运是铁死亡和双硫死亡之间相互作用的例证，其中胱氨酸转运抑制铁死亡，但促进双硫死亡。有研究揭示了一些新的交互作用，特别是在铁死亡和铜死亡之间。例如，GSH 是 GPX4 介导的抗铁死亡防御的关键辅因子，也充当细胞内铜螯合剂，因此能削弱铜死亡。因此，丁硫胺磺酰亚胺对 GSH 的消耗已被证明可使癌细胞更易发生铜死亡。此外，最近的一项研究表明，铜通过诱导 GPX4 的自噬性降解来促进铁死亡，而铜螯合剂则表现出抑制铁死亡的能力。这些研究均强调了铁死亡、双硫死亡和铜死亡之间复杂的相互作用。鉴于这些细胞死亡途径中的大多数是近年来才发现的，预计进一步的探索将揭示它们之间更多的关联性和相互依存关系，对这些动态相互作用的全面理解能够为干预治疗提供新的理论指导。

从转化的角度来看，癌症治疗的一个巨大挑战在于实现对癌细胞的选择性破坏，同时保留正常细胞和免疫系统。尽管本章讨论的化合物在癌细胞系和/或临床前试验模型中表现出了有效性，并且这些细胞死亡模式揭示了特定种类癌症的代谢敏感性（例如，SLC7A11 高表达型肿瘤中的双硫死亡），但要将这些发现转化为对癌症患者有意义的治疗应用仍需要全面的临床前研究和临床考察。

这些领域转化研究的另一个重大挑战是缺乏可有效量化细胞系或组织内各种代谢性细胞死亡模式的可靠生物标志物。从微观角度来看，这一挑战源于细胞自杀和细胞破坏两种程序之间固有的机制性差异。细胞自杀程序由复杂的信号级联调控，并由特定的细胞死亡蛋白执行（如成孔蛋白），使人们能够详细了解这些程序的内在机制，以及与每种细胞死亡途径特异性相关的不同蛋白质修饰方式。这反过来又有助于以这些修饰作为可靠的生物标志物来追踪其各自的细胞死亡过程，例如半胱氨酸天冬氨酸蛋白酶-3（caspase-3）的缺失用于指示凋亡、MLKL 磷酸化用于指示细胞坏死。相比之下，细胞破坏程序是以代谢物为中心的细胞死亡模式。一些潜在的代谢变化，如铁死亡中的脂质过氧化和双硫死亡中的二硫化物蓄积，与大量代谢路径错综复杂地相互关联，并因此产生广泛的下游生物效应。这种复杂的相互联系使得利用这些代谢变化作为生物标志物来准确监测相应的细胞死亡途径变得更加具有挑战性。尽管如此，深入研究这些细胞死亡途径的内在机制能够加深人们对此领域的了解，并发现新的生物标志物，这最终将帮助研究人员开发有效的治疗策略来对抗癌症。

参考文献

[1] Hotchkiss R S, Strasser A, McDunn J E, et al. Cell death[J]. New England Journal of Medicine, 2009, 361(16): 1570-1583.

[2] Bedoui S, Herold M J, Strasser A. Emerging connectivity of programmed cell death pathways and its physiological implications[J]. Nature Reviews Molecular Cell Biology, 2020, 21(11): 678-695.

[3] Galluzzi L, Vitale I, Aaronson S A, et al. Molecular mechanisms of cell death: recommendations of the Nomenclature Committee on Cell Death 2018[J]. Cell Death & Differentiation, 2018, 25(3): 486-541.

[4] Tang D, Kang R, Berghe T V, et al. The molecular machinery of regulated cell death[J]. Cell Research, 2019, 29(5): 347-364.

[5] Green D R, Victor B. The pantheon of the fallen: why are there so many forms of cell death?[J]. Trends in Cell Biology, 2012, 22(11): 555-556.

[6] Pavlova N N, Zhu J, Thompson C B. The hallmarks of cancer metabolism: Still emerging[J]. Cell Metabolism, 2022, 34(3): 355-377.

[7] Carneiro B A, El-Deiry W S. Targeting apoptosis in cancer therapy[J]. Nature Reviews Clinical Oncology, 2020, 17(7): 395-417.

[8] Hadian K, Stockwell B R. The therapeutic potential of targeting regulated non-apoptotic cell death[J]. Nature Reviews Drug Discovery, 2023, 22(9): 723-742.

[9] Koren E, Fuchs Y. Modes of regulated cell death in cancer[J]. Cancer Discovery, 2021, 11(2): 245-265.

[10] Leak L, Dixon S J. Surveying the landscape of emerging and understudied cell death mechanisms[J]. Biochimica et Biophysica Acta (BBA)-Molecular Cell Research, 2023, 1870(3): 119432.

[11] Dixon S J, Lemberg K M, Lamprecht M R, et al. Ferroptosis: an iron-dependent form of nonapoptotic cell death[J]. Cell, 2012, 149(5): 1060-1072.

[12] Chen X, Comish P B, Tang D, et al. Characteristics and biomarkers of ferroptosis[J]. Frontiers in Cell and Developmental Biology, 2021, 9: 637162.

[13] Jiang X, Stockwell B R, Conrad M. Ferroptosis: mechanisms, biology and role in disease[J]. Nature Reviews Molecular Cell Biology, 2021, 22(4): 266-282.

[14] Harayama T, Riezman H. Understanding the diversity of membrane lipid composition[J].

Nature Reviews Molecular Cell Biology, 2018, 19(5): 281-296.

[15] Harayama T, Shimizu T. Roles of polyunsaturated fatty acids, from mediators to membranes[J]. Journal of Lipid Research, 2020, 61(8): 1150-1160.

[16] Liang D, Minikes A M, Jiang X. Ferroptosis at the intersection of lipid metabolism and cellular signaling[J]. Molecular Cell, 2022, 82(12): 2215-2227.

[17] Lee J M, Lee H, Kang S B, et al. Fatty acid desaturases, polyunsaturated fatty acid regulation, and biotechnological advances[J]. Nutrients, 2016, 8(1): 23.

[18] Dixon S J, Winter G E, Musavi L S, et al. Human haploid cell genetics reveals roles for lipid metabolism genes in nonapoptotic cell death[J]. ACS Chemical Biology, 2015, 10(7): 1604-1609.

[19] Doll S, Proneth B, Tyurina Y Y, et al. ACSL4 dictates ferroptosis sensitivity by shaping cellular lipid composition[J]. Nature Chemical Biology, 2017, 13(1): 91-98.

[20] Lee H, Zandkarimi F, Zhang Y, et al. Energy-stress-mediated AMPK activation inhibits ferroptosis[J]. Nature Cell Biology, 2020, 22(2): 225-234.

[21] Reed A, Ichu T A, Milosevich N, et al. LPCAT3 inhibitors remodel the polyunsaturated phospholipid content of human cells and protect from ferroptosis[J]. ACS Chemical Biology, 2022, 17(6): 1607-1618.

[22] Yuan H, Li X, Zhang X, et al. Identification of ACSL4 as a biomarker and contributor of ferroptosis[J]. Biochemical and Biophysical Research Communications, 2016, 478(3): 1338-1343.

[23] Zhang H L, Hu B X, Li Z L, et al. PKCβⅡ phosphorylates ACSL4 to amplify lipid peroxidation to induce ferroptosis[J]. Nature Cell Biology, 2022, 24(1): 88-98.

[24] Magtanong L, Mueller G D, Williams K J, et al. Context-dependent regulation of ferroptosis sensitivity[J]. Cell Chemical Biology, 2022, 29(9): 1409-1418. e6.

[25] Yang W S, Kim K J, Gaschler M M, et al. Peroxidation of polyunsaturated fatty acids by lipoxygenases drives ferroptosis[J]. Proceedings of the National Academy of Sciences, 2016, 113(34): e4966-e4975.

[26] Magtanong L, Ko P J, To M, et al. Exogenous monounsaturated fatty acids promote a ferroptosis-resistant cell state[J]. Cell Chemical Biology, 2019, 26(3): 420-432. e9.

[27] Luis G, Godfroid A, Nishiumi S, et al. Tumor resistance to ferroptosis driven by Stearoyl-CoA Desaturase-1 (SCD1) in cancer cells and Fatty Acid Biding Protein-4 (FABP4) in tumor microenvironment promote tumor recurrence[J]. Redox Biology, 2021, 43: 102006.

[28] Liang D, Feng Y, Zandkarimi F, et al. Ferroptosis surveillance independent of GPX4 and differentially regulated by sex hormones[J]. Cell, 2023, 186(13): 2748-2764. e22.

[29] Yan B, Ai Y, Sun Q, et al. Membrane damage during ferroptosis is caused by oxidation of phospholipids catalyzed by the oxidoreductases POR and CYB5R1[J]. Molecular Cell, 2021, 81(2): 355-369. e10.

[30] Zou Y, Li H, Graham E T, et al. Cytochrome P450 oxidoreductase contributes to phospholipid peroxidation in ferroptosis[J]. Nature Chemical Biology, 2020, 16(3): 302-309.

[31] Shah R, Shchepinov M S, Pratt D A. Resolving the role of lipoxygenases in the initiation and execution of ferroptosis[J]. ACS Central Science, 2018, 4(3): 387-396.

[32] Conrad M, Pratt D A. The chemical basis of ferroptosis[J]. Nature Chemical Biology, 2019, 15(12): 1137-1147.

[33] Vogt A C S, Arsiwala T, Mohsen M, et al. On iron metabolism and its regulation[J]. International Journal of Molecular Sciences, 2021, 22(9): 4591.

[34] Chen X, Yu C, Kang R, et al. Iron metabolism in ferroptosis. Frontiers in Cell and Developmental Biology, 2020, 8: 590226.

[35] Feng H, Schorpp K, Jin J, et al. Transferrin receptor is a specific ferroptosis marker[J]. Cell Reports, 2020, 30(10): 3411-3423. e7.

[36] Gao M, Monian P, Pan Q, et al. Ferroptosis is an autophagic cell death process[J]. Cell Reasearch 2016; 26(9): 1021-1032.

[37] Hou W, Xie Y, Song X, et al. Autophagy promotes ferroptosis by degradation of ferritin[J]. Autophagy, 2016, 12(8): 1425-1428.

[38] Brown C W, Amante J J, Chhoy P, et al. Prominin2 drives ferroptosis resistance by stimulating iron export[J]. Developmental Cell, 2019, 51(5): 575-586. e4.

[39] Bannai S. Exchange of cystine and glutamate across plasma membrane of human fibroblasts. Journal of Biological Chemistry, 1986, 261(5): 2256-2263.

[40] Koppula P, Zhang Y, Zhuang L, et al. Amino acid transporter SLC7A11/xCT at the crossroads of regulating redox homeostasis and nutrient dependency of cancer[J]. Cancer Communications, 2018, 38: 1-13.

[41] Nakamura E, Sato M, Yang H, et al. 4F2 (CD98) heavy chain is associated covalently with an amino acid transporter and controls intracellular trafficking and membrane topology of 4F2 heterodimer[J]. Journal of Biological Chemistry, 1999, 274(5): 3009-3016.

[42] Sato H, Tamba M, Ishii T, et al. Cloning and expression of a plasma membrane cystine/glutamate exchange transporter composed of two distinct proteins[J]. Journal of Biological Chemistry, 1999, 274(17): 11455-11458.

[43] Koppula P, Zhuang L, Gan B. Cystine transporter SLC7A11/xCT in cancer: ferroptosis, nutrient dependency, and cancer therapy[J]. Protein & Cell, 2021, 12(8): 599-620.

[44] Chen D, Fan Z, Rauh M, et al. ATF4 promotes angiogenesis and neuronal cell death and confers ferroptosis in a xCT-dependent manner[J]. Oncogene, 2017, 36(40): 5593-5608.

[45] Gao R, Kalathur R K R, Coto-Llerena M, et al. YAP/TAZ and ATF4 drive resistance to Sorafenib in hepatocellular carcinoma by preventing ferroptosis[J]. EMBO Molecular Medicine, 2021, 13(12): e14351.

[46] Liu T, Jiang L, Tavana O, et al. The deubiquitylase OTUB1 mediates ferroptosis via stabilization of SLC7A11[J]. Cancer Research, 2019, 79(8): 1913-1924.

[47] Sasaki H, Sato H, Kuriyama-Matsumura K, et al. Electrophile response element-mediated induction of the cystine/glutamate exchange transporter gene expression[J]. Journal of Biological Chemistry, 2002, 277(47): 44765-44771.

[48] Sato H, Nomura S, Maebara K, et al. Transcriptional control of cystine/glutamate transporter gene by amino acid deprivation[J]. Biochemical and Biophysical Research Communications, 2004, 325(1): 109-116.

[49] Song X, Zhu S, Chen P, et al. AMPK-mediated BECN1 phosphorylation promotes ferroptosis by directly blocking system Xc⁻activity[J]. Current Biology, 2018, 28(15): 2388-2399. e5.

[50] Wang Z, Ouyang L, Liu N, et al. The DUBA-SLC7A11-c-Myc axis is critical for stemness and ferroptosis[J]. Oncogene, 2023, 42(36): 2688-2700.

[51] Zhang Y, Shi J, Liu X, et al. BAP1 links metabolic regulation of ferroptosis to tumour suppression[J]. Nature Cell Biology, 2018, 20(10): 1181-1192.

[52] Dixon S J, Patel D N, Welsch M, et al. Pharmacological inhibition of cystine-glutamate exchange induces endoplasmic reticulum stress and ferroptosis[J]. Elife, 2014, 3: e02523.

[53] Lushchak V I. Glutathione homeostasis and functions: potential targets for medical interventions[J]. Journal of Amino Acids, 2012, 2012(1): 736837.

[54] Ursini F, Maiorino M. Lipid peroxidation and ferroptosis: the role of GSH and GPx4[J]. Free Radical Biology and Medicine, 2020, 152: 175-185.

[55] Weaver K, Skouta R. The selenoprotein glutathione peroxidase 4: from molecular mechanisms to novel therapeutic opportunities[J]. Biomedicines, 2022, 10(4): 891.

[56] Yang W S, SriRamaratnam R, Welsch M E, et al. Regulation of ferroptotic cancer cell death by GPX4[J]. Cell, 2014, 156(1): 317-331.

[57] Friedmann Angeli J P, Schneider M, Proneth B, et al. Inactivation of the ferroptosis regulator Gpx4 triggers acute renal failure in mice[J]. Nature Cell Biology, 2014, 16(12): 1180-1191.

[58] Yant L J, Ran Q, Rao L, et al. The selenoprotein GPX4 is essential for mouse development and protects from radiation and oxidative damage insults[J]. Free Radical Biology and Medicine, 2003, 34(4): 496-502.

[59] Ingold I, Berndt C, Schmitt S, et al. Selenium utilization by GPX4 is required to prevent hydroperoxide-induced ferroptosis[J]. Cell, 2018, 172(3): 409-422. e21.

[60] Alborzinia H, Chen Z, Yildiz U, et al. LRP8-mediated selenocysteine uptake is a targetable vulnerability in MYCN-amplified neuroblastoma[J]. EMBO Molecular Medicine, 2023, 15(8): e18014.

[61] Li Z, Ferguson L, Deol K K, et al. Ribosome stalling during selenoprotein translation exposes a ferroptosis vulnerability[J]. Nature Chemical Biology, 2022, 18(7): 751-761.

[62] Alim I, Caulfield J T, Chen Y, et al. Selenium drives a transcriptional adaptive program to block ferroptosis and treat stroke[J]. Cell, 2019, 177(5): 1262-1279. e25.

[63] Zhang Y, Swanda R V, Nie L, et al. mTORC1 couples cyst (e) ine availability with GPX4 protein synthesis and ferroptosis regulation[J]. Nature Communications, 2021, 12(1): 1-14.

[64] Wu K, Yan M, Liu T, et al. Creatine kinase B suppresses ferroptosis by phosphorylating GPX4 through a moonlighting function[J]. Nature Cell Biology, 2023, 25(5): 714-725.

[65] Bersuker K, Hendricks J M, Li Z, et al. The CoQ oxidoreductase FSP1 acts parallel to GPX4 to inhibit ferroptosis[J]. Nature, 2019, 575(7784): 688-692.

[66] Doll S, Freitas F P, Shah R et al. FSP1 is a glutathione-independent ferroptosis suppressor[J]. Nature, 2019, 575(7784): 693-698.

[67] Kraft V A N, Bezjian C T, Pfeiffer S, et al. GTP cyclohydrolase 1/tetrahydrobiopterin counteract ferroptosis through lipid remodeling[J]. ACS Central Science, 2019, 6(1): 41-53.

[68] Mao C, Liu X, Zhang Y, et al. DHODH-mediated ferroptosis defence is a targetable vulnerability in cancer[J]. Nature, 2021, 593(7860): 586-590.

[69] Soula M, Weber R A, Zilka O, et al. Metabolic determinants of cancer cell sensitivity to canonical ferroptosis inducers[J]. Nature Chemical Biology, 2020, 16(12): 1351-1360.

[70] Wu S, Mao C, Kondiparthi L et al. A ferroptosis defense mechanism mediated by glycerol-3-phosphate dehydrogenase 2 in mitochondria[J]. Proceedings of the National Academy of the United States of America A 2022, 119(26): e2121987119.

[71] Yang X, Wang Z, Zandkarimi F, et al. Regulation of VKORC1L1 is critical for p53-mediated tumor suppression through vitamin K metabolism[J]. Cell Metabolism, 2023, 35(8): 1474-1490. e8.

[72] Guerra R M, Pagliarini D J. Coenzyme Q biochemistry and biosynthesis[J]. Trends in Biochemical Sciences, 2023, 48(5): 463-476.

[73] Nakamura T, Hipp C, Mourão A S D, et al. Phase separation of FSP1 promotes ferroptosis[J].

Nature, 2023, 619(7969): 371-377.

[74] Gan B. Mitochondrial regulation of ferroptosis[J]. Journal of Cell Biology, 2021, 220(9): e202105043.

[75] Deshwal S, Onishi M, Tatsuta T, et al. Mitochondria regulate intracellular coenzyme Q transport and ferroptotic resistance via STARD7[J]. Nature Cell Biology, 2023, 25(2): 246-257.

[76] Yang C, Zhao Y, Wang L, et al. De novo pyrimidine biosynthetic complexes support cancer cell proliferation and ferroptosis defence[J]. Nature Cell Biology, 2023, 25(6): 836-847.

[77] Zhan M, Ding Y, Huang S, et al. Lysyl oxidase-like 3 restrains mitochondrial ferroptosis to promote liver cancer chemoresistance by stabilizing dihydroorotate dehydrogenase[J]. Nature Communications, 2023, 14(1): 3123.

[78] Mao C, Liu X, Yan Y et al. Reply to: DHODH inhibitors sensitize to ferroptosis by FSP1 inhibition[J]. Nature 2023; 619: e19-e23.

[79] Mishima E, Nakamura T, Zheng J, et al. DHODH inhibitors sensitize to ferroptosis by FSP1 inhibition[J]. Nature, 2023, 619(7968): e9-e18.

[80] Mishima E, Ito J, Wu Z, et al. A non-canonical vitamin K cycle is a potent ferroptosis suppressor[J]. Nature, 2022, 608(7924): 778-783.

[81] Liu Y, Gu W. p53 in ferroptosis regulation: the new weapon for the old guardian[J]. Cell Death & Differentiation, 2022, 29(5): 895-910.

[82] Chen D, Chu B, Yang X, et al. iPLA2β-mediated lipid detoxification controls p53-driven ferroptosis independent of GPX4[J]. Nature Communications, 2021, 12(1): 3644.

[83] Jiang L, Kon N, Li T, et al. Ferroptosis as a p53-mediated activity during tumour suppression[J]. Nature, 2015, 520(7545): 57-62.

[84] Tarangelo A, Magtanong L, Bieging-Rolett K T, et al. p53 suppresses metabolic stress-induced ferroptosis in cancer cells[J]. Cell Reports, 2018, 22(3): 569-575.

[85] Xie Y, Zhu S, Song X, et al. The tumor suppressor p53 limits ferroptosis by blocking DPP4 activity[J]. Cell Reports, 2017, 20(7): 1692-1704.

[86] Gao M, Yi J, Zhu J, et al. Role of mitochondria in ferroptosis[J]. Molecular Cell, 2019, 73(2): 354-363. e3.

[87] Koppula P, Lei G, Zhang Y, et al. A targetable CoQ-FSP1 axis drives ferroptosis-and radiation-resistance in KEAP1 inactive lung cancers[J]. Nature Communications, 2022, 13(1): 2206.

[88] Sun X, Ou Z, Chen R, et al. Activation of the p62-Keap1-NRF2 pathway protects against ferroptosis in hepatocellular carcinoma cells[J]. Hepatology, 2016, 63(1): 173-184.

[89] Su Z, Kon N, Yi J, et al. Specific regulation of BACH1 by the hotspot mutant p53R175H reveals a distinct gain-of-function mechanism[J]. Nature Cancer, 2023, 4(4): 564-581.

[90] Yi J, Zhu J, Wu J, et al. Oncogenic activation of PI3K-AKT-mTOR signaling suppresses ferroptosis via SREBP-mediated lipogenesis[J]. Proceedings of the National Academy of Sciences, 2020, 117(49): 31189-31197.

[91] Lei G, Zhuang L, Gan B. Targeting ferroptosis as a vulnerability in cancer[J]. Nature Reviews Cancer, 2022, 22(7): 381-396.

[92] Wu J, Minikes A M, Gao M, et al. Intercellular interaction dictates cancer cell ferroptosis via NF2-YAP signalling[J]. Nature, 2019, 572(7769): 402-406.

[93] Yang W H, Ding C K C, Sun T, et al. The hippo pathway effector TAZ regulates ferroptosis in renal cell carcinoma[J]. Cell Reports, 2019, 28(10): 2501-2508. e4.

[94] Alborzinia H, Flórez AF, Kreth S, et al. MYCN mediates cysteine addiction and sensitizes neuroblastoma to ferroptosis[J]. Nature Cancer, 2022, 3(4): 471-485.

[95] Hangauer M J, Viswanathan V S, Ryan M J, et al. Drug-tolerant persister cancer cells are vulnerable to GPX4 inhibition[J]. Nature, 2017, 551(7679): 247-250.

[96] Viswanathan V S, Ryan M J, Dhruv H D, et al. Dependency of a therapy-resistant state of cancer cells on a lipid peroxidase pathway[J]. Nature, 2017, 547(7664): 453-457.

[97] Feng H, Stockwell B R. Unsolved mysteries: how does lipid peroxidation cause ferroptosis?[J]. PLoS Biology, 2018, 16(5): e2006203.

[98] Cramer SL, Saha A, Liu J, et al. Systemic depletion of L-cyst (e) ine with cyst (e) inase increases reactive oxygen species and suppresses tumor growth[J]. Nature Medicine, 2017, 23(1): 120-127.

[99] Zheng J, Sato M, Mishima E, et al. Sorafenib fails to trigger ferroptosis across a wide range of cancer cell lines[J]. Cell Death & Disease, 2021, 12(7): 698.

[100] Chen X, Kang R, Kroemer G, et al. Broadening horizons: the role of ferroptosis in cancer[J]. Nature Reviews Clinical Oncology, 2021, 18(5): 280-296.

[101] Lang X, Green M D, Wang W, et al. Radiotherapy and immunotherapy promote tumoral lipid oxidation and ferroptosis via synergistic repression of SLC7A11[J]. Cancer Discovery, 2019, 9(12): 1673-1685.

[102] Lei G, Zhang Y, Koppula P, et al. The role of ferroptosis in ionizing radiation-induced cell death and tumor suppression[J]. Cell Research, 2020, 30(2): 146-162.

[103] Lei G, Zhang Y, Hong T, et al. Ferroptosis as a mechanism to mediate p53 function in tumor radiosensitivity[J]. Oncogene, 2021, 40(20): 3533-3547.

[104] Wang W, Green M, Choi J E, et al. CD8[+] T cells regulate tumour ferroptosis during cancer immunotherapy[J]. Nature, 2019, 569(7755): 270-274.

[105] Ye L F, Chaudhary K R, Zandkarimi F, et al. Radiation-induced lipid peroxidation triggers ferroptosis and synergizes with ferroptosis inducers[J]. ACS Chemical Biology, 2020, 15(2): 469-484.

[106] Eaton J K, Furst L, Ruberto R A, et al. Selective covalent targeting of GPX4 using masked nitrile-oxide electrophiles[J]. Nature Chemical Biology, 2020, 16(5): 497-506.

[107] Wang M E, Chen J, Lu Y, et al. RB1-deficient prostate tumor growth and metastasis are vulnerable to ferroptosis induction via the E2F/ACSL4 axis[J]. The Journal of Clinical Investigation, 2023, 133(10): e166647.

[108] Tang D, Kroemer G, Kang R. Ferroptosis in immunostimulation and immunosuppression[J]. Immunological Reviews, 2024, 321(1): 199-210.

[109] Xu H, Ye D, Ren M, et al. Ferroptosis in the tumor microenvironment: perspectives for immunotherapy[J]. Trends in Molecular Medicine, 2021, 27(9): 856-867.

[110] Badgley M A, Kremer D M, Maurer H C, et al. Cysteine depletion induces pancreatic tumor ferroptosis in mice[J]. Science, 2020, 368(6486): 85-89.

[111] Liao P, Wang W, Wang W, et al. CD8[+] T cells and fatty acids orchestrate tumor ferroptosis and immunity via ACSL4[J]. Cancer Cell, 2022, 40(4): 365-378. e6.

[112] Kim R, Hashimoto A, Markosyan N, et al. Ferroptosis of tumour neutrophils causes immune suppression in cancer[J]. Nature, 2022, 612(7939): 338-346.

[113] Cobine P A, Moore S A, Leary S C. Getting out what you put in: Copper in mitochondria and its impacts on human disease[J]. Biochimica et Biophysica Acta (BBA)-Molecular Cell Research, 2021, 1868(1): 118867.

[114] Royer A, Sharman T. Copper toxicity[M/OL]. Treasure Island, FL: StatPearls Publishing, 2023-03-27[2025-01]. PMID: 32491388.

[115] Tsvetkov P, Coy S, Petrova B, et al. Copper induces cell death by targeting lipoylated TCA cycle proteins[J]. Science, 2022, 375(6586): 1254-1261.

[116] Chen L, Min J, Wang F. Copper homeostasis and cuproptosis in health and disease[J]. Signal Transduction and Targeted Therapy, 2022, 7(1): 378.

[117] Ge E J, Bush A I, Casini A, et al. Connecting copper and cancer: from transition metal signalling to metalloplasia[J]. Nature Reviews Cancer, 2022, 22(2): 102-113.

[118] Kuo Y M, Zhou B, Cosco D, et al. The copper transporter CTR1 provides an essential function in mammalian embryonic development[J]. Proceedings of the National Academy of Sciences, 2001, 98(12): 6836-6841.

[119] Kuo M T, Fu S, Savaraj N, et al. Role of the human high-affinity copper transporter in copper homeostasis regulation and cisplatin sensitivity in cancer chemotherapy[J]. Cancer Research, 2012, 72(18): 4616-4621.

[120] Lin C, Zhang Z, Wang T, et al. Copper uptake by DMT1: a compensatory mechanism for CTR1 deficiency in human umbilical vein endothelial cells[J]. Metallomics, 2015, 7(8): 1285-1289.

[121] Palumaa P, Kangur L, Voronova A, et al. Metal-binding mechanism of Cox17, a copper chaperone for cytochrome coxidase[J]. Biochemical Journal, 2004, 382(1): 307-314.

[122] Wright G S A. Molecular and pharmacological chaperones for SOD1[J]. Biochemical Society Transactions, 2020, 48(4): 1795-1806.

[123] Hatori Y, Lutsenko S. The role of copper chaperone Atox1 in coupling redox homeostasis to intracellular copper distribution[J]. Antioxidants, 2016, 5(3): 25.

[124] Tapia L, González-Agüero M, Cisternas M F, et al. Metallothionein is crucial for safe intracellular copper storage and cell survival at normal and supra-physiological exposure levels[J]. Biochemical Journal, 2004, 378(2): 617-624.

[125] Schmidt K, Ralle M, Schaffer T, et al. ATP7A and ATP7B copper transporters have distinct functions in the regulation of neuronal dopamine-β-hydroxylase[J]. Journal of Biological Chemistry, 2018, 293(52): 20085-20098.

[126] Hasan N M, Gupta A, Polishchuk E, et al. Molecular events initiating exit of a copper-transporting ATPase ATP7B from the trans-Golgi network[J]. Journal of Biological Chemistry, 2012, 287(43): 36041-36050.

[127] De Bie P, Muller P, Wijmenga C, et al. Molecular pathogenesis of Wilson and Menkes disease: correlation of mutations with molecular defects and disease phenotypes[J]. Journal of Medical Genetics, 2007, 44(11): 673-688.

[128] Tsvetkov P, Detappe A, Cai K, et al. Mitochondrial metabolism promotes adaptation to proteotoxic stress[J]. Nature Chemical Biology, 2019, 15(7): 681-689.

[129] Dreishpoon M B, Bick N R, Petrova B, et al. FDX1 regulates cellular protein lipoylation through direct binding to LIAS[J]. Journal of Biological Chemistry, 2023, 299(9): 105046.

[130] Rowland E A, Snowden C K, Cristea I M. Protein lipoylation: an evolutionarily conserved metabolic regulator of health and disease[J]. Current Opinion in Chemical Biology, 2018, 42: 76-85.

[131] Nagai M, Vo N H, Ogawa L S, et al. The oncology drug elesclomol selectively transports copper to the mitochondria to induce oxidative stress in cancer cells[J]. Free Radical Biology and Medicine, 2012, 52(10): 2142-2150.

[132] Zheng P, Zhou C, Lu L, et al. Elesclomol: a copper ionophore targeting mitochondrial metabolism for cancer therapy[J]. Journal of Experimental & Clinical Cancer Research, 2022, 41(1): 271.

[133] Hedley D, Shamas-Din A, Chow S, et al. A phase Ⅰ study of elesclomol sodium in patients with acute myeloid leukemia[J]. Leukemia & Lymphoma, 2016, 57(10): 2437-2440.

[134] O'Day S, Gonzalez R, Lawson D, et al. Phase Ⅱ, randomized, controlled, double-blinded trial of weekly elesclomol plus paclitaxel versus paclitaxel alone for stage Ⅳ metastatic melanoma[J]. Journal of Clinical Oncology, 2009, 27(32): 5452-5458.

[135] O'Day S J, Eggermont A M M, Chiarion-Sileni V, et al. Final results of phase Ⅲ SYMMETRY study: randomized, double-blind trial of elesclomol plus paclitaxel versus paclitaxel alone as treatment for chemotherapy-naive patients with advanced melanoma[J]. Journal of Clinical Oncology, 2013, 31(9): 1211-1218.

[136] Veverka K A, Johnson K L, Mays D C, et al. Inhibition of aldehyde dehydrogenase by disulfiram and its metabolite methyl diethylthiocarbamoyl-sulfoxide[J]. Biochemical Pharmacology, 1997, 53(4): 511-518.

[137] Li H, Wang J, Wu C, et al. The combination of disulfiram and copper for cancer treatment[J]. Drug Discovery Today, 2020, 25(6): 1099-1108.

[138] Gan Y, Liu T, Feng W, et al. Drug repositioning of disulfiram induces endometrioid epithelial ovarian cancer cell death via the both apoptosis and cuproptosis pathways[J]. Oncology Research, 2023, 31(3): 333.

[139] Chen S Y, Chang Y L, Liu S T, et al. Differential cytotoxicity mechanisms of copper complexed with disulfiram in oral cancer cells[J]. International Journal of Molecular Sciences, 2021, 22(7): 3711.

[140] Triscott J, Lee C, Hu K, et al. Disulfiram, a drug widely used to control alcoholism, suppresses self-renewal of glioblastoma and overrides resistance to temozolomide[J]. Oncotarget, 2012, 3(10): 1112.

[141] Huang J, Campian J L, Gujar A D, et al. A phase Ⅰ study to repurpose disulfiram in combination with temozolomide to treat newly diagnosed glioblastoma after chemoradiotherapy[J]. Journal of Neuro-Oncology, 2016, 128: 259-266.

[142] Yu X, Vazquez A, Levine A J, et al. Allele-specific p53 mutant reactivation[J]. Cancer Cell, 2012, 21(5): 614-625.

[143] Shimada K, Reznik E, Stokes M E, et al. Copper-binding small molecule induces oxidative stress and cell-cycle arrest in glioblastoma-patient-derived cells[J]. Cell Chemical Biology, 2018, 25(5): 585-594. e7.

[144] Goji T, Takahara K, Negishi M, et al. Cystine uptake through the cystine/glutamate antiporter xCT triggers glioblastoma cell death under glucose deprivation[J]. Journal of Biological Chemistry, 2017, 292(48): 19721-19732.

[145] Joly J H, Delfarah A, Phung P S, et al. A synthetic lethal drug combination mimics glucose deprivation-induced cancer cell death in the presence of glucose[J]. Journal of Biological Chemistry, 2020, 295(5): 1350-1365.

[146] Koppula P, Zhang Y, Shi J, et al. The glutamate/cystine antiporter SLC7A11/xCT enhances cancer cell dependency on glucose by exporting glutamate[J]. Journal of Biological Chemistry, 2017, 292(34): 14240-14249.

[147] Liu X, Olszewski K, Zhang Y, et al. Cystine transporter regulation of pentose phosphate

pathway dependency and disulfide stress exposes a targetable metabolic vulnerability in cancer[J]. Nature Cell Biology, 2020, 22(4): 476-486.

[148] Liu X, Nie L, Zhang Y, et al. Actin cytoskeleton vulnerability to disulfide stress mediates disulfidptosis[J]. Nature Cell Biology, 2023, 25(3): 404-414.

[149] Shin C S, Mishra P, Watrous J D, et al. The glutamate/cystine xCT antiporter antagonizes glutamine metabolism and reduces nutrient flexibility[J]. Nature Communications, 2017, 8(1): 15074.

[150] Tummers B, Green D R. Caspase-8: regulating life and death[J]. Immunological Reviews, 2017, 277(1): 76-89.

[151] Liu X, Zhuang L, Gan B. Disulfidptosis: disulfide stress-induced cell death[J]. Trends in Cell Biology, 2024, 34(4): 327-337.

[152] Chen L, Zhang Z, Hoshino A, et al. NADPH production by the oxidative pentose-phosphate pathway supports folate metabolism[J]. Nature Metabolism, 2019, 1(3): 404-415.

[153] Liu X, Zhang Y, Zhuang L, et al. NADPH debt drives redox bankruptcy: SLC7A11/xCT-mediated cystine uptake as a double-edged sword in cellular redox regulation[J]. Genes & Diseases, 2021, 8(6): 731-745.

[154] Yan Y, Teng H, Hang Q, et al. SLC7A11 expression level dictates differential responses to oxidative stress in cancer cells[J]. Nature Communications, 2023, 14(1): 3673.

[155] Zhong Z, Zhang C, Ni S, et al. NFATc1-mediated expression of SLC7A11 drives sensitivity to TXNRD1 inhibitors in osteoclast precursors[J]. Redox Biology, 2023, 63: 102711.

[156] Jantas D, Chwastek J, Grygier B, et al. Neuroprotective effects of necrostatin-1 against oxidative stress-induced cell damage: an involvement of cathepsin d inhibition[J]. Neurotoxicity Research, 2020, 37(3): 525-542.

[157] de la Vega M R, Chapman E, Zhang D D. NRF2 and the Hallmarks of Cancer[J]. Cancer Cell, 2018, 34(1): 21-43.

[158] Koppula P, Olszewski K, Zhang Y, et al. KEAP1 deficiency drives glucose dependency and sensitizes lung cancer cells and tumors to GLUT inhibition[J]. Iscience, 2021, 24(6): 102469.

[159] Tang T, Yang Z, Wang D, et al. The role of lysosomes in cancer development and progression[J]. Cell & Bioscience, 2020, 10(1): 131.

[160] Devinney M J, Malaiyandi L M, Vergun O, et al. A comparison of Zn^{2+}- and Ca^{2+}-triggered depolarization of liver mitochondria reveals no evidence of Zn^{2+}-induced permeability transition[J]. Cell Calcium, 2009, 45(5): 447-455.

[161] Gurunathan S, Kang M H, Qasim M, et al. Biogenesis, membrane trafficking, functions, and next generation nanotherapeutics medicine of extracellular vesicles[J]. International Journal of Nanomedicine, 2021, 16: 3357-3383.

[162] Du W, Gu M, Hu M, et al. Lysosomal Zn^{2+} release triggers rapid, mitochondria-mediated, non-apoptotic cell death in metastatic melanoma[J]. Cell Reports, 2021, 37(3); 109848.

[163] Yamaguchi S, Miura C, Kikuchi K, et al. Zinc is an essential trace element for spermatogenesis[J]. Proceedings of the National Academy of Sciences, 2009, 106(26): 10859-10864.

[164] Chimienti F, Seve M, Richard S, et al. Role of cellular zinc in programmed cell death: temporal relationship between zinc depletion, activation of caspases, and cleavage of Sp family transcription factors[J]. Biochemical Pharmacology, 2001, 62(1): 51-62.

[165] Lagadic-Gossmann D, Huc L, Lecureur V. Alterations of intracellular pH homeostasis in

apoptosis: origins and roles[J]. Cell Death & Differentiation, 2004, 11(9): 953-961.

[166] Wang Y Z, Wang J J, Huang Y, et al. Tissue acidosis induces neuronal necroptosis via ASIC1a channel independent of its ionic conduction[J]. Elife, 2015, 4: e05682.

[167] Xu T, Su H, Ganapathy S, et al. Modulation of autophagic activity by extracellular pH[J]. Autophagy, 2011, 7(11): 1316-1322.

[168] Song X, Zhu S, Xie Y, et al. JTC801 induces pH-dependent death specifically in cancer cells and slows growth of tumors in mice[J]. Gastroenterology, 2018, 154(5): 1480-1493.

[169] Liu J, Kuang F, Kang R, et al. Alkaliptosis: a new weapon for cancer therapy[J]. Cancer Gene Therapy, 2020, 27(5): 267-269.

[170] Swietach P, Patiar S, Supuran C T, et al. The role of carbonic anhydrase 9 in regulating extracellular and intracellular pH in three-dimensional tumor cell growths[J]. Journal of Biological Chemistry, 2009, 284(30): 20299-20310.

[171] White K A, Grillo-Hill B K, Barber D L. Cancer cell behaviors mediated by dysregulated pH dynamics at a glance[J]. Journal of Cell Science, 2017, 130(4): 663-669.

[172] Zhu S, Liu J, Kang R, et al. Targeting NF-κB-dependent alkaliptosis for the treatment of venetoclax-resistant acute myeloid leukemia cells[J]. Biochemical and Biophysical Research Communications, 2021, 562: 55-61.

[173] Vandenabeele P, Bultynck G, Savvides S N. Pore-forming proteins as drivers of membrane permeabilization in cell death pathways[J]. Nature Reviews Molecular Cell Biology, 2023, 24(5): 312-333.

第二章

肿瘤治疗的代谢性
细胞死亡途径与药物开发

许多类型的人体细胞可以自我毁灭，以此维持生物稳态并保护机体免受致病物质的侵害。这个过程被称为调节性细胞死亡（RCD），对各种生物活动都很重要，包括清除异常细胞。因此，近年来，以细胞凋亡为代表的 RCD 途径（或被称为代谢性细胞死亡途径）作为抗肿瘤药物开发的新靶点日益受到人们关注。然而，肿瘤细胞对凋亡的逃避会导致耐药性出现以及癌变复发，因此许多研究开始致力于开发替代性肿瘤细胞死亡过程，即坏死、焦亡、铁死亡和铜死亡等。这些 RCD 途径已被广泛研究，并被证明对提高癌症治疗效果至关重要。有证据表明，经历调节性死亡的肿瘤细胞可能在一定程度上改变肿瘤微环境（TME）的免疫原性，使其更适合于抑制癌症的进展和转移。而 TME 中的其他类型细胞和成分也会经历上述形式的死亡，并诱导对肿瘤细胞的免疫攻击，从而增强抗肿瘤效应。因此，在第一章的基础上，本章将概略性介绍坏死、焦亡、铁死亡和铜死亡的分子学过程和特征，以及这些新的 RCD 途径对肿瘤细胞增殖和癌症转移的影响，尤其强调基于新型机制和形式的肿瘤细胞死亡对 TME 的复杂影响，以及 TME 中影响肿瘤生物学的其他细胞的调节性死亡。此外，本章还总结了可诱导或抑制新型 RCD 途径的潜在药物和纳米粒，并基于体内和体外试验研究的证据与临床试验报告，评估了它们对癌症的治疗效果，其中 RCD 诱导剂已被验证可用作癌症的新治疗方法。最后，对 RCD 的调节过程对癌症耐药性的影响，以及使用 RCD 调节剂治疗癌症相较于常规疗法的优势进行总结。

第一节　概　述

细胞死亡（尤其是细胞自杀）通过清除受损细胞在维持生理稳态方面发挥着重要作用，也可能是对损伤性刺激的异常病理反应[1]。细胞死亡命名委员会制定了相关指南，根据形态学、生物化学和功能特性，将细胞死亡模式分为意外细胞死亡和调节性细胞死亡（RCD）[2]。意外细胞死亡是一种在生物学上不受控制的细胞死亡过程，是对意外损伤性刺激的反应[3]。而 RCD 的特点则是可控的信号通路在机体发育或组织更新中起着关键作用[4]。以前，细胞凋亡被认为是 RCD 的主要形式，但随着对肿瘤细胞生物学和癌症治疗机制的深入研究，越来越多的 RCD 亚型被发现。本章介绍的新型RCD 类型包括坏死、焦亡、铁死亡和铜死亡，这些死亡在有或没有外源性环境或细胞内干扰的情况下均可发生[5-7]。与此同时，恶性细胞能通过各种机制发生进化以逃避RCD 途径[8]。此外，据报道，RCD 途径对癌症患者的预后、肿瘤进展和转移以及免疫监测也至关重要[9-14]。越来越多的证据表明，不同形式的 RCD 可能通过释放损伤相关分子模式（PAMP 或 DAMP）来改变 TME，从而影响癌症治疗的效果[15-17]。

接下来，本章将概述四种不同类型 RCD（坏死、焦亡、铁死亡和新发现的铜死亡）的分子机制和过程，以及它们在癌症发生和发展中的不同作用。尤其值得关注的是影响 TME 中的 RCD 过程，以及基于坏死、焦亡、铁死亡和铜死亡的靶向诱导策略用于癌症治疗的最新进展。随后探讨目前可用的各种癌症疗法的机制，并指出它们主要取决于不同的 RCD 途径。一个合理的假设是，这些新型 RCD 途径构成了一种防御肿瘤进展和转移的有效机制。此外，还将介绍 RCD 在对抗癌症治疗耐受方面的作用和应用价值，将传统疗法与 RCD 调节剂的联合使用有可能在癌症治疗方面具有重大潜力。希望这些信息能够为开发肿瘤治疗手段提供更好的指导。

第二节　不同细胞死亡途径的分子机制

研究最广泛的 RCD 途径是凋亡。在不同情况下，凋亡可能会导致免疫原性反应，也可能不会导致[18, 19]。凋亡细胞死亡过程中观察到的形态学变化包括细胞收缩、磷脂酰丝氨酸在细胞质膜上的外翻、核固缩和核破裂。值得注意的是，在此过程中质膜仍保持完整[2]。该途径被认为是对抗恶性肿瘤的天然屏障，但癌细胞的特性和癌症治疗期间化疗耐药性的出现限制了凋亡的作用或导致癌细胞抵抗凋亡[20, 21]。因此，在解决细胞抑制凋亡问题的同时，必须开发出可诱导非凋亡形式的 RCD 方法，作为癌症的替代疗法。令人兴奋的是，在过去十年中，新形式的 RCD 得到了广泛深入的研究，这些形式包括坏死[22]、焦亡[23]和铁死亡[24]。此外，2022 年的一项研究报道了铜死亡，这是一种以前未知的 RCD 形式，非常值得关注[25]。

一、坏死性凋亡（坏死）

坏死性凋亡是一种调节性的坏死形式，依赖于受体相互作用蛋白激酶-1（RIPK1）和 RIPK3 对混合谱系激酶结构域样蛋白（MLKL）的磷酸化反应[26]。坏死性凋亡过程是由细胞表面死亡受体（如 FasR、TNFR1、IFN 受体和 TLRs）以及细胞中 RNA 和 DNA 传感分子的激活引发的。RIPK3 是坏死过程所必需的，可由三种已知通路激活[27]。首先，TNFR1 的连接激活 RIPK1，RIPK1 进一步通过两种分子中存在的共享性

RIP 同源相互作用基序（RHIM）与 RIPK3 结合[28, 29]。同样，TLR-3 和 TLR-4 的接合也需要转接物，其中包含一个能够结合并激活 RIPK3 的 RHIM。最后，细胞质核酸传输中介 Z-dsDNA/dsRNA 结合蛋白 1（ZBP1）也含有可激活 RIPK3 的 RHIM[30]。随后，RIPK3 不断地使 MLKL 发生磷酸化，MLKL 寡聚并形成活化的"坏死体"复合物，转移到质膜上。这一过程最终导致细胞死亡，其特征是质膜具有通透性、细胞肿胀，以及细胞和细胞器丧失完整性[31, 32]。质膜破裂导致细胞因子、趋化因子和钾离子外流，从而引起炎症和免疫反应[33]。使用化合物如坏死抑素-1（necrostatin-1），可以在药理学上抑制坏死性凋亡[34]。近年来，人们越来越认识到坏死在癌症研究中的重要意义，深入了解坏死过程可能有助于开发新的癌症治疗策略[9]。

二、焦亡

焦亡是一种在不同类型细胞中均可发生的促炎症型 RCD 途径，由人半胱氨酸天冬氨酸蛋白酶 caspase-1、-3、-4、-5（小鼠半胱氨酸蛋白酶-11）、-6、-8 和-9 触发，并被许多炎症因子激活，包括 NLRP3[35-40]。其中，关键的焦亡介质——gasdermin（GSDM）超级家族的成员，被这些蛋白酶水解激活，之后它们会穿透质膜[41, 42]。GSDM 家族 A～E 的大多数成员由 N 端成孔结构域（PFD）和 C 端阻遏蛋白结构域组成[43, 44]。当宿主受到各种刺激时，GSDM 在接头区被炎症性 caspase 切割，并从阻遏蛋白结构域释放PFD[44, 45]。因此，N 末端 PFD 发生寡聚并在细胞膜上形成孔，导致细胞肿胀、染色质降解和促炎成分排出[46-48]。

据报道，GSDMD 可被 caspase-1、-4、-5 或-11 切割，这是焦亡途径的典型标志[41]。损伤相关分子模式 PAMP 和 DAMP 由模式识别受体检测，激活下游信号通路。因此，ASCs 被动员以生成 NLRP3 炎症小体，后者可激活前体半胱氨酸蛋白酶原-1（procaspase-1）。随后，激活的 caspase-1 切割 GSDMD 并释放其中的 PFD[49]。此外，革兰氏阴性菌主要通过激活人 caspase-4/-5 来切割 GSDMD，从而经由与炎症小体和caspase-1 不同的机制引发非正常性焦亡[47, 50, 51]。此外，由嵌合抗原受体（CAR）-T 细胞与化疗药物释放的颗粒酶 B（Gzm B）会激活 caspase-3，进而启动 caspase-3/GSDME介导的焦亡途径，导致发生广泛性焦亡[38, 40, 52]。此外，已经证明颗粒酶 B 可直接切割GSDME 导致焦亡，随后激活免疫系统以预防肿瘤并减慢肿瘤生长[53]。研究人员还发现，自然杀伤性（NK）细胞和细胞毒性 T 淋巴细胞通过焦亡作用杀死表达 GSDMB 的细胞。颗粒酶 A 在 Lys229/Lys244 位点切割 GSDMB 会对靶细胞产生致死效应。GSDMB在多种组织中经常被检测到，包括消化系统的上皮细胞[54]。Chen 等甚至发现 GSDMB

能够直接结合 caspase-4 中的 caspase 动员结构域，增强 caspase-4 的活性，这是非典型性焦亡中切割 GSDMD 所必需的[55]。

三、铁死亡

铁死亡是一种独特的铁依赖性细胞死亡形式，最初是在肿瘤细胞暴露于名为埃拉斯汀（erastin）的小分子化学探针后发现的[56]。铁死亡的形态学特征包括线粒体体积减小、线粒体外膜断裂、线粒体嵴减少或缺失、细胞核大小正常而染色质不凝聚，这使其有别于其他死亡方式[57]。在正常情况下，脂加氧酶（如 12-/15-脂加氧酶）通常会氧化多不饱和脂肪酸（PUFA），但脂质修复酶谷胱甘肽过氧化物酶 4（GPX4）与其辅因子谷胱甘肽（GSH）会引起脂加氧酶氧化的 PUFA 水平迅速降低[58]。铁死亡过程是由胱氨酸-谷氨酸逆向转运蛋白（Xc⁻系统，包括 SLC3A2 和 SLC7A11 亚单位）的抑制引起的，导致 GSH 生物合成减少和 GPX4 失活[59]。随后，细胞因强大的脂质过氧化作用而死亡[56,57]。Xc⁻系统的抑制剂可被分类为 I 型铁死亡诱导物质（包括索拉非尼和柳氮磺胺吡啶[60]）和 II 型铁死亡诱导物质（以 RSL3 为代表，RSL3 可共价结合并直接阻断 GPX4，从而快速诱导细胞发生铁死亡[59]）。

近年来细胞中的另一种铁死亡防御系统，即 NAD(P)H-铁死亡抑制蛋白 1-泛醌 [NAD(P)H-FSP1-CoQ₁₀]途径，也被研究人员发现，其功能独立于 Xc⁻-GSH-GPX4 系统[61,62]。FSP1，即铁死亡抑制蛋白 1，据报道是一种可诱导细胞凋亡的黄素蛋白。CoQ₁₀ 主要在线粒体中合成，除了在线粒体电子传递链中发挥重要作用外，其还原形式 CoQ₁₀H₂ 是一种强亲脂性抗氧剂[63]。因此，Bersuker 及其同事观察到 FSP1 被动员到质膜，随后发挥氧化还原酶功能，还原 CoQ₁₀。随后，CoQ₁₀H₂ 有力地阻止了脂质过氧化物的传播[62]。

由于含有 PUFA 的膜磷脂发生过氧化会导致铁死亡[60]，可介导 PUFA 掺入磷脂的酶对铁死亡性细胞死亡就变得尤为重要。例如，酰基辅酶 A 合成酶长链家族成员 4（ACSL4）导致细胞膜中长链 PUFA 的富集，对铁死亡的发生至关重要[64]。细胞自噬机制的相关成分，如 ATG3、ATG5、ATG4B、ATG7、ATG13 和 BECN1[65]，也会激活铁死亡。此外，敲除或沉默调控自噬的主要基因可以减少 erastin 对铁死亡的影响，因为这会使细胞内亚铁水平降低[66]。此外，根据报道，铁自噬是一种蛋白质水解过程，在此过程中铁蛋白通过 NCOA4 传递到自噬体[67]，产生活性氧（ROS）并引起铁死亡[68]。癌细胞对铁死亡表现出高度敏感性，这表明铁死亡在用于癌症治疗方面具有独特的潜力。事实上，对于各种原发性癌症，如肝癌、透明细胞肾细胞癌（ccRCC）和某些具有获得耐药性的癌细胞，均可通过诱导铁死亡发挥抗肿瘤作用[69-71]。

四、铜死亡

2022 年，Tsvetkov 及其同事发现并命名了一种由铜引发的新型细胞死亡途径，该途径不同于凋亡、坏死、焦亡和铁死亡[25]。铜是参与各种生理活动过程的关键成分，特别是肿瘤生长和转移对铜的需求更高[72]。Tsvetkov 等在 2019 年描述了铜依赖性死亡，并探索了伊利司莫（elesclomol，一种铜离子载体）的抗癌机制[73]。他们发现，用伊利司莫治疗多发性骨髓瘤模型小鼠，降低了其癌细胞抵抗蛋白酶体抑制剂诱导的毒性的能力。从机制上讲，与伊利司莫结合的 Cu(Ⅱ)能与线粒体酶铁氧化还原蛋白 1（FDX1）相互作用，并被还原产生 Cu(Ⅰ)，导致 ROS 水平升高[73,74]。伊利司莫的致死性最初被认为是由脂质过氧化引起的[75]。三年后，Tsvetkov 及其同事将这种独特的铜依赖性细胞死亡称为铜死亡，进一步补充了由伊利司莫诱导的细胞死亡机制[25]。细胞内多余的 Cu(Ⅱ)可以通过离子载体被转运到线粒体，FDX1 将 Cu(Ⅱ)还原为 Cu(Ⅰ)。增加的 Cu(Ⅰ)直接与三羧酸循环（TCA）中的脂酰化成分（如 DLAT）结合，导致脂酰化蛋白聚集和铁硫簇蛋白失稳，引起蛋白毒性应激，最终导致细胞死亡。值得注意的是，铜离子载体诱导的细胞死亡途径不会被其他已知死亡途径的抑制剂所阻止，如泛半胱氨酸天冬氨酸蛋白酶抑制剂（抗凋亡化合物）、铁抑制素-1（一种抗铁死亡化合物）、坏死抑素-1（一种抗坏死化合物）或 N-乙酰半胱氨酸（一种氧化应激抑制剂），这表明铜死亡机制与先前已确认的细胞死亡途径均不同[25]。

五、坏死、焦亡、铁死亡和铜死亡组分之间的相互影响

越来越多的证据表明，坏死、焦亡、铁死亡和铜死亡的关键启动子、效应分子/蛋白和执行因子之间存在广泛的相互影响。例如，根据研究，坏死通过从巨噬细胞（MΦ）的 MLKL 孔释放钾来激活 NLRP3 炎症小体[76]。ZBP1 蛋白可识别病毒/内源性核酸配体并触发原发性免疫反应[77]。具体而言，一旦 ZBP1 被激活，则 RIPK3 和半胱氨酸天冬氨酸蛋白酶-8 随之被动员来激活 NLRP3 炎症小体，从而引发坏死和焦亡[78-80]。此外，Miao 等报道的生物信息学分析结果表明，ZBP1 兼具铜死亡相关和坏死相关的基因特征，都可以用作预测轻度胶质瘤患者预后风险的指标[81]。Gao 及其同事的研究结果还表明，对结直肠癌（CRC）细胞使用伊利司莫会增加线粒体中的 Cu(Ⅱ)水平，并下调 Cu(Ⅱ)转运蛋白 ATP7A 的表达，导致 ROS 蓄积。该程序刺激了 SLC7A11 的降

解，增加了氧化应激，可导致 CRC 细胞发生铁死亡[75]。最近的一项研究构建了葡萄糖氧化酶（GOx）工程化无孔 Cu(Ⅰ)1,2,4-三唑酸盐（[Cu(tz)]）配位聚合物纳米药物 GOx@[Cu(tz)]，该药物有效地融合了癌症饥饿疗法和铜死亡诱导[82]。GOx@[Cu(tz)]的催化功能只在其暴露于高 GSH 水平的癌细胞中时才会被"开启"并消耗葡萄糖，释放的 Cu(Ⅱ)和细胞内 GSH 之间的氧化还原反应将导致 GSH 耗竭，并将 Cu(Ⅱ)还原为芬顿试剂 Cu(Ⅰ)，再通过芬顿反应催化 H_2O_2 产生·OH[83]。随后，伴随 GSH 消除的葡萄糖耗竭能够进一步使癌细胞更易发生铜死亡[82]和铁死亡。

第三节　肿瘤生物学中不同的细胞死亡模式：细胞增殖和转移

一、概述

细胞死亡是其增殖作用的生理调节手段，这两个过程对整个生命的生长和发育都有重大影响[48]。癌症的特征是细胞分裂和死亡的错误性调节，这促进了不受控制的肿瘤生长和无限增殖[84]。据报道，CDKN2A、PTEN 和 TP53[85, 86]等肿瘤抑制基因失活会导致细胞增殖率升高和细胞周期异常。由于使用传统抗癌治疗策略单独诱导细胞凋亡并不能完全根除肿瘤[84]，因此研究能有效抑制细胞异常增殖和生长的方法对癌症治疗至关重要。

癌症转移是指肿瘤细胞从其原发位置通过淋巴系统、血管或体腔扩散到远端，建立起新的局部肿瘤细胞生存环境并使继发肿瘤持续生长[87]。Hanahan 和 Weinberg 指出癌症的一个主要标志是"激活的侵袭和转移"[20]。癌细胞侵入局部组织并在远离原发肿瘤的区域散播以产生转移是肿瘤恶化的基本特征[88]，而且转移是癌症引起死亡的主要原因[89]。除了癌细胞扩散外，转移还通过细胞外基质降解、介导上皮-间质转化（EMT）、促进肿瘤血管生成和其他过程促进了癌症的发展[90, 91]。许多研究表明，各种类型 RCD 在肿瘤转移过程中均受到抑制[92]，局部或全身治疗引起的细胞死亡可有效地抑制肿瘤转移[16]。另一种普遍认同的观点是，转移是由微环境应激因子激活细胞重编程引起的恶性病变扩散而引起的，该因子可促进细胞侵袭和迁移[93, 94]。因此，研究能有效抑制异常细胞增殖和癌症转移的策略对于癌症治疗至关重要。

二、细胞增殖和转移中的坏死

目前，关于坏死与癌症关系的研究出现了相互矛盾的结果，表明坏死在癌细胞增殖和转移的不同阶段发挥着不同的作用。在癌细胞中，主要的坏死途径调节因子的表达通常下调，而这会引起不良后果[95-99]。例如，根据 Höckendorf 等的研究，在移植了携带突变型 AML 驱动基因的骨髓细胞的小鼠中敲除 RIPK3 后，白血病的发生显著加速，RIPK3 敲除型小鼠的平均寿命短于野生型小鼠[100]。此外，据报道，CRC 患者中 RIPK3 的低表达以及胰腺癌和原发性卵巢癌中 MLKL 的低表达与 DFS 和 OS 的水平下降相关[97, 101, 102]。

与对应的非癌变组织相比，癌变的乳腺组织在 mRNA 和蛋白水平上显示出 TNF-α、RIPK1、RIPK3 和 MLKL 的表达显著升高。使用药物抑制坏死可加速乳腺癌细胞的增殖和转移[103]。Han 等发现施用酯蟾毒配基等化合物可通过诱导 RIPK3 介导的坏死有效地抑制 CRC 的发生和转移[104]。此外，传统的抗癌疗法，如使用铂类化疗药物（顺铂）和蛋白酶体抑制剂（硼替佐米），会诱导肿瘤细胞发生坏死[105]。而在某些条件下，癌细胞的坏死还能够通过产生 DAMP 触发针对肿瘤的免疫反应来抑制转移[106]。

然而，在正常的肠上皮细胞中，MLKL 诱导的坏死会扰乱肠道稳态并引发炎症[107]。另一项研究表明，黑色素瘤细胞诱导的内皮细胞坏死显著促进了恶性细胞的侵袭和转移。用 RIPK1 抑制剂坏死抑素-1（necrostatin-1）或内皮细胞特异性缺失的 RIPK3 治疗小鼠可显著抑制内皮坏死，并限制恶性细胞的外渗和转移[108]。同样地，Wang 等研究发现，RIPK1 在肺癌患者和小鼠肺癌模型中的表达均显著增加，表明 RIPK1 可能具有强致癌功能[109]。根据 Liu 等的研究，MLKL 的磷酸化水平越高，CRC 和食管癌患者的预后越差，OS 期越短[110]。因此，肿瘤细胞坏死对细胞增殖和扩散的影响不能一概而论，其对癌症治疗并不总是有益的。事实上，许多抑制坏死的疗法在治疗癌症方面也表现出了良好的疗效，这将在本章的最后详细介绍。

三、细胞增殖和转移中的焦亡

由于焦亡对肿瘤细胞的侵袭、增殖和转移具有重要影响，因此，其对一些恶性肿瘤具有显著的治疗意义。根据几项已发表的研究，焦亡相关调节剂显示出了对 CRC[111]、肝癌[49]、肺癌[112]和膀胱癌[113]的肿瘤抑制活性。FL118 是一种喜树碱类似物，可通过诱导半胱氨酸天冬氨酸蛋白酶-1 依赖性焦亡抑制 SW480 和 HT129 细胞的增殖、侵袭和转移[114]。此外，lncRNA 也与焦亡的调节有关。lncRNA RP1-85F18.6 参与促进 CRC 细胞的增殖和侵袭，并抑制其发生焦亡，敲除 RP1-85F11.6 会导致 GSDMD 切割以引发焦亡[115]。此外，另一项研究表明，GSDMD 的低水平表达与 CRC 预后较差有关，而 GSDMD 表达的升高有效地诱导了细胞死亡[116]。在小鼠结肠癌细胞系中，通过上调 IFN-γ 以激活焦亡能抑制肿瘤细胞增殖并增强抗肿瘤免疫效果[54]。

近年来，许多研究发现焦亡可抑制癌细胞的转移。辛伐他汀是一种具有抗癌特性的他汀类药物，已用于治疗非小细胞肺癌（NSCLC）[117]。辛伐他汀激活的 NLRP3 炎症小体和半胱氨酸天冬氨酸蛋白酶-1 通过典型途径诱导焦亡，抑制 NSCLC 细胞迁移[118]。类似地，天花粉蛋白是一种来自中草药块根的单链核糖体失活蛋白提取物[119]，通过促进 NSCLC 细胞的焦亡来抑制其生长和转移[120]。此外，小檗碱是一种来源于药用植物的异喹啉四元生物碱，通过诱导半胱氨酸天冬氨酸蛋白酶-1 的表达和阻止 HepG2 细胞的迁移和增殖，导致 HepG2 细胞发生焦亡[121]。

然而，焦亡并不能发挥绝对积极的抗癌治疗作用。一项研究表明，GSDMC 表达升高也与浸润性乳腺癌患者的预后较差密切相关，并与肿瘤中的免疫细胞浸润有关[122]。Gao 及其同事还发现，GSDMD 表达水平升高可能会使肿瘤体积增大，促进肿瘤淋巴结转移进入晚期阶段，并影响生存率。GSDMD 敲除可通过内在线粒体凋亡途径显著抑制 NSCLC 细胞增殖，并抑制 EGFR/Akt 信号转导[123]。化疗诱导高 GSDME 表达水平的细胞发生焦亡，而表达低或不表达 GSDME 的细胞则发生凋亡。但在一些肿瘤细胞系中，GSDME 的表达水平低于正常细胞系，导致化疗期间正常组织出现意外损伤[38,124]。对焦亡的矛盾性影响的一种解释是：尽管焦亡的迅速激活会导致坏死细胞死亡并抑制肿瘤生成，但持续性刺激焦亡则会促进肿瘤进展[49]。另一项研究发现，异常上调的 GSDMB 对促进膀胱癌细胞的增殖和侵袭至关重要[125]。Hergueta-Redondo 等还发现，乳腺癌患者中高水平的 GSDMB 与肿瘤进展和治疗反应率低下相关[126]。总之，阐明焦亡抑制肿瘤生长和癌细胞增殖的确切机制对于开发更有效的抗癌药物至关重要。

四、细胞增殖和转移中的铁死亡

由于与癌症发展相关的一个常见内因是基于氧化还原系统的致癌基因特定突变[127]，癌细胞表现出更高水平的铁蓄积，这使其比正常细胞更容易发生铁死亡。铁死亡是一种调节某些类型肿瘤细胞生长和增殖的重要机制，如弥漫大 B 细胞淋巴瘤、RCC、黑色素瘤和卵巢癌细胞[59,128,129]。2015 年，Jiang 等发现当 ROS 以高水平或其他异常水平存在时，p53 途径可诱导癌细胞发生铁死亡。p53 在控制细胞增殖方面具有重要意义。从机制上讲，p53 的激活大大减少了 Xc⁻ 系统对胱氨酸的吸收，这反过来又抑制了细胞内 GSH 的生成，从而调节肿瘤细胞的增殖[130, 131]。此外，ART 是青蒿素的衍生物，可通过增加 ROS 的产生和引发铁死亡来抑制卵巢癌细胞的增殖[132]。此外，肿瘤细胞的过度增殖总是伴随着高水平 ROS 的产生，但这些细胞能通过其有效的抗氧化活性优化调节由 ROS 驱动的增殖，使其能够在高度氧化的条件下适应和生长，同时防止 ROS 达到触发铁死亡的阈值水平[133, 134]。类似地，肿瘤细胞也通过分泌含铁蛋白的外泌体输出铁来降低对铁死亡的敏感性[135, 136]。尽管铁死亡显著限制了肿瘤细胞的增殖，但在考虑肿瘤细胞的适应性问题时，必须确定能诱导铁死亡的有效化合物。

铁死亡在抑制癌症转移方面也很重要。lncRNA BDNF-AS 的过度表达通过预防铁死亡发生来增强胃癌的腹膜转移[137]。Guan 等的研究也表明铁蛋白吞噬介导的铁死亡和 KEAP1/NRF2/HO-1 通路非常有助于癌细胞中的 EMT 抑制[138]。有趣的是，Ubellacker 及其同事的研究结果表明，黑色素瘤细胞更易于通过淋巴系统而非血液系统进行扩散，因为淋巴液中 GSH 和油酸的表达水平高于血浆，而游离铁的水平低于血浆。这种成分差异有助于降低淋巴中的氧化应激，并抑制黑色素瘤细胞发生铁死亡[139]。此外，Liu 等发现转移细胞的主要特征是 GPX4 持续表达，而敲除 GPX4 能有效地诱导铁死亡，并减弱恶性细胞的增殖能力和转移活性[92]。通常认为通过抑制 GPX4 和 GSH 来诱导铁死亡可能在癌症治疗方面具有极大的潜力。

五、细胞增殖和转移中的铜死亡

铜死亡是一种铜诱导的细胞死亡途径，与线粒体代谢高度相关[140]，在肿瘤细胞增殖、转移和产生耐药性方面起着关键作用[141, 142]。在患有各种恶性肿瘤的个体中，血清和肿瘤组织中蓄积的铜水平显著改变，如乳腺癌[143]、胰腺癌[144]、甲状腺癌[145]、白血病[146]、CRC[147]、肺癌[148]、前列腺癌[149]和口腔癌[150]。这些铜稳态的变化可能会促进肿瘤的发展或增强其侵袭性，也可能会对治疗产生抗性[151]。有研究表明，铜与缺氧诱导因子 1α 的表达水平密切相关[152, 153]，后者可刺激血管生成，新生血管又诱导血管内皮生长因子的产生[154]。MEMO1 是一种致癌蛋白，被鉴定为细胞内铜依赖性蛋白，在体外乳腺癌细胞迁移和侵袭以及在体内自发向肺部转移过程中，该蛋白是必需的[155]。MEMO1 被认为可与 Cu(Ⅱ)结合并通过氧化还原循环促进 ROS 的产生，但 Zhang 等的研究表明它优先与 Cu(Ⅰ)结合并保护细胞免受氧化还原反应的影响[155, 156]。因此，鉴定并开发可阻断 MEMO1 蛋白上 Cu(Ⅰ)结合位点的适当方法可能是释放铜离子并抑制肿瘤细胞转移的潜在有效途径。

铜死亡可能通过抑制癌细胞增殖及转移来发挥抗肿瘤作用。例如，在服用槟榔的口腔鳞状细胞癌患者中，相关的槟榔碱刺激可能会抑制铜死亡，显著增加癌症相关成纤维细胞（CAF）的生存能力[157]。CAF 能促进 EMT、癌症转移和化疗耐药性产生，因此在癌症进展中至关重要[158, 159]。铜死亡性肿瘤也表现出血管生成减少的特征，其对舒尼替尼和索拉非尼治疗敏感[160]。值得关注的是，癌细胞已经进化出一种激活机制，防止铜诱导的死亡，以确保自身的生存能力。Zhang 等发现在肝细胞癌（HCC）患者中，关键的铜死亡调节因子 FDX1 的表达被严重下调，导致 HCC 细胞对铜死亡产生抗性[13]。此外，据报道，FDX1 基因的低表达与晚期的肿瘤淋巴结转移密切相关[161]，且 FDX1 在各种类型癌症中的低表达均与较短的生存时间相关[13, 162, 163]。尽管已有较多发现，但在各种癌症中，铜死亡的研究结果记录仍不充分。因此，需要更多的体外和体内试验来证实铜死亡在癌细胞增殖和转移中的确切作用。

第四节　TME 中细胞死亡的多效性功能

TME 中的成分与肿瘤的产生、进展以及对化疗和抗血管生成治疗的反应密切相关[164-166]。TME 由非癌变细胞和多种成分组成，包括免疫细胞、CAF、内皮细胞、间充质基质/干细胞（MSC）、细胞外基质化合物，以及可溶性产物（如趋化因子、细胞因子、生长因子和细胞外囊泡）[167, 168]。根据已有的研究结果，TME 内的肿瘤免疫反应可能受到坏死、焦亡、铁死亡和铜死亡的影响[13, 169]。例如，在小细胞肺癌长期生存患者的肿瘤中，新型 RCD 增强了肿瘤浸润性淋巴细胞的浸润效果和抗肿瘤免疫反应[170]。研究人员普遍认为，使用免疫检查点抑制剂（ICI）的治疗对以缺乏 T 细胞浸润为特征的"冷肿瘤"无效，而具有显著 T 细胞浸润的"热肿瘤"则有助于提高 ICI 的疗效[171]。本节将探讨 TME 中各种类型的细胞死亡，并展示宿主免疫细胞与这些细胞的相互作用如何影响肿瘤进展和癌症治疗。

一、癌细胞的死亡影响免疫细胞向 TME 的浸润

1. 肿瘤坏死影响 TME

诱导肿瘤细胞发生坏死已被证明有助于自噬介导的 DAMP 增加，从而引发免疫监视作用[172]。值得注意的是，移植到 TME 中的坏死细胞刺激了由 BATF3+cDC1 和 CD8+

白细胞介导的抗肿瘤免疫反应，并伴有肿瘤相关抗原呈递细胞，这增加了肿瘤抗原负荷[173]。诱导肿瘤坏死后会使免疫原性和疫苗效力增强，因此这成为开发新型癌症疫苗的有效途径。此外，Aaes 等证明用坏死性癌细胞接种实验模型小鼠，可通过促进树突状细胞（DC）的成熟、诱导细胞毒性 T 细胞的交叉启动和产生响应肿瘤抗原刺激的 IFN-γ 来诱导强大的抗肿瘤免疫反应[174]。恶性细胞中 RIPK3 激活对 TRIM28 活性的抑制导致 TME 中免疫刺激细胞因子的产生增加，从而有助于增强细胞毒性抗肿瘤免疫反应[175]。因此，坏死性凋亡会产生一种炎症环境，改变肿瘤对 ICI 的反应[176]。

He 等在肿瘤中发现了 8 个与正常组织中相比表达差异极大的坏死性相关基因，从而揭示了相关的预后特征，并将其称为 NRS 评分。NRS 评分与卵泡辅助 T 细胞、CD8⁺T 细胞、静息肥大细胞、M1 MΦ 和 M2 MΦ 的数量呈正相关。M1 MΦ 通常具有抗肿瘤作用，而 M2 MΦ 则被认为具有致癌性。He 等发现坏死作用也可能通过培养免疫抑制性环境和免疫逃逸机制来保护肿瘤，使其免受抗肿瘤免疫反应的影响[177, 178]。类似地，在胰腺导管腺癌中，与正常组织相比，RIPK3 的表达显著上调，而 RIPK3 缺失减轻了趋化因子 CXCL1 在体内和体外的表达。此外，RIPK3 缺失会减少免疫抑制性髓系细胞亚群[肿瘤相关 MΦ（TAM）、髓系衍生抑制细胞（MDSC）和 DC]的浸润，使 T 细胞和 B 细胞的比例增加[179]，而 T 细胞和 B 细胞比例的增加表明了其具有强大的抗癌作用[180]。

因此，坏死对 TME 的影响尚不能完全确定，仍需要从基础实验和临床试验中获得更多证据来确定其具体功能。

2. 肿瘤焦亡影响 TME

与坏死和铁死亡相比，焦亡是一种更常见的免疫防御机制[181]。在各种癌症中，焦亡与免疫细胞浸润 TME 密切相关。例如，BRAF 抑制剂和 MEK 抑制剂的组合（BRAFi+MEKi）通过触发焦亡来调节 TME[182]。BRAFi+MEKi 已被 FDA 批准用于治疗 BRAF V600E/K 突变型黑色素瘤，但这种治疗会导致一定程度的耐药性[183]。Erkes 及其同事发现，BRAFi+MEKi 疗法可增强 GSDME 切割和 HMGB1 释放。HMGB1 可充分诱导 DC 的浸润，以扩大 CD4⁺T 细胞和 CD8⁺T 细胞的比例，特别是活化的 CD44⁺T 细胞和增殖的 Ki-67⁺T 细胞，这些 T 细胞具有抗肿瘤作用。有趣的是，在 BRAFi+MEKi 耐药型肿瘤中，瘤内 T 细胞的浸润减少，而以焦亡诱导进行化疗可以逆转这一特征[182]。另一项研究进一步描述了基于 PRG 的肺腺癌的一个独特预后指标，称为 Pyro 评分。Pyro 评分低则表明免疫细胞浸润增加。浸润性免疫细胞数量增加的患者对 PD-1/L1 免疫疗法表现出更高的敏感性[184]。Zhang 等发现 GSDME 切割介导的焦亡可通过增加肿瘤浸润性 NK 细胞和 CD8+ T 淋巴细胞的数量，以及诱导 TAM 的吞噬作用来抑制肿瘤[53]。然而，癌细胞已经进化出两种策略来预防 GSDME 的肿瘤抑制作用：①在表观遗传学上抑制 GSDME 表达[185]；②发生功能缺失型突变[186]。Cai 等发现天然产物雷公藤甲素通过诱导 GSDME 介导的焦亡可有效杀灭头颈部癌细胞，在 GSDME 基因被沉默后，焦亡作用显著减弱[187]。因此，能够克服这些问题的解决方案将有助于科学家利用焦亡来提高癌症的治疗效果。Fan 及其同事的一项研究发现，在诱导焦亡之前，使用地西他滨使恶性细胞中的 GSDME 基因去甲基化，有效地克服了 GSDME 的表观遗传限制[188]。此外，研究人员已开发出可包装重组腺相关病毒的策略，该病毒表达 GSDM 的 PFD，能诱导焦亡并延长癌症模型动物的生存期[189]。

尽管大量的实验研究表明焦亡在 TME 中具有明确的抗肿瘤作用，但 Tan 等的研究证明从焦亡性死亡细胞中释放的 HMGB1 通过激活 ERK1/2 通路促进结肠炎相关性结直肠癌的发生[190]。ERK1/2 信号的激活通过诱导 M2 MΦ 极化而在 TME 的调节中起着致瘤作用[191]。因此，在深入研究焦亡的抗癌特性时，也应充分考虑到失败的可能性。

3. 肿瘤铁死亡影响 TME

铁死亡性癌细胞会产生一些"发现我"和"吃掉我"的免疫刺激信号，特别是 DAMP，其将 DC、MΦ 和其他免疫细胞牢固地动员到死亡癌细胞的位置[192, 193]。另一项研究还表明，一种纳米调节剂诱导的铁死亡减弱了肿瘤的自我更新能力，并下调了与血管生成相关的基因的表达[194]。因此，铁死亡通过提高免疫原性和抑制转移相关基因组表达而表现出抗癌作用。研究人员还发现早期铁死亡性癌细胞可以加速 DC 的表型发育，并引发疫苗样反应[195]。此外，根据 Luis 及其同事的研究，TME 中的脂肪酸结合蛋白-4 可增加癌细胞中脂滴的生成量，和癌细胞表达的硬脂酰辅酶 A 去饱和酶-1（SCD1）协同保护癌细胞，使其免受氧化应激诱导的铁死亡作用，并促进肿瘤复发[196]。此外，一些化疗药物（如顺铂）、靶向药物（如索拉非尼）以及放射疗法，能够强烈诱导肿瘤细胞死亡[197-199]，从而促进免疫细胞的浸润，提高免疫沙漠型（immune-desert）肿瘤的免疫原性，最终提高 ICI 免疫疗法的疗效。肿瘤细胞在构建免疫刺激性微环境中非常重要，这为开发癌症免疫疗法创新性解决方案提供了可能。

生物信息学研究显示，乳头状甲状腺癌中有 7 种差异表达的 FRG 与富含浸润性免疫细胞的 TME 呈正相关。三种活化程度最高的细胞亚型是 B 细胞、CD8+ T 细胞和 CD4+ T 细胞[200]。此外，另一项基于 FRG 的风险特征评分结果显示，淋巴结侵袭和静脉侵袭在高得分卵巢癌样本中更常见。此外，在高分组中，浸润的免疫细胞和间质细胞更为常见[201]。Xu 等选择了 9 种与铁死亡相关的差异表达的长链非编码 RNA，考察

HCC 患者的预后特征，并在高危组中鉴定出免疫检查点蛋白 B7H3 表达的增加[202]。

然而，发生铁死亡的癌细胞还与 PGE2 的释放有关，PGE2 是一种高效的免疫抑制剂，可破坏 NK 细胞、DC 和细胞毒性 T 细胞的抗癌活性[59, 203]。Demuynck 等提出，癌细胞发生铁死亡可能会显著增加过氧化脂质水平，导致 DC 的吞噬作用和抗原交叉呈递能力降低，从而可能有利于肿瘤细胞逃避免疫监测[204]。此外，NRF2 已被证明可以抑制铁死亡，这一作用可被包括 c-Myc、K-RAS 和 B-raf 在内的癌蛋白刺激。有趣的是，NRF2 靶向基因的下调可以增加 TME 中的铁死亡发生率，并促进癌症的进展[205, 206]。由于研究结果的矛盾性与不确定性，研究者必须继续以审慎的态度看待癌细胞铁死亡在肿瘤免疫微环境中的作用。

4. 肿瘤铜死亡影响 TME

铜死亡与免疫细胞浸润有关。最近的一项研究显示，CRG 表达较高的黑色素瘤患者拥有更长的 OS。一个典型的 CRG 是 LIPT1，其表达与 PD-L1 的表达呈正相关，而与调节性 T 细胞的浸润呈负相关[207]。PD-L1 表达增加表明，通过免疫检查点抑制剂诱导铜死亡的组合策略可能具有更好的疗效。此外，在食管癌中，CRG 的高表达与浸润性旁观者 T 细胞数量的增加异常相关[208]。根据 Zhang 等的研究，HCC 患者中较低的 CRG 表达与肿瘤中癌前免疫成分的增加相关，但抗肿瘤免疫细胞的比例没有变化[13]。除了 CRG 在构建具有抗肿瘤作用的 TME 中的作用外，其他研究也表明，铜死亡相关的 lncRNA 也与免疫细胞浸润的变化有关。Wang 等共收集了 16 种铜死亡相关 lncRNA，并根据铜死亡相关 lncRNA 的列线图和热图构建了高风险型和低风险型预后特征。他们发现，高危患者对肺腺癌免疫治疗的免疫逃避能力更强、反应更少[209]。目前，铜死亡被认为在形成抗肿瘤免疫环境中发挥了一定作用，但铜依赖性死亡是否对癌症免疫疗法产生抑制作用仍有待确定。因此，明确铜死亡的功能对于未来制定有效可靠的联合疗法至关重要。

二、TME 中的细胞命运

2016 年的一项研究表明，基质相关胰腺星状细胞通过自噬释放的丙氨酸是胰腺导管腺癌 TCA 的替代性碳源。养料来源的这种变化降低了肿瘤细胞对葡萄糖和从血清中获得的营养素的依赖，这些物质在胰腺 TME 中是有限的[210]。基于这一发现，研究人员从逻辑上推测，TME 中非癌细胞中的新 RCD 途径可能影响癌细胞的存活。因此，研究人员详细验证了这一假设。

有趣的是，构成 TME 的细胞新型 RCD 对肿瘤的命运有着深远的影响。例如，TAM 中 RIPK3 的下调可诱导 TME 中的脂肪酸氧化和 M2 MΦ 极化，促进 HCC 的发生[211]。此外，Lan 及其同事发现，CRC 中的奥沙利铂耐药性是由 M2 MΦ 的坏死性逃避引起的。从机制上讲，甲基转移酶 METTL3 的表达在奥沙利铂耐药型 CRC 组织中增加，而 METTL3 介导的 N^6-腺苷甲基化在体外和体内均显著抑制了 TRAF5 诱导的细胞坏死[212]。因此，MΦ 的坏死作用往往具有积极的抗肿瘤效果。

研究发现，丝氨酸蛋白酶抑制剂 Val-boroPro（也称为 talabostat 或 PT-100）可在脯氨酸处切割底物，这引起了研究人员对这种化合物作为潜在抗癌药物的极大兴趣。Val-boroPro 通过激活前体半胱氨酸天冬氨酸蛋白酶-1 实现其抗癌作用，随后被切割以激活 GSDMD 并诱导单核细胞和 MΦ 发生焦亡[213]。

Hage 等的研究显示，索拉非尼会诱导 MΦ 焦亡以刺激并杀伤 HCC 细胞[214]。具体而言，索拉非尼可显著增强半胱氨酸天冬氨酸蛋白酶-1 的活性，激活 GSDM 并诱导 MΦ 发生焦亡。随后，当与索拉非尼处理后的 MΦ 共培养时，NK 细胞被激活，MΦ 和 NK 细胞的相互作用诱导 HCC 细胞发生死亡。此外，焦亡性免疫细胞中释放出各种细胞因子，包括 IL-18，其通过增强 1 型免疫响应显示出特定的抗癌活性，因此可用于癌症免疫治疗[215, 216]。

MΦ 吞噬红细胞并将其消化以产生血红蛋白，血红蛋白进一步降解为血红素，血红素被分解为铁，这会促进 ROS 的产生或发生脂质过氧化。血红素产生的铁通过铁蛋白被释放到环境中，这增加了 TME 中的铁含量[217]。随后，铁促进芬顿反应发生并产生羟基自由基，导致肿瘤细胞发生铁死亡[218]。因此，巨噬细胞通过自身的铁死亡增加了 TME 中的铁含量，并促进肿瘤细胞发生继发性铁死亡，从而发挥强大的抗肿瘤作用。MDSC 诱发的铁死亡已被证明在对抗恶性肿瘤方面至关重要，但 Zhu 等发现 N-酰基鞘氨醇酰胺水解酶（ASAH2）在结肠癌的 MDSCs 中高水平表达。ASAH2 通过降低 p53 稳定性、上调 Homx1 表达和抑制 TME 中脂质 ROS 的生成来减少 MDSC 诱发的铁死亡。ASAH2 抑制剂 NC06 通过抑制神经酰胺酶活性诱导 MDSC 型铁死亡。动物模型试验证实，NC06 通过促进发生 MDSC 型铁死亡来抑制 MDSC 向移植性肿瘤的浸润，从而抑制肿瘤生长[219]。此外，肿瘤浸润性淋巴细胞介导的铁死亡也显著增强了 ICI 的疗效[220, 221]。

由于铜死亡是一种新型的 RCD，因此确定其是否发生在非癌性 TME 细胞中是一个挑战。然而，在铜刺激下，MΦ 分泌的外泌体在体外和体内均增加了内皮细胞介导的血管生成[222]。Takemoto 及其同事还发现，在人类白血病 THP-1 细胞衍生的 M2 MΦ

中，赖氨酸氧化酶（一种含铜酶）的过表达会促进肿瘤转移[223]。因此，免疫细胞发生铜死亡在 TME 中可能起着多方面的作用，我们期待通过合理的动物和细胞学研究来阐明这一作用。

第五节　针对不同细胞死亡途径的疗法或药物

正如前文所讨论的，TME 中发生坏死、焦亡、铁死亡或铜死亡的肿瘤细胞和其他细胞可能有助于增强抗肿瘤免疫反应。此外，一些内在机制可以规避能导致癌细胞死亡的凋亡信号通路，因其可用于抗癌治疗而引起了相当广泛的关注[224]。因此，本节介绍可能用于癌症治疗的小分子化合物和其他针对细胞死亡新机制的药物，以及到目前为止在临床试验中测试的治疗方法。

针对坏死、焦亡和铁死亡开发出的新的抗癌药物用于治疗是一个漫长的过程。最近，诱导铜死亡的化合物展示出作为抗癌策略的希望[225,226]。目前，研究人员已发现并总结了近百种治疗剂，这些物质能够对在体内和/或体外研究中新发现的 RCD 模式的机制产生确切影响。

一、可诱导新型细胞死亡机制的药物

1. 可诱导新型 RCD 途径的已批准和正在研究中的药物

根据近年来的临床前研究结果，许多已被批准用于临床的药物均可通过诱导（或抑制）炎症 RCD 途径而发挥强大的抗肿瘤作用[169]。CQ 已被证明可以上调 CRC 细胞系中的内源性 RIPK3。Hou 等报道，坏死作用介导了这一过程，并且不受凋亡抑制剂的影响[227]。有趣的是，紫草素是一种由中草药根茎合成的萘醌产物，能以剂量依赖性方式诱导鼻咽癌细胞坏死[228]。从机制上讲，紫草素增加了 ROS 的产生，并上调了 RIPK1、RIPK3 和 MLKL 的表达水平，这导致了抗凋亡型肿瘤细胞发生坏死[229]。然而，坏死的激活也可以通过调节上游信号通路来介导。例如，鞘氨醇类似物 FTY720，也被称为芬戈莫德，通过与 PP2A 的抑制剂 2（I2PP2A/SET 癌蛋白）结合，诱导肺癌细胞发生坏死，从而激活 PP2A/RIPK1 信号通路[230]。

此外，二甲双胍可通过诱导线粒体功能障碍导致焦亡性细胞死亡，从而抑制癌细胞增殖[231]。具体而言，二甲双胍是一种增敏剂，可增强 AMPK/SIRT1/NF-κB 信号转导，从而触发半胱氨酸天冬氨酸蛋白酶-3 的激活并产生 GSDME-PFD。Wang 及其同事发现二甲双胍通过靶向 miR-497/PELP1 信号通路导致食管鳞状癌细胞发生焦亡[232]。此外，化疗药物，包括放线菌素 D、多柔比星、拓扑替康和博来霉素，会刺激表达 GSDME 的细胞发生焦亡[38]。Teng 等还发现通过使用多酚Ⅵ诱导 ROS/NLRP3/GSDMD 信号通路会导致 NSCLC 细胞发生焦亡性死亡[233]。

索拉非尼是 FDA 批准的抗癌药物，用于治疗 HCC、RCC 和甲状腺癌[234]。索拉非尼可抑制 Xc⁻系统，从而通过抑制 GSH 的生成促进铁死亡[235]。此外，索拉非尼和柳氮磺胺吡啶可发挥协同作用，防止支链氨基酸转氨酶的激活。支链氨基酸转氨酶是参与含硫氨基酸代谢的主要酶。这种治疗方法在体外和体内都会诱导 HCC 细胞系发生铁死亡[236]。此外，在 NSCLC 和结肠癌中，顺铂通过 GSH 耗竭和 GPX4 失活触发铁死亡[197]。依托泊苷是一种酚类抗肿瘤药物，能有效去除富含髓过氧化物酶的髓系白血病细胞中的 GSH，从而降低 GPX4 水平并导致铁死亡[237]。而将溶酶体干扰因子西拉美辛与酪氨酸激酶抑制剂拉帕替尼联合应用，通过抑制铁转运和诱导脂质过氧化，可导致乳腺癌细胞发生铁死亡。

Tsvetkov 及其同事发现，铜离子载体伊利司莫在各种类型的癌细胞中通过诱导致死性蛋白毒性应激来诱导铜死亡。然而，正如 Gao 及其同事所指出的那样，伊利司莫通过促进铜转运 ATP 酶 1 降解并随后诱导 ROS 蓄积，从而促进 SLC7A11[75]发生降解，使 CRC 细胞发生铜依赖性铁死亡。由于目前关于铜死亡的实验研究仍处于初级阶段，未来需要更多的研究结果来发现并证实其在癌症治疗中的潜力。

2. 针对新型 RCD 途径的纳米粒（NP）

NP 的优点包括易于穿透细胞屏障，可在特定的细胞器和细胞中优先蓄积，以及可进行一定的结构修饰与改进，因此其具有用于抗癌治疗的巨大潜力[238]。如前所述，紫草素通过诱导坏死显示出巨大的抗肿瘤应用潜力。然而，由于紫草素的肿瘤特异性蓄积能力差、水溶性低、在循环血液中的持续时间短，且对正常组织产生有害副作用的风险高，其临床应用受到极大限制[239]。因此，Feng 等基于铁(Ⅲ)和紫草素的金属多酚配位构建了 FSSN。与紫草素相比，FSSN 不仅表现出更高的水溶性、对正常细胞更低的毒性，而且还具有铁离子的相关功能。FSSN 有效降低了小鼠乳腺癌细胞中的 GSH 水平，并诱导了铁死亡和坏死[240]。此外，氧化石墨烯 NP 在 CT26 结肠癌细胞中可通过增强 RIPK1、RIPK3 和 HMGB1 的功能成功诱导坏死[241]。同样，Sonkusre 研究团队的实验结果显示，当用硒基 NP 处理前列腺癌细胞时，能够通过增加 ROS 和 TNF 的生成量、上调干扰素调节因子 1 的表达水平来诱导坏死发生[242]。

此外，NP 已被用于诱导恶性细胞的焦亡。例如，Zhao 与其同事设计的仿生 NP 由疏水核和细胞膜壳组成，其中疏水核由吲哚菁绿和地西他滨构成。仿生 NP 可诱导钙在细胞质中蓄积，导致线粒体损伤和半胱氨酸天冬氨酸蛋白酶-3 激活，随后在 4T1 细胞中诱导 GSDME 介导的焦亡发生[243]。此外，Li 等通过将硫缩酮连接体引入共价交联的膜结构网络中，构建了一个基于由聚离子复合物形成的囊泡的 ROS 响应性纳米反应器。这些 ROS 响应性 NP 通过产生氧化应激和诱导葡萄糖缺失来屏蔽葡萄糖氧化酶，从而引起焦亡[244]。

有项研究开发了一种有效的铁死亡试剂 FePt@MoS$_2$ NP，其在施用于各种癌细胞后的 72 小时内可在 TME 中诱导超过 30% 的 Fe(Ⅱ)释放，以加速芬顿反应，并有效诱导铁死亡[245]。类似地，另一项研究表明，零价铁基 NP 转化为 Fe(Ⅱ)能够促进芬顿反应，从而在口腔癌细胞中诱导发生线粒体脂质过氧化[246]。此外，一种带正电的亲脂性纳米载体(Fe-CO@Mito-PNBE)可靶向带负电的线粒体膜，随后释放 Fe(Ⅲ)/Fe(Ⅱ)离子，有效地促进了芬顿反应并最终导致细胞发生铁死亡[247]。

使用 NPs 还能通过诱导铜死亡来逆转癌细胞的顺铂耐药性。在癌细胞中，外源性铂被广泛认为会导致由高浓度 GSH 引起的耐药性。根据 Lu 等的研究，二乙基二硫代氨基甲酸酯-Cu 复合物通过下调 FDX1 表达有效诱导 A549/DDP 细胞发生铜死亡。当与 GSH 在溶剂中混合时，大多数的二乙基二硫代氨基甲酸酯-Cu 复合物可保持化学结构稳定，表明其有可能针对性杀灭顺铂耐药的癌细胞[248]。因此，对于可高效诱导新型 RCD 途径的纳米材料的研究正在进行中，预计在不久的将来，能够开发出更多的 NP 用于癌症的临床治疗。

3. 针对新型 RCD 途径的小分子化合物

目前，有越来越多的针对坏死性细胞死亡途径的小分子化合物正处于试验阶段。例如，Zhou 等发现大黄素作为一种从各种中草药中纯化得到的蒽醌类化合物，通过增强 TNF/RIPK1/RIPK3 通路的激活诱导胶质瘤细胞发生坏死，并进一步抑制 U251 细胞的增殖[249]。此外，麦冬皂苷 D'通过在前列腺癌细胞中激活 RIPK1 高效诱导其发生坏死[250]。酯蟾毒配基是一种来自蟾蜍二烯内酯家族的小分子化合物，通过上调 RIPK3 的表达显著抑制 CRC 细胞增殖[104]。这些小分子化合物能有效诱导肿瘤细胞发生坏死，因而具有被开发为临床实用型药物的良好前景。

Draganov 等使用伊维菌素处理三阴性乳腺癌细胞，发现其通过激活 P2X4/P2X7 门控的 pannexin-1 通道诱导焦亡[251]。此外，根据不断积累的证据，DHA 通过调节不同的细胞反应来降低癌细胞的存活力和增殖能力[252, 253]。例如，Dumont 及其同事提出，

DHA 抑制 MDSCs 中 NLRP3 炎症体复合物和 JNK 信号通路，减少 5-氟尿嘧啶诱导的 IL-1 的产生，从而提高其抗癌效果[254]。Tan 及其同事还发现，通过基因敲除或使用溴结构域抑制剂 JQ1 抑制 BRD4，可显著减缓 EMT 和细胞增殖率，并导致 RCC 细胞中半胱氨酸蛋白酶-1/GSDMD 介导的焦亡发生[255]。BRD4 是 BET 蛋白家族的成员，参与表观遗传修饰的控制[256]。此外，噻喃衍生物 L61H10 通过在肺癌细胞中将凋亡转变为焦亡而表现出强大的抗肿瘤活性[257]。

近年来，越来越多的研究表明，小分子化合物在诱导肿瘤细胞铁死亡方面发挥着重要作用。Zhang 等发现苯并吡喃衍生物 IMCA 显著下调 SLC7A11 的表达，降低细胞中半胱氨酸和 GSH 的含量，导致人 CRC 细胞中发生脂质 ROS 蓄积和铁死亡[258]。葫芦巴碱是一种植物生物碱，可显著降低 GSH 水平，从而诱导头颈部癌细胞发生铁死亡[259]。此外，双氢青蒿素对抑制白血病细胞的增殖和诱导铁死亡具有强大的作用[260]。同样，Chang 等发现一种海洋萜类化合物 heteronemin，可通过引发脂质过氧化诱导 HCC 细胞发生铁死亡[261]。Li 等的研究显示，可靶向 MDM2-MDM4 的小分子 MMRi62 通过降解突变型 p53 和重链铁蛋白诱导铁死亡，并成功抑制胰腺癌的转移[262]。随着研究不断深入，研究人员逐渐发现这些基于诱导肿瘤细胞铁死亡的小分子化合物在药物开发领域具有极大潜力，并希望将这些潜在药物应用于临床实践。

4. 其他针对新型细胞死亡机制的方法

Wan 等发现使用放射疗法（RT）可引起肿瘤细胞释放具有广泛抗肿瘤作用的微粒，从而主要通过铁死亡方式消除免疫原性[263]。从机制上讲，辐射至少通过三种平行机制导致脂质过氧化和铁死亡[198, 264, 265]。第一，RT 通过产生过量 ROS 导致脂质过氧化。RT 产生的 ROS 从 PUFA 中去除电子，导致 PUFA 自由基（PUFA-OH）的生成。随后，这些不稳定的碳中心自由基迅速与氧分子反应，产生脂质过氧化自由基（PUFA-OO·），通过芬顿反应从其他分子中去除 H·，最终产生脂质过氧化物（PUFA-OOH）。第二，辐射增加了 ACSL4 的表达，以支持 PUFA 化磷脂的生物合成，尽管 RT 上调 ACSL4 水平的确切机制尚不清楚[198]。第三，RT 诱导 GSH 耗竭，这会损害 GPX4 介导的铁死亡防御，从而促进铁死亡发生[63, 265]。双硫仑是一种被批准用于治疗酒精中毒的药物，已被证明可以通过 ROS 依赖性过程增强溶酶体膜通透性，导致铁死亡并增加细胞对辐射的敏感性[266]。

此外，人脐带间充质干细胞（hUCMSC）被确定是一种可行的癌症治疗选择。例如，这些细胞可以防止 NSCLC 和 HCC 细胞迁移[267]。此外，hUCMSC 比其他 MSC 显示出一些优势，如免疫原性较低、易于大量生产等。在 NLRP1 和半胱氨酸天冬氨酸蛋白酶-4 发生过表达之后，hUCMSC 引起 MCF-7 乳腺癌细胞的焦亡，而 hUCMSC 处理对细胞周期几乎没有影响[268]。

基于腺相关病毒（AAV-1）的引入和使用 GSDMD PFD 的治疗方案，研究人员提出了一种独特的方法来抑制神经鞘瘤的生长。这种组合方法是使用基于 AAV-1 的载体编码小鼠 GSDMD N 端而创建的，在 Schwann 细胞特有的启动子 P0 的控制下完成。该基因在肿瘤内注射后不会对周围组织造成神经毒性，并通过 GSDMD 介导的焦亡抑制 NF2 和 HEI-193 神经鞘瘤细胞的发育[269]。这种通过 AAV-1 在肿瘤内递送 GSDMD PFD 的方法比传统的治疗手段选择性更高，因此能为附近的正常组织提供更好的保护。

二、可抑制新型细胞死亡途径的药物

坏死发生在癌细胞中，而 TME 具有一定的促肿瘤发生作用，因为坏死引起的炎症可能通过促进细胞增殖、基因组不稳定性、血管生成和肿瘤转移来加速肿瘤发展[31]。Liu 等使用 MLKL 抑制剂 NSA 治疗移植瘤模型小鼠，发现其显著延迟了肿瘤生长，为坏死的致瘤作用提供了强有力的证据[110]。坏死抑制剂坏死抑素-1 也有助于减少小鼠结肠炎相关的肿瘤发生[270]。RIPA-56 是一种强效且代谢稳定的 RIPK1 抑制剂，已被用于治疗模型小鼠的炎症性疾病，并显示出非常高的选择性药效[271]。另一种新型 RIPK1 抑制剂 PK68 在人、小鼠和大鼠中均具有稳定的高效力。据报道，它能有效抑制坏死，并在模型小鼠中抑制黑色素瘤和肺癌细胞的转移[272]。尽管上述坏死抑制剂尚未用于癌症患者，但 RIPK1 抑制剂 GSK2982772 目前正在炎症性疾病患者的 Ⅱa 期临床研究中进行测试[273]。

焦亡抑制剂的应用具有重要的开发前景，因为焦亡在癌症中起着双重作用。2019 年的一项研究表明，在生物相容性纳米胶囊中递送特异性抗 GSDMB 抗体可显著抑制 HER2 乳腺癌细胞的转移和耐药性[274]。富马酸二甲酯是一种焦亡细胞死亡抑制剂，通过灭活 GSDMD 发挥作用[275]。Hu 与其同事的研究表明，使用双硫仑可以通过在炎症模型小鼠中阻止产生 GSDMD 孔来预防焦亡[276]。此外，Zhang 等发现 MLKL 抑制剂 NSA 通过抑制 GSDMD 寡聚来逆转焦亡[277]。在细胞和动物实验中使用这些焦亡抑制剂为治疗某些类型的难治性癌症提供了可行的新策略。

已有的证据表明，多柔比星（DOX）诱导的铁死亡会导致一些癌症治疗的副作用，包括心脏毒性[278]。DOX 性心肌病是由血红素降解释放的过量游离铁在线粒体中蓄积引起的。通过使用铁抑素-1 和 HO-1 拮抗剂抑制铁死亡，对心肌损伤具有一定的保护作用[279]。而 ASCL4 的过表达也会加重因放射治疗引起的肠道损伤。Ji 等的研究表明，曲格列酮通过抑制 ASCL4 成功地抑制了肠道中的脂质过氧化，并减轻了随后发生的组织损伤[280]。Fakhar-e-Alam 与其同事使用 2,2,6,6-四甲基哌啶-N-氧基（一种铁死亡抑制剂）包覆 TiO_2 纳米棒，再施以紫外可见光照射，这种组合手段不仅有效杀灭了 MCF-7 细胞，而且克服了多药耐药性[281]。目前推测，铁死亡抑制可能在这一过程中发挥了作用，但其具体机制尚不清楚，需要进一步研究。此外，Dai 等发现，铁死亡引起的 DNA 损伤可以通过 8-羟基-2'-脱氧鸟苷（氧化 DNA 损伤的主要产物）-STING 依赖性途径促进胰腺癌的发生。使用铁死亡抑制剂 liproxstatin-1 能有效抑制铁死亡过程对肿瘤发生的促进作用[282]。

作为近年来被人们发现的细胞死亡方式，铜死亡抑制剂在癌症中的作用和应用尚待揭示。研究发现，GSH 可以抑制细胞中的铜死亡，但这可能会导致肿瘤细胞对顺铂产生耐药性[248]。

三、针对新型 RCD 模式的临床试验

尽管近期发表了许多关于新型 RCD 激活剂和抑制剂的研究报告，但评估新型 RCD 调节剂效果的临床试验仍处于起步阶段。关于围绕新型 RCD 的生物标志物检测或开发干预措施进行的临床试验，可查阅相关文献。

一项临床研究（NCT04739618）旨在考察非消融性冷冻外科手术引起的即时性坏死是否有利于随后注射的免疫治疗药物发挥药效。这项研究招募了 32 名转移性实体瘤患者，他们首先接受非消融冷冻手术，随后接受多重免疫治疗（包括 pembrolizumab、ipilimumab 和 GM-CSF），并检测放射线影像变化的总有效率。此外，2018 年发表的另一项研究考察了 RIPK1 抑制剂 GSK3145095 单独使用和与 pembrolizumab 联合使用的疗效，共有 8 名参与者。这项研究的严重不良反应发生率为 50%，在进行全面的审查评估后终止（NCT03681951）。

另一项Ⅱ期临床研究（NCT05493800）旨在考察铁死亡抑制剂 MIT-001 预防淋巴瘤或多发性骨髓瘤患者口腔黏膜炎的有效性和安全性，对这些患者预先进行了自体造血干细胞移植处理以实施化疗。这项研究于 2022 年 8 月 9 日启动，研究人员将跟踪其进展以及关于铁死亡与癌症治疗中的炎症副作用之间关系的相关信息。

到目前为止，研究人员在临床试验中只研究了坏死和铁死亡这两种形式 RCD 的调节剂，对这些癌症治疗新策略的结果还有待观察。随着关于细胞死亡模式的高质量文献不断涌现，研究人员将进行更多的临床试验以深入了解这四种细胞死亡模式。因此，我们相信，在不久的将来，更好地利用坏死、焦亡、铁死亡、铜死亡等新机制将

不断地为抗癌治疗提供有力的优化手段。

第六节　RCD调节在逆转肿瘤治疗耐受方面的作用

一、RCD调节与化疗耐药性

Wang 等的研究结果表明，RIPK3 的表观遗传抑制会使 NSCLC 细胞规避坏死，从而增加对化疗的耐药性[283]。使用单端孢霉烯族毒素可在化疗耐药型癌症中诱导坏死。从机制上讲，RIPK3 的表达可被天然次级代谢产物单端孢霉烯族毒素显著上调，而后 RIPK3 增强了 MLKL 的磷酸化，并激活了线粒体能量代谢和 ROS 的产生，从而产生一种新的途径，提高癌细胞对顺铂的敏感性。因此，这表明坏死途径和脂质过氧化可以协同作用，两者在克服化疗耐药性方面都起着重要的作用。有趣的是，DHA 与顺铂的组合可以协同诱导对胰腺导管腺癌的细胞毒性，因为 DHA 通过促进由 NCOA4 介导的 GPX4 降解、ROS 产生和铁蛋白降解来诱导铁死亡[284]。此外，据报道，中药生物活性成分麦冬皂苷 B 对诱导 A549 细胞的焦亡有显著影响，这有助于改善顺铂耐药性[285]。Guo 与其同事还发现，将合成的 FXR 激动剂 GW4064 与奥沙利铂合用，在体外可以显著抑制肿瘤细胞增殖，并减缓荷瘤模型小鼠中的肿瘤生长。GW4064 有效增强了 HT-29 和 SW620 细胞中的半胱氨酸天冬氨酸蛋白酶-3/GSDME 介导的焦亡，从而增加了细胞对奥沙利铂的化学敏感性[286]。铜死亡也被证明可以对抗铂类药物的化疗耐药性。Lu 等的研究显示顺铂的杀伤作用在 A549 细胞中被 GSH 削弱，而基于 Cu(II)(CuET) 的纳米药物对 GSH 抗性细胞表现出较强的毒性，并有效逆转了顺铂耐药性[248]。

二、RCD调节与免疫治疗耐受性

目前，以 ICI 为代表的免疫疗法已成为癌症治疗的重大突破，并在一些实体瘤的临床治疗中取得了相当大的成功[287-289]。然而，ICI 的使用受到缺乏肿瘤相关抗原的限制，这导致超过三分之二的患者对基于 ICI 的单一疗法没有响应[169]。但是，由于新型 RCD 模式在 TME 中的复杂作用，研究者们预测，合理地调控 RCD 可能会影响 ICI 在癌症患者中的疗效。最新研究的证据表明，CD8+ T 细胞通过诱导坏死、焦亡、铁死亡[169, 290, 291]和可能的铜死亡[292]来抑制肿瘤细胞增殖。如前文所述，TME 中的新型 RCD 极大激活了促炎性细胞因子，以及提高细胞毒性 T 细胞和其他淋巴细胞的浸润性，这对提高各类肿瘤对 ICI 的敏感性具有重要意义[176]。此外，CAR-T 细胞释放 Gzm B 会激活靶细胞产生半胱氨酸天冬氨酸蛋白酶-3/GSDME 依赖性焦亡，从而增强 CAR-T 细胞疗法的疗效[181]。因此，与化疗类似，免疫疗法有可能被用作新型 RCD 机制的诱导剂，为开发新型联合疗法提供有关免疫学的基础。

Hoecke 等通过制备可表达 MLKL 的疫苗病毒，直接将坏死介导成分 MLKL 递送至肿瘤细胞，成功促进了坏死性凋亡并增强了抗肿瘤免疫。强效的抗肿瘤免疫力归因于直接针对新表位的免疫力增强[293]。此外，RNA 编辑酶 ADAR1 长期以来一直被认为是 Z 型 dsRNA（ZBP1 的底物）的主要抑制物，这种抑制机制导致对 ICI 的高耐受性和低响应性，而使用小分子药物 CBL0137 能直接诱导细胞中 Z 型 dsDNA 生成，并导致 ZBP1 依赖性坏死被激活，这显著逆转了黑色素瘤模型小鼠对 ICI 无响应的情况[294]。同样，RIPK1 依赖性坏死受到 cIAP 的抑制，而 cIAP 可被 Smac 模拟物拮抗，并激活 Burkitt 淋巴瘤细胞中的坏死性途径[237]。此外，在黑色素瘤中，使用 Smac 模拟物能通过直接控制免疫细胞（包括 B 细胞、MDSC、DC 和细胞毒性 T 细胞）来增强对 ICI 的响应[295]。证据表明，通过充分利用坏死机制来调控 TME，能够为实施免疫治疗提供条件。

焦亡是主要的宿主防御机制，它增强了免疫细胞的肿瘤杀伤活性[181]。Wang 等发现在出现焦亡的情况下，基于 ICI 的疗法能有效杀死"冷肿瘤"细胞，这归因于焦亡诱导的炎症引起的 TME 性质改变[296]。类似地，新开发的多酶模拟共价有机骨架可诱导焦亡并重塑 TME，以触发 αPD-1 检查点阻断疗法的长期抗肿瘤免疫活性[297]。然而，焦亡的强效促炎症作用可能会在免疫治疗中引起不良副作用。如前文所述，通过使用 CAR-T 细胞介导的焦亡性细胞死亡可以积极提高疗效，但这也会引发细胞因子释放综合征，从而抵消 CAR-T 治疗的效果[298]。细胞因子释放综合征是由焦亡介导的炎症反应加剧引起的严重副作用。具体来说，首先，在靶位肿瘤细胞中被激活的 Gzm B/半胱氨酸天冬氨酸蛋白酶-3/GSDME 通路会释放 IL-1β 和 IL-18，随后，通过激活 MΦ 中的半胱氨酸天冬氨酸蛋白酶-1/GSDMD 通路来放大炎症反应。

据报道，由铁死亡导致产生的脂质过氧化物可以作为一种信号，促进树突状细胞识别和处理肿瘤抗原，并将其呈递给 CD8+ T 细胞，激活细胞毒性 T 淋巴细胞以增强抗肿瘤免疫疗效[299]。因此，铁死亡诱导剂+ICI 的组合可能是使恶性细胞对免疫疗法敏感的优化选择。Wang 与其同事的研究表明，联合使用 GPX4 抑制剂半胱氨酸天冬氨酸蛋白酶与 PD-L1 阻断剂可以协同增强 T 细胞诱导的抗肿瘤免疫和癌细胞的铁死亡[300]。同样地，一种新型的 NRF2 纳米调节剂 ZVI-NP 既能抑制 NRF2 的抗铁死亡作用，又能通过芬顿反应产生大量 ROS，从而重塑 TME 来有效增强抗肿瘤免疫反应[194]。然而，与巨噬细胞焦亡的后果类似，由于毒性细胞因子的产生减少，非肿瘤细胞的铁死亡通常与抗肿瘤能力受损有关。使用铁蛋白抑制剂铁抑制素-1，通过抑制脂质过氧化可有效预防 CD8$^+$T 淋巴细胞发生铁死亡。因此，增加细胞因子的生成量会使肿瘤清除率提高。更重要的是，当与抗 PD-1 抗体联合使用时，铁死亡抑制疗法可获得更强的抗肿瘤疗效[301]。

由于铜死亡是近年来被发现的一种新型细胞死亡模式，对其在免疫治疗中的作用研究更侧重于生物信息学领域。Cai 与其同事开发了一种铜死亡相关修饰模型，已被证明可用于预测 TME 中的免疫细胞浸润和评估个体对 ICI 的敏感性[302]。铜死亡很可能在肿瘤免疫治疗中发挥重要作用，因此我们期待对铜死亡进行更多的实验研究。

基于以上发现，研究者们猜测联合治疗策略可能具有巨大的潜力，能够解决单一疗法引起的治疗耐受问题，例如：①RCD 调节剂与常规药物治疗的组合；②化疗药物与免疫治疗的组合；③免疫治疗与放射治疗的组合。

第七节　总结与展望

针对新型 RCD 模式的策略有望成为癌症的新治疗方法，人们致力于将与此类模式有关的新型调节因子或试剂转化为临床药物。因此，本章补充介绍了一些已批准临床使用、能够调节新型 RCD 途径的药物，并概述了一些新开发且有应用价值的小分子化合物和纳米材料，以及旨在探索新型 RCD 生物标志物表达水平变化的临床试验。最后，RCD 还可以通过调节肿瘤免疫原性和增强 TME 中的淋巴细胞浸润性，提高肿瘤对免疫疗法的响应性。

然而，尽管已发现了许多能诱导或调节新型 RCD 途径并具有强烈抗肿瘤作用的化合物和药物，但一些研究也发现了相反的试验结果。例如，Lin 与其同事发现，复发性肿瘤细胞中关键坏死性调节因子 RIPK3 的表达有助于克隆细胞生长，导致 p53 不稳定并提高 YAP/TAZ 通路的活性[303]。Yee 等还发现中性粒细胞诱导的铁死亡在促进胶质母细胞瘤的侵袭性方面起着重要作用[304]。因此，准确鉴定 RCD 在不同类型癌症中的作用可以更好地指导利用 RCD 调节剂，而更多地了解 TME 在控制肿瘤细胞死亡中所起的作用也将有助于开发癌症根除性疗法。总之,新的肿瘤细胞死亡途径的药理学调节策略对癌症治疗非常有帮助。未来应大量使用动物模型进行试验,以进一步确定相关治疗手段的应用效果。还应进行更多的临床试验,研究新型细胞死亡调节策略在癌症患者中的应用可行性。

参考文献

[1] Wang H, Zhou X, Li C, et al. The emerging role of pyroptosis in pediatric cancers: from mechanism to therapy[J]. Journal of Hematology & Oncology, 2022, 15(1): 140.

[2] Galluzzi L, Vitale I, Aaronson S A, et al. Molecular mechanisms of cell death: recommendations of the Nomenclature Committee on Cell Death 2018[J]. Cell Death & Differentiation, 2018, 25(3): 486-541.

[3] Peng F, Liao M, Qin R, et al. Regulated cell death (RCD) in cancer: key pathways and targeted therapies[J]. Signal Transduction and Targeted Therapy, 2022, 7(1): 286.

[4] Koren E, Fuchs Y. Modes of regulated cell death in cancer[J]. Cancer Discovery, 2021, 11(2): 245-265.

[5] Fuchs Y, Steller H. Programmed cell death in animal development and disease[J]. Cell, 2011, 147(4): 742-758.

[6] Conradt B. Genetic control of programmed cell death during animal development[J]. Annual Review of Genetics, 2009, 43(1): 493-523.

[7] Galluzzi L, Bravo-San Pedro J M, Kepp O, et al. Regulated cell death and adaptive stress responses[J]. Cellular and Molecular Life Sciences, 2016, 73: 2405-2410.

[8] Cerella C, Teiten M H, Radogna F, et al. From nature to bedside: Pro-survival and cell death mechanisms as therapeutic targets in cancer treatment[J]. Biotechnology Advances, 2014, 32(6): 1111-1122.

[9] Gong Y, Fan Z, Luo G, et al. The role of necroptosis in cancer biology and therapy[J]. Molecular Cancer, 2019, 18: 1-17.

[10] Nie Q, Hu Y, Yu X, et al. Induction and application of ferroptosis in cancer therapy[J]. Cancer Cell International, 2022, 22(1): 12.

[11] Du J, Wan Z, Wang C, et al. Designer exosomes for targeted and efficient ferroptosis induction in cancer via chemo-photodynamic therapy[J]. Theranostics, 2021, 11(17): 8185.

[12] Wang Y Y, Liu X L, Zhao R. Induction of pyroptosis and its implications in cancer management[J]. Frontiers in Oncology, 2019, 9: 971.

[13] Zhang Z, Zeng X, Wu Y, et al. Cuproptosis-related risk score predicts prognosis and characterizes the tumor microenvironment in hepatocellular carcinoma[J]. Frontiers in Immunology, 2022, 13: 925618.

[14] Shan J, Geng R, Zhang Y, et al. Identification of cuproptosis-related subtypes, establishment of a prognostic model and tumor immune landscape in endometrial carcinoma[J]. Computers in Biology and Medicine, 2022, 149: 105988.

[15] Wang X, Wu S, Liu F, et al. An immunogenic cell death-related classification predicts prognosis and response to immunotherapy in head and neck squamous cell carcinoma[J]. Frontiers in Immunology, 2021, 12: 781466.

[16] Chen X, Zeh H J, Kang R, et al. Cell death in pancreatic cancer: from pathogenesis to therapy[J]. Nature Reviews Gastroenterology & Hepatology, 2021, 18(11): 804-823.

[17] Wang H, Liu M, Zeng X, et al. Cell death affecting the progression of gastric cancer[J]. Cell Death Discovery, 2022, 8(1): 377.

[18] Malireddi R K S, Kesavardhana S, Kanneganti T D. ZBP1 and TAK1: master regulators of NLRP3 inflammasome/pyroptosis, apoptosis, and necroptosis (PAN-optosis)[J]. Frontiers in Cellular and Infection Microbiology, 2019, 9: 406.

[19] Medina C B, Mehrotra P, Arandjelovic S, et al. Metabolites released from apoptotic cells act as tissue messengers[J]. Nature, 2020, 580(7801): 130-135.

[20] Hanahan D, Weinberg R A. Hallmarks of cancer: the next generation[J]. Cell, 2011, 144(5): 646-674.

[21] Carneiro B A, El-Deiry W S. Targeting apoptosis in cancer therapy[J]. Nature Reviews Clinical Oncology, 2020, 17(7): 395-417.

[22] Zhao Z, Liu H, Zhou X, et al. Necroptosis-related lncRNAs: predicting prognosis and the distinction between the cold and hot tumors in gastric cancer[J]. Journal of Oncology, 2021, 2021(1): 6718443.

[23] Tan Y, Chen Q, Li X, et al. Pyroptosis: a new paradigm of cell death for fighting against cancer[J]. Journal of Experimental & Clinical Cancer Research, 2021, 40(1): 153.

[24] Hirschhorn T, Stockwell B R. The development of the concept of ferroptosis[J]. Free Radical Biology and Medicine, 2019, 133: 130-143.

[25] Tsvetkov P, Coy S, Petrova B, et al. Copper induces cell death by targeting lipoylated TCA cycle proteins[J]. Science, 2022, 375(6586): 1254-1261.

[26] Zhao J, Jitkaew S, Cai Z, et al. Mixed lineage kinase domain-like is a key receptor interacting protein 3 downstream component of TNF-induced necrosis[J]. Proceedings of the National Academy of Sciences, 2012, 109(14): 5322-5327.

[27] Kaiser W J, Sridharan H, Huang C, et al. Toll-like receptor 3-mediated necrosis via TRIF, RIP3, and MLKL[J]. Journal of Biological Chemistry, 2013, 288(43): 31268-31279.

[28] Vandenabeele P, Galluzzi L, Vanden Berghe T, et al. Molecular mechanisms of necroptosis: an ordered cellular explosion[J]. Nature Reviews Molecular Cell Biology, 2010, 11(10): 700-714.

[29] Degterev A, Hitomi J, Germscheid M, et al. Identification of RIP1 kinase as a specific cellular target of necrostatins[J]. Nature Chemical Biology, 2008, 4(5): 313-321.

[30] Upton J W, Kaiser W J, Mocarski E S. DAI/ZBP1/DLM-1 complexes with RIP3 to mediate virus-induced programmed necrosis that is targeted by murine cytomegalovirus vIRA[J]. Cell Host & Microbe, 2012, 11(3): 290-297.

[31] Negroni A, Colantoni E, Cucchiara S, et al. Necroptosis in intestinal inflammation and cancer: new concepts and therapeutic perspectives[J]. Biomolecules, 2020, 10(10): 1431.

[32] Sun L, Wang H, Wang Z, et al. Mixed lineage kinase domain-like protein mediates necrosis signaling downstream of RIP3 kinase[J]. Cell, 2012, 148(1): 213-227.

[33] Miller D R, Cramer S D, Thorburn A. The interplay of autophagy and non-apoptotic cell death pathways[J]. International Review of Cell and Molecular Biology, 2020, 352: 159-187.

[34] Degterev A, Huang Z, Boyce M, et al. Chemical inhibitor of nonapoptotic cell death with therapeutic potential for ischemic brain injury[J]. Nature Chemical Biology, 2005, 1(2): 112-119.

[35] Kayagaki N, Warming S, Lamkanfi M, et al. Non-canonical inflammasome activation targets caspase-11[J]. Nature, 2011, 479(7371): 117-121.

[36] Kayagaki N, Wong M T, Stowe I B, et al. Noncanonical inflammasome activation by intracellular LPS independent of TLR4[J]. Science, 2013, 341(6151): 1246-1249.

[37] Shi J, Zhao Y, Wang Y, et al. Inflammatory caspases are innate immune receptors for intracellular LPS[J]. Nature, 2014, 514(7521): 187-192.

[38] Wang Y, Gao W, Shi X, et al. Chemotherapy drugs induce pyroptosis through caspase-3 cleavage of a gasdermin[J]. Nature, 2017, 547(7661): 99-103.

[39] Orning P, Weng D, Starheim K, et al. Pathogen blockade of TAK1 triggers caspase-8-dependent cleavage of gasdermin D and cell death[J]. Science, 2018, 362(6418): 1064-1069.

[40] Chen K W, Demarco B, Heilig R, et al. Extrinsic and intrinsic apoptosis activate pannexin-1 to drive NLRP 3 inflammasome assembly[J]. The EMBO Journal, 2019, 38(10): e101638.

[41] Shi J, Zhao Y, Wang K, et al. Cleavage of GSDMD by inflammatory caspases determines pyroptotic cell death[J]. Nature, 2015, 526(7575): 660-665.

[42] Kayagaki N, Stowe I B, Lee B L, et al. Caspase-11 cleaves gasdermin D for non-canonical inflammasome signalling[J]. Nature, 2015, 526(7575): 666-671.

[43] Rogers C, Erkes D A, Nardone A, et al. Gasdermin pores permeabilize mitochondria to augment caspase-3 activation during apoptosis and inflammasome activation[J]. Nature Communications, 2019, 10(1): 1689.

[44] Liu Z, Wang C, Yang J, et al. Crystal structures of the full-length murine and human gasdermin D reveal mechanisms of autoinhibition, lipid binding, and oligomerization[J]. Immunity, 2019, 51(1): 43-49. e4.

[45] Ruan J, Xia S, Liu X, et al. Cryo-EM structure of the gasdermin A3 membrane pore[J]. Nature, 2018, 557(7703): 62-67.

[46] Liu X, Zhang Z, Ruan J, et al. Inflammasome-activated gasdermin D causes pyroptosis by forming membrane pores[J]. Nature, 2016, 535(7610): 153-158.

[47] Aglietti R A, Dueber E C. Recent insights into the molecular mechanisms underlying pyroptosis and gasdermin family functions[J]. Trends in Immunology, 2017, 38(4): 261-271.

[48] Fang Y, Tian S, Pan Y, et al. Pyroptosis: A new frontier in cancer[J]. Biomedicine & Pharmacotherapy, 2020, 121: 109595.

[49] Hou J, Zhao R, Xia W, et al. PD-L1-mediated gasdermin C expression switches apoptosis to pyroptosis in cancer cells and facilitates tumour necrosis[J]. Nature Cell Biology, 2020, 22(10): 1264-1275.

[50] Man S M, Karki R, Kanneganti T D. Molecular mechanisms and functions of pyroptosis, inflammatory caspases and inflammasomes in infectious diseases[J]. Immunological Reviews, 2017, 277(1): 61-75.

[51] Ruan J, Wang S, Wang J. Mechanism and regulation of pyroptosis-mediated in cancer cell death[J]. Chemico-Biological interactions, 2020, 323: 109052.

[52] Chen J, Ge L, Shi X, et al. Lobaplatin induces pyroptosis in cervical cancer cells via the caspase-3/GSDME pathway[J]. Anti-Cancer Agents in Medicinal Chemistry, 2022, 22(11): 2091-2097.

[53] Zhang Z, Zhang Y, Xia S, et al. Gasdermin E suppresses tumour growth by activating anti-tumour immunity[J]. Nature, 2020, 579(7799): 415-420.

[54] Zhou Z, He H, Wang K, et al. Granzyme A from cytotoxic lymphocytes cleaves GSDMB to trigger pyroptosis in target cells[J]. Science, 2020, 368(6494): eaaz7548.

[55] Chen Q, Shi P, Wang Y, et al. GSDMB promotes non-canonical pyroptosis by enhancing caspase-4 activity[J]. Journal of Molecular Cell Biology, 2019, 11(6): 496-508.

[56] Dixon S J, Lemberg K M, Lamprecht M R, et al. Ferroptosis: an iron-dependent form of nonapoptotic cell death[J]. Cell, 2012, 149(5): 1060-1072.

[57] Stockwell B R, Angeli J P F, Bayir H, et al. Ferroptosis: a regulated cell death nexus linking metabolism, redox biology, and disease[J]. Cell, 2017, 171(2): 273-285.

[58] Hassannia B, Vandenabeele P, Berghe T V. Targeting ferroptosis to iron out cancer[J]. Cancer Cell, 2019, 35(6): 830-849.

[59] Yang W S, SriRamaratnam R, Welsch M E, et al. Regulation of ferroptotic cancer cell death by GPX4[J]. Cell, 2014, 156(1): 317-331.

[60] Lee J Y, Kim W K, Bae K H, et al. Lipid metabolism and ferroptosis[J]. Biology, 2021, 10(3): 184.

[61] Doll S, Freitas F P, Shah R, et al. FSP1 is a glutathione-independent ferroptosis suppressor[J]. Nature, 2019, 575(7784): 693-698.

[62] Bersuker K, Hendricks J M, Li Z, et al. The CoQ oxidoreductase FSP1 acts parallel to GPX4 to inhibit ferroptosis[J]. Nature, 2019, 575(7784): 688-692.

[63] Zhang C, Liu X, Jin S, et al. Ferroptosis in cancer therapy: a novel approach to reversing drug resistance[J]. Molecular Cancer, 2022, 21(1): 47.

[64] Doll S, Proneth B, Tyurina Y Y, et al. ACSL4 dictates ferroptosis sensitivity by shaping cellular lipid composition[J]. Nature Chemical Biology, 2017, 13(1): 91-98.

[65] Zhou B, Liu J, Kang R, et al. Ferroptosis is a type of autophagy-dependent cell death[J]. Seminars in Cancer Biology, 2020, 66: 89-100.

[66] Hou W, Xie Y, Song X, et al. Autophagy promotes ferroptosis by degradation of ferritin[J]. Autophagy, 2016, 12(8): 1425-1428.

[67] Mancias J D, Wang X, Gygi S P, et al. Quantitative proteomics identifies NCOA4 as the cargo receptor mediating ferritinophagy[J]. Nature, 2014, 509(7498): 105-109.

[68] Huang T, Sun Y, Li Y, et al. Growth inhibition of a novel iron chelator, DpdtC, against hepatoma carcinoma cell lines partly attributed to ferritinophagy-mediated lysosomal ROS generation[J]. Oxidative Medicine and Cellular Longevity, 2018, 2018(1): 4928703.

[69] Louandre C, Marcq I, Bouhlal H, et al. The retinoblastoma (Rb) protein regulates ferroptosis induced by sorafenib in human hepatocellular carcinoma cells[J]. Cancer Letters, 2015, 356(2): 971-977.

[70] Viswanathan V S, Ryan M J, Dhruv H D, et al. Dependency of a therapy-resistant state of cancer cells on a lipid peroxidase pathway[J]. Nature, 2017, 547(7664): 453-457.

[71] Zou Y, Palte M J, Deik A A, et al. A GPX4-dependent cancer cell state underlies the clear-cell morphology and confers sensitivity to ferroptosis[J]. Nature Communications, 2019, 10(1): 1617.

[72] Ge E J, Bush A I, Casini A, et al. Connecting copper and cancer: from transition metal signalling to metalloplasia[J]. Nature Reviews Cancer, 2022, 22(2): 102-113.

[73] Tsvetkov P, Detappe A, Cai K, et al. Mitochondrial metabolism promotes adaptation to proteotoxic stress[J]. Nature Chemical Biology, 2019, 15(7): 681-689.

[74] Nagai M, Vo N H, Ogawa L S, et al. The oncology drug elesclomol selectively transports copper to the mitochondria to induce oxidative stress in cancer cells[J]. Free Radical Biology and Medicine, 2012, 52(10): 2142-2150.

[75] Gao W, Huang Z, Duan J, et al. Elesclomol induces copper-dependent ferroptosis in

colorectal cancer cells via degradation of ATP7A[J]. Molecular Oncology, 2021, 15(12): 3527-3544.

[76] Gutierrez K D, Davis M A, Daniels B P, et al. MLKL activation triggers NLRP3-mediated processing and release of IL-1β independently of gasdermin-D[J]. The Journal of Immunology, 2017, 198(5): 2156-2164.

[77] Zheng M, Kanneganti T D. The regulation of the ZBP1-NLRP3 inflammasome and its implications in pyroptosis, apoptosis, and necroptosis (PANoptosis)[J]. Immunological Reviews, 2020, 297(1): 26-38.

[78] Kuriakose T, Man S M, Subbarao Malireddi R K, et al. ZBP1/DAI is an innate sensor of influenza virus triggering the NLRP3 inflammasome and programmed cell death pathways[J]. Science Immunology, 2016, 1(2): aag2045-aag2045.

[79] Karki R, Sundaram B, Sharma B R, et al. ADAR1 restricts ZBP1-mediated immune response and PANoptosis to promote tumorigenesis[J]. Cell Reports, 2021, 37(3): 109858.

[80] Jiao H, Wachsmuth L, Kumari S, et al. Z-nucleic-acid sensing triggers ZBP1-dependent necroptosis and inflammation[J]. Nature, 2020, 580(7803): 391-395.

[81] Miao Y, Liu J, Liu X, et al. Machine learning identification of cuproptosis and necroptosis-associated molecular subtypes to aid in prognosis assessment and immunotherapy response prediction in low-grade glioma[J]. Frontiers in Genetics, 2022, 13: 951239.

[82] Xu Y, Liu S Y, Zeng L, et al. An enzyme-engineered nonporous copper（Ⅰ）coordination polymer nanoplatform for cuproptosis-based synergistic cancer therapy[J]. Advanced Materials, 2022, 34(43): 2204733.

[83] Fu L H, Wan Y, Qi C, et al. Nanocatalytic theranostics with glutathione depletion and enhanced reactive oxygen species generation for efficient cancer therapy[J]. Advanced Materials, 2021, 33(7): 2006892.

[84] Loftus L V, Amend S R, Pienta K J. Interplay between cell death and cell proliferation reveals new strategies for cancer therapy[J]. International Journal of Molecular Sciences, 2022, 23(9): 4723.

[85] Chao D L, Sanchez C A, Galipeau P C, et al. Cell proliferation, cell cycle abnormalities, and cancer outcome in patients with Barrett's esophagus: a long-term prospective study[J]. Clinical Cancer Research, 2008, 14(21): 6988-6995.

[86] Robinson D R, Wu Y M, Lonigro R J, et al. Integrative clinical genomics of metastatic cancer[J]. Nature, 2017, 548(7667): 297-303.

[87] Hoshino A, Lyden D. Lymphatic detours for cancer[J]. Nature, 2017, 546(7660): 609-610.

[88] Fares J, Fares M Y, Khachfe H H, et al. Molecular principles of metastasis: a hallmark of cancer revisited[J]. Signal Transduction and Targeted Therapy, 2020, 5(1): 28.

[89] Steeg P S. Targeting metastasis[J]. Nature Reviews Cancer, 2016, 16(4): 201-218.

[90] Jin X, Demere Z, Nair K, et al. A metastasis map of human cancer cell lines[J]. Nature, 2020, 588(7837): 331-336.

[91] Ye X, Brabletz T, Kang Y, et al. Upholding a role for EMT in breast cancer metastasis[J]. Nature, 2017, 547(7661): e1-e3.

[92] Liu W, Chakraborty B, Safi R, et al. Dysregulated cholesterol homeostasis results in resistance to ferroptosis increasing tumorigenicity and metastasis in cancer[J]. Nature Communications, 2021, 12(1): 5103.

[93] Suhail Y, Cain M P, Vanaja K, et al. Systems biology of cancer metastasis[J]. Cell Systems, 2019, 9(2): 109-127.

[94] Spill F, Reynolds D S, Kamm R D, et al. Impact of the physical microenvironment on tumor progression and metastasis[J]. Current Opinion in Biotechnology, 2016, 40: 41-48.

[95] Koo G B, Morgan M J, Lee D G, et al. Methylation-dependent loss of RIP3 expression in cancer represses programmed necrosis in response to chemotherapeutics[J]. Cell Research, 2015, 25(6): 707-725.

[96] Stoll G, Ma Y, Yang H, et al. Pro-necrotic molecules impact local immunosurveillance in human breast cancer[J]. Oncoimmunology, 2017, 6(4): e1299302.

[97] Feng X, Song Q, Yu A, et al. Receptor-interacting protein kinase 3 is a predictor of survival and plays a tumor suppressive role in colorectal cancer[J]. Neoplasma, 2015, 62(4): 592-601.

[98] Moriwaki K, Bertin J, Gough P J, et al. Differential roles of RIPK1 and RIPK3 in TNF-induced necroptosis and chemotherapeutic agent-induced cell death[J]. Cell Death & Disease, 2015, 6(2): e1636-e1636.

[99] McCormick K D, Ghosh A, Trivedi S, et al. Innate immune signaling through differential RIPK1 expression promote tumor progression in head and neck squamous cell carcinoma[J]. Carcinogenesis, 2016, 37(5): 522-529.

[100] Höckendorf U, Yabal M, Herold T, et al. RIPK3 restricts myeloid leukemogenesis by promoting cell death and differentiation of leukemia initiating cells[J]. Cancer Cell, 2016, 30(1): 75-91.

[101] Colbert L E, Fisher S B, Hardy C W, et al. Pronecrotic mixed lineage kinase domain-like protein expression is a prognostic biomarker in patients with early-stage resected pancreatic adenocarcinoma[J]. Cancer, 2013, 119(17): 3148-3155.

[102] He L, Peng K, Liu Y, et al. Low expression of mixed lineage kinase domain-like protein is associated with poor prognosis in ovarian cancer patients[J]. OncoTargets and Therapy, 2013, 6: 1539-1543.

[103] Shen F, Pan X, Li M, et al. Pharmacological inhibition of necroptosis promotes human breast cancer cell proliferation and metastasis[J]. OncoTargets and Therapy, 2020, 13: 3165-3176.

[104] Han Q, Ma Y, Wang H, et al. Resibufogenin suppresses colorectal cancer growth and metastasis through RIP3-mediated necroptosis[J]. Journal of Translational Medicine, 2018, 16: 1-13.

[105] Sprooten J, De Wijngaert P, Vanmeerbeek I, et al. Necroptosis in immuno-oncology and cancer immunotherapy[J]. Cells, 2020, 9(8): 1823.

[106] Zhu F, Zhang W, Yang T, et al. Complex roles of necroptosis in cancer[J]. Journal of Zhejiang University-Science B, 2019, 20(5): 399-413.

[107] Schwarzer R, Jiao H, Wachsmuth L, et al. FADD and caspase-8 regulate gut homeostasis and inflammation by controlling MLKL-and GSDMD-mediated death of intestinal epithelial cells[J]. Immunity, 2020, 52(6): 978-993. e6.

[108] Strilic B, Yang L, Albarrán-Juárez J, et al. Tumour-cell-induced endothelial cell necroptosis via death receptor 6 promotes metastasis[J]. Nature, 2016, 536(7615): 215-218.

[109] Wang Q, Chen W, Xu X, et al. RIP1 potentiates BPDE-induced transformation in human bronchial epithelial cells through catalase-mediated suppression of excessive reactive oxygen species[J]. Carcinogenesis, 2013, 34(9): 2119-2128.

[110] Liu X, Zhou M, Mei L, et al. Key roles of necroptotic factors in promoting tumor growth[J]. Oncotarget, 2016, 7(16): 22219.

[111] Derangere V, Chevriaux A, Courtaut F, et al. Liver X receptor β activation induces pyroptosis of human and murine colon cancer cells[J]. Cell Death & Differentiation, 2014, 21(12): 1914-1924.

[112] Lin W, Chen Y, Wu B, et al. Identification of the pyroptosis-related prognostic gene signature and the associated regulation axis in lung adenocarcinoma[J]. Cell Death Discovery, 2021, 7(1): 161.

[113] Zhang Q, Tan Y, Zhang J, et al. Pyroptosis-related signature predicts prognosis and immunotherapy efficacy in muscle-invasive bladder cancer[J]. Frontiers in Immunology, 2022, 13: 782982.

[114] Tang Z, Ji L, Han M, et al. Pyroptosis is involved in the inhibitory effect of FL118 on growth and metastasis in colorectal cancer[J]. Life Sciences, 2020, 257: 118065.

[115] Ma Y, Chen Y, Lin C, et al. Biological functions and clinical significance of the newly identified long non-coding RNA RP1-85F18.6 in colorectal cancer[J]. Oncology Reports, 2018, 40(5): 2648-2658.

[116] Wu L S, Liu Y, Wang X, et al. LPS enhances the chemosensitivity of oxaliplatin in HT29 cells via GSDMD-mediated pyroptosis[J]. Cancer Management and Research, 2020: 10397-10409.

[117] Cardwell C R, Mc Menamin Ú, Hughes C M, et al. Statin use and survival from lung cancer: a population-based cohort study[J]. Cancer Epidemiology, Biomarkers & Prevention, 2015, 24(5): 833-841.

[118] Wang F, Liu W, Ning J, et al. Simvastatin suppresses proliferation and migration in non-small cell lung cancer via pyroptosis[J]. International Journal of Biological Sciences, 2018, 14(4): 406-417.

[119] Shaw P C, Chan W L, Yeung H W, et al. Minireview: trichosanthin—a protein with multiple pharmacological properties[J]. Life Sciences, 1994, 55(4): 253-262.

[120] Tan Y, Xiang J, Huang Z, et al. Trichosanthin inhibits cell growth and metastasis by promoting pyroptosis in non-small cell lung cancer[J]. Journal of Thoracic Disease, 2022, 14(4): 1193-1202.

[121] Chu Q, Jiang Y, Zhang W, et al. Pyroptosis is involved in the pathogenesis of human hepatocellular carcinoma[J]. Oncotarget, 2016, 7(51): 84658-84665.

[122] Sun K, Chen R, Li J, et al. LINC00511/hsa-miR-573 axis-mediated high expression of Gasdermin C associates with dismal prognosis and tumor immune infiltration of breast cancer[J]. Scientific Reports, 2022, 12(1): 14788.

[123] Gao J, Qiu X, Xi G, et al. Downregulation of GSDMD attenuates tumor proliferation via the intrinsic mitochondrial apoptotic pathway and inhibition of EGFR/Akt signaling and predicts a good prognosis in non-small cell lung cancer[J]. Oncology Reports, 2018, 40(4): 1971-1984.

[124] Rogers C, Fernandes-Alnemri T, Mayes L, et al. Cleavage of DFNA5 by caspase-3 during apoptosis mediates progression to secondary necrotic/pyroptotic cell death[J]. Nature Communications, 2017, 8(1): 14128.

[125] He H, Yi L, Zhang B, et al. USP24-GSDMB complex promotes bladder cancer proliferation via activation of the STAT3 pathway[J]. International Journal of Biological Sciences, 2021, 17(10): 2417-2429.

[126] Hergueta-Redondo M, Sarrió D, Molina-Crespo Á, et al. Gasdermin-B promotes invasion and metastasis in breast cancer cells[J]. PloS One, 2014, 9(3): e90099.

[127] Gorrini C, Harris I S, Mak T W. Modulation of oxidative stress as an anticancer strategy[J]. Nature Reviews Drug Discovery, 2013, 12(12): 931-947.

[128] Yu H, Guo P, Xie X, et al. Ferroptosis, a new form of cell death, and its relationships with tumourous diseases[J]. Journal of Cellular and Molecular Medicine, 2017, 21(4): 648-657.

[129] Lee J Y, Nam M, Son H Y, et al. Polyunsaturated fatty acid biosynthesis pathway determines ferroptosis sensitivity in gastric cancer[J]. Proceedings of the National Academy of Sciences, 2020, 117(51): 32433-32442.

[130] Jiang L, Kon N, Li T, et al. Ferroptosis as a p53-mediated activity during tumour suppression[J]. Nature, 2015, 520(7545): 57-62.

[131] Chen L L, Wang W J. p53 regulates lipid metabolism in cancer[J]. International Journal of Biological Macromolecules, 2021, 192: 45-54.

[132] Greenshields A L, Shepherd T G, Hoskin D W. Contribution of reactive oxygen species to ovarian cancer cell growth arrest and killing by the anti-malarial drug artesunate[J]. Molecular Carcinogenesis, 2017, 56(1): 75-93.

[133] Moloney J N, Cotter T G. ROS signalling in the biology of cancer[J]. Seminars in CelL & Developmental Biology, 2018, 80: 50-64.

[134] Cheung E C, Vousden K H. The role of ROS in tumour development and progression[J]. Nature Reviews Cancer, 2022, 22(5): 280-297.

[135] Brown C W, Amante J J, Chhoy P, et al. Prominin2 drives ferroptosis resistance by stimulating iron export[J]. Developmental Cell, 2019, 51(5): 575-586. e4.

[136] Zhang X, Xu Y, Ma L, et al. Essential roles of exosome and circRNA_101093 on ferroptosis desensitization in lung adenocarcinoma[J]. Cancer Communications, 2022, 42(4): 287-313.

[137] Huang G, Xiang Z, Wu H, et al. The lncRNA BDNF-AS/WDR5/FBXW7 axis mediates ferroptosis in gastric cancer peritoneal metastasis by regulating VDAC3 ubiquitination[J]. International Journal of Biological Sciences, 2022, 18(4): 1415.

[138] Guan D, Zhou W, Wei H, et al. Ferritinophagy-mediated ferroptosis and activation of Keap1/Nrf2/HO-1 pathway were conducive to EMT inhibition of gastric cancer cells in action of 2, 2′-di-pyridineketone hydrazone dithiocarbamate butyric acid ester[J]. Oxidative Medicine and Cellular Longevity, 2022, 2022(1): 3920664.

[139] Ubellacker J M, Tasdogan A, Ramesh V, et al. Lymph protects metastasizing melanoma cells from ferroptosis[J]. Nature, 2020, 585(7823): 113-118.

[140] Tang D, Chen X, Kroemer G. Cuproptosis: a copper-triggered modality of mitochondrial cell death[J]. Cell Research, 2022, 32(5): 417-418.

[141] Ghosh P, Vidal C, Dey S, et al. Mitochondria targeting as an effective strategy for cancer therapy[J]. International Journal of Molecular Sciences, 2020, 21(9): 3363.

[142] Yu D, Liu C, Guo L. Mitochondrial metabolism and cancer metastasis[J]. Annals of Translational Medicine, 2020, 8(14).

[143] Pavithra V, Sathisha T G, Kasturi K, et al. Serum levels of metal ions in female patients with breast cancer[J]. Journal of Clinical and Diagnostic Research: JCDR, 2015, 9(1): BC25-BC27.

[144] Lener M R, Scott R J, Wiechowska-Kozłowska A, et al. Serum concentrations of selenium and copper in patients diagnosed with pancreatic cancer[J]. Cancer Research and Treatment: Official Journal of Korean Cancer Association, 2016, 48(3): 1056-1064.

[145] Baltaci A K, Dundar T K, Aksoy F, et al. Changes in the serum levels of trace elements

before and after the operation in thyroid cancer patients[J]. Biological Trace Element Research, 2017, 175: 57-64.

[146] Zuo X L, Chen J M, Zhou X, et al. Levels of selenium, zinc, copper, and antioxidant enzyme activity in patients with leukemia[J]. Biological Trace Element Research, 2006, 114(1/3): 41-53.

[147] Aubert L, Nandagopal N, Steinhart Z, et al. Copper bioavailability is a KRAS-specific vulnerability in colorectal cancer[J]. Nature Communications, 2020, 11(1): 3701.

[148] Jin Y, Zhang C, Xu H, et al. Combined effects of serum trace metals and polymorphisms of CYP1A1 or GSTM1 on non-small cell lung cancer: a hospital based case-control study in China[J]. Cancer Epidemiology, 2011, 35(2): 182-187.

[149] Saleh S A K, Adly H M, Abdelkhaliq A A, et al. Serum levels of selenium, zinc, copper, manganese, and iron in prostate cancer patients[J]. Current Urology, 2020, 14(1): 44-49.

[150] Baharvand M, Manifar S, Akkafan R, et al. Serum levels of ferritin, copper, and zinc in patients with oral cancer[J]. Biomedical Journal, 2014, 37(5): 331-336.

[151] Lelièvre P, Sancey L, Coll J L, et al. The multifaceted roles of copper in cancer: a trace metal element with dysregulated metabolism, but also a target or a bullet for therapy[J]. Cancers, 2020, 12(12): 3594.

[152] Wu Z, Zhang W, Kang Y J. Copper affects the binding of HIF-1α to the critical motifs of its target genes[J]. Metallomics, 2019, 11(2): 429-438.

[153] Feng W, Ye F, Xue W, et al. Copper regulation of hypoxia-inducible factor-1 activity[J]. Molecular Pharmacology, 2009, 75(1): 174-182.

[154] Zimna A, Kurpisz M. Hypoxia-inducible factor-1 in physiological and pathophysiological angiogenesis: applications and therapies[J]. BioMed Research International, 2015, 2015(1): 549412.

[155] MacDonald G, Nalvarte I, Smirnova T, et al. Memo is a copper-dependent redox protein with an essential role in migration and metastasis[J]. Science Signaling, 2014, 7(329): ra56-ra56.

[156] Zhang X, Walke G R, Horvath I, et al. Memo1 binds reduced copper ions, interacts with copper chaperone Atox1, and protects against copper-mediated redox activity in vitro[J]. Proceedings of the National Academy of Sciences, 2022, 119(37): e2206905119.

[157] Li J, Chen S, Liao Y, et al. Arecoline is associated with inhibition of cuproptosis and proliferation of cancer-associated fibroblasts in oral squamous cell carcinoma: a potential mechanism for tumor metastasis[J]. Frontiers in Oncology, 2022, 12: 925743.

[158] Hu J L, Wang W, Lan X L, et al. CAFs secreted exosomes promote metastasis and chemotherapy resistance by enhancing cell stemness and epithelial-mesenchymal transition in colorectal cancer[J]. Molecular Cancer, 2019, 18: 1-15.

[159] Asif P J, Longobardi C, Hahne M, et al. The role of cancer-associated fibroblasts in cancer invasion and metastasis[J]. Cancers, 2021, 13(18): 4720.

[160] Li K, Tan L, Li Y, et al. Cuproptosis identifies respiratory subtype of renal cancer that confers favorable prognosis[J]. Apoptosis, 2022, 27(11): 1004-1014.

[161] Wang T, Liu Y, Li Q, et al. Cuproptosis-related gene FDX1 expression correlates with the prognosis and tumor immune microenvironment in clear cell renal cell carcinoma[J]. Frontiers in Immunology, 2022, 13: 999823.

[162] Xiao C, Yang L, Jin L, et al. Prognostic and immunological role of cuproptosis-related protein FDX1 in pan-cancer[J]. Frontiers in Genetics, 2022, 13: 962028.

[163] Zhang C, Zeng Y, Guo X, et al. Pan-cancer analyses confirmed the cuproptosis-related gene FDX1 as an immunotherapy predictor and prognostic biomarker[J]. Frontiers in Genetics, 2022, 13: 923737.

[164] Runa F, Hamalian S, Meade K, et al. Tumor microenvironment heterogeneity: challenges and opportunities[J]. Current Molecular Biology Reports, 2017, 3(4): 218-229.

[165] De Palma M, Biziato D, Petrova T V. Microenvironmental regulation of tumour angiogenesis[J]. Nature Reviews Cancer, 2017, 17(8): 457-474.

[166] Roma-Rodrigues C, Mendes R, Baptista P V, et al. Targeting tumor microenvironment for cancer therapy[J]. International Journal of Molecular Sciences, 2019, 20(4): 840.

[167] Song W, Ren J, Xiang R, et al. Identification of pyroptosis-related subtypes, the development of a prognosis model, and characterization of tumor microenvironment infiltration in colorectal cancer[J]. Oncoimmunology, 2021, 10(1): 1987636.

[168] Xiao Y, Yu D. Tumor microenvironment as a therapeutic target in cancer[J]. Pharmacology & Therapeutics, 2021, 221: 107753.

[169] Tang R, Xu J, Zhang B, et al. Ferroptosis, necroptosis, and pyroptosis in anticancer immunity[J]. Journal of Hematology & Oncology, 2020, 13: 1-18.

[170] Niu X, Chen L, Li Y, et al. Ferroptosis, necroptosis, and pyroptosis in the tumor microenvironment: Perspectives for immunotherapy of SCLC[J]. Seminars in Cancer Biology, 2022, 86: 273-285.

[171] Liu Y T, Sun Z J. Turning cold tumors into hot tumors by improving T-cell infiltration[J]. Theranostics, 2021, 11(11): 5365-5386.

[172] Lin S Y, Hsieh S Y, Fan Y T, et al. Necroptosis promotes autophagy-dependent upregulation of DAMP and results in immunosurveillance[J]. Autophagy, 2018, 14(5): 778-795.

[173] Snyder A G, Hubbard N W, Messmer M N, et al. Intratumoral activation of the necroptotic pathway components RIPK1 and RIPK3 potentiates antitumor immunity[J]. Science Immunology, 2019, 4(36): eaaw2004.

[174] Aaes T L, Kaczmarek A, Delvaeye T, et al. Vaccination with necroptotic cancer cells induces efficient anti-tumor immunity[J]. Cell Reports, 2016, 15(2): 274-287.

[175] Park H H, Kim H R, Park S Y, et al. RIPK3 activation induces TRIM28 derepression in cancer cells and enhances the anti-tumor microenvironment[J]. Molecular Cancer, 2021, 20(1): 107.

[176] Workenhe S T, Nguyen A, Bakhshinyan D, et al. De novo necroptosis creates an inflammatory environment mediating tumor susceptibility to immune checkpoint inhibitors[J]. Communications Biology, 2020, 3(1): 645.

[177] Pan Y, Yu Y, Wang X, et al. Tumor-associated macrophages in tumor immunity[J]. Frontiers in Immunology, 2020, 11: 583084.

[178] He R, Zhang M, He L, et al. Integrated analysis of necroptosis-related genes for prognosis, immune microenvironment infiltration, and drug sensitivity in colon cancer[J]. Frontiers in Medicine, 2022, 9: 845271.

[179] Seifert L, Werba G, Tiwari S, et al. The necrosome promotes pancreatic oncogenesis via CXCL1 and Mincle-induced immune suppression[J]. Nature, 2016, 532(7598): 245-249.

[180] Liu Z Y, Zheng M, Li Y M, et al. RIP3 promotes colitis-associated colorectal cancer by controlling tumor cell proliferation and CXCL1-induced immune suppression[J]. Theranostics, 2019, 9(12): 3659.

[181] Hsu S K, Li C Y, Lin I L, et al. Inflammation-related pyroptosis, a novel programmed cell

death pathway, and its crosstalk with immune therapy in cancer treatment[J]. Theranostics, 2021, 11(18): 8813.

[182] Erkes D A, Cai W, Sanchez I M, et al. Mutant BRAF and MEK inhibitors regulate the tumor immune microenvironment via pyroptosis[J]. Cancer Discovery, 2020, 10(2): 254-269.

[183] Hartsough E, Shao Y, Aplin A E. Resistance to RAF inhibitors revisited[J]. Journal of Investigative Dermatology, 2014, 134(2): 319-325.

[184] Wang X, Lin W, Liu T, et al. Cross-talk of pyroptosis and tumor immune landscape in lung adenocarcinoma[J]. Translational Lung Cancer Research, 2021, 10(12): 4423.

[185] Xia X, Wang X, Cheng Z, et al. The role of pyroptosis in cancer: pro-cancer or pro-"host"?[J]. Cell Death & Disease, 2019, 10(9): 650.

[186] Wang Y, Peng J, Xie X, et al. Gasdermin E-mediated programmed cell death: an unpaved path to tumor suppression[J]. Journal of Cancer, 2021, 12(17): 5241-5248.

[187] Cai J, Yi M, Tan Y, et al. Natural product triptolide induces GSDME-mediated pyroptosis in head and neck cancer through suppressing mitochondrial hexokinase-II[J]. Journal of Experimental & Clinical Cancer Research, 2021, 40(1): 190.

[188] Fan J X, Deng R H, Wang H, et al. Epigenetics-based tumor cells pyroptosis for enhancing the immunological effect of chemotherapeutic nanocarriers[J]. Nano Letters, 2019, 19(11): 8049-8058.

[189] Lu Y, He W, Huang X, et al. Strategies to package recombinant Adeno-Associated Virus expressing the N-terminal gasdermin domain for tumor treatment[J]. Nature Communications, 2021, 12(1): 7155.

[190] Tan G, Huang C, Chen J, et al. HMGB1 released from GSDME-mediated pyroptotic epithelial cells participates in the tumorigenesis of colitis-associated colorectal cancer through the ERK1/2 pathway[J]. Journal of Hematology & Oncology, 2020, 13: 1-11.

[191] Mu X, Shi W, Xu Y, et al. Tumor-derived lactate induces M2 macrophage polarization via the activation of the ERK/STAT3 signaling pathway in breast cancer[J]. Cell Cycle, 2018, 17(4): 428-438.

[192] Friedmann Angeli J P, Krysko D V, Conrad M. Ferroptosis at the crossroads of cancer-acquired drug resistance and immune evasion[J]. Nature Reviews Cancer, 2019, 19(7): 405-414.

[193] Efimova I, Catanzaro E, Van der Meeren L, et al. Vaccination with early ferroptotic cancer cells induces efficient antitumor immunity[J]. Journal for Immunotherapy of Cancer, 2020, 8(2): e001369.

[194] Hsieh C H, Hsieh H C, Shih F H, et al. An innovative NRF2 nano-modulator induces lung cancer ferroptosis and elicits an immunostimulatory tumor microenvironment[J]. Theranostics, 2021, 11(14): 7072.

[195] Xu H, Ye D, Ren M, et al. Ferroptosis in the tumor microenvironment: perspectives for immunotherapy[J]. Trends in Molecular Medicine, 2021, 27(9): 856-867.

[196] Luis G, Godfroid A, Nishiumi S, et al. Tumor resistance to ferroptosis driven by Stearoyl-CoA Desaturase-1 (SCD1) in cancer cells and Fatty Acid Biding Protein-4 (FABP4) in tumor microenvironment promote tumor recurrence[J]. Redox Biology, 2021, 43: 102006.

[197] Guo J, Xu B, Han Q, et al. Ferroptosis: a novel anti-tumor action for cisplatin[J]. Cancer Research and Treatment: Official Journal of Korean Cancer Association, 2018, 50(2): 445-460.

[198] Lei G, Zhang Y, Koppula P, et al. The role of ferroptosis in ionizing radiation-induced cell death and tumor suppression[J]. Cell Research, 2020, 30(2): 146-162.

[199] Chen X, Kang R, Kroemer G, et al. Broadening horizons: the role of ferroptosis in cancer[J]. Nature Reviews Clinical Oncology, 2021, 18(5): 280-296.

[200] Lin R, Fogarty C E, Ma B, et al. Identification of ferroptosis genes in immune infiltration and prognosis in thyroid papillary carcinoma using network analysis[J]. BMC Genomics, 2021, 22: 1-16.

[201] You Y, Fan Q, Huang J, et al. Ferroptosis-Related Gene Signature Promotes Ovarian Cancer by Influencing Immune Infiltration and Invasion[J]. Journal of Oncology, 2021, 2021(1): 9915312.

[202] Xu Z, Peng B, Liang Q, et al. Construction of a ferroptosis-related nine-lncRNA signature for predicting prognosis and immune response in hepatocellular carcinoma[J]. Frontiers in Immunology, 2021, 12: 719175.

[203] Johnson A M, Kleczko E K, Nemenoff R A. Eicosanoids in cancer: new roles in immunoregulation[J]. Frontiers in Pharmacology, 2020, 11: 595498.

[204] Demuynck R, Efimova I, Naessens F, et al. Immunogenic ferroptosis and where to find it?[J]. Journal for Immunotherapy of Cancer, 2021, 9(12).

[205] DeNicola G M, Karreth F A, Humpton T J, et al. Oncogene-induced Nrf2 transcription promotes ROS detoxification and tumorigenesis[J]. Nature, 2011, 475(7354): 106-109.

[206] Jiang M, Qiao M, Zhao C, et al. Targeting ferroptosis for cancer therapy: exploring novel strategies from its mechanisms and role in cancers[J]. Translational Lung Cancer Research, 2020, 9(4): 1569.

[207] Lv H, Liu X, Zeng X, et al. Comprehensive analysis of cuproptosis-related genes in immune infiltration and prognosis in melanoma[J]. Frontiers in Pharmacology, 2022, 13: 930041.

[208] Jiang R, Huan Y, Li Y, et al. Transcriptional and genetic alterations of cuproptosis-related genes correlated to malignancy and immune-infiltrate of esophageal carcinoma[J]. Cell Death Discovery, 2022, 8(1): 370.

[209] Wang F, Lin H, Su Q, et al. Cuproptosis-related lncRNA predict prognosis and immune response of lung adenocarcinoma[J]. World Journal of Surgical Oncology, 2022, 20(1): 275.

[210] Sousa C M, Biancur D E, Wang X, et al. Pancreatic stellate cells support tumour metabolism through autophagic alanine secretion[J]. Nature, 2016, 536(7617): 479-483.

[211] Wu L, Zhang X, Zheng L, et al. RIPK3 orchestrates fatty acid metabolism in tumor-associated macrophages and hepatocarcinogenesis[J]. Cancer Immunology Research, 2020, 8(5): 710-721.

[212] Lan H, Liu Y, Liu J, et al. Tumor-associated macrophages promote oxaliplatin resistance via METTL3-mediated m6A of TRAF5 and necroptosis in colorectal cancer[J]. Molecular Pharmaceutics, 2021, 18(3): 1026-1037.

[213] Okondo M C, Johnson D C, Sridharan R, et al. DPP8 and DPP9 inhibition induces pro-caspase-1-dependent monocyte and macrophage pyroptosis[J]. Nature Chemical Biology, 2017, 13(1): 46-53.

[214] Hage C, Hoves S, Strauss L, et al. Sorafenib induces pyroptosis in macrophages and triggers natural killer cell-mediated cytotoxicity against hepatocellular carcinoma[J]. Hepatology, 2019, 70(4): 1280-1297.

[215] Hou J, Hsu J M, Hung M C. Molecular mechanisms and functions of pyroptosis in inflammation and antitumor immunity[J]. Molecular Cell, 2021, 81(22): 4579-4590.

[216] Saetang J, Chonpathompikunlert P, Sretrirutchai S, et al. Anti-cancer effect of engineered recombinant interleukin 18[J]. Advances in Clinical & Experimental Medicine, 2020, 29(10): 1135-1143.

[217] Yang Y, Wang Y, Guo L, et al. Interaction between macrophages and ferroptosis[J]. Cell Death & Disease, 2022;13(4):355.

[218] Zhang F, Li F, Lu G H, et al.Engineering magnetosomes for ferroptosis/immunomodulation synergism in cancer[J]. ACS Nano, 2019, 13(5): 5662-5673.

[219] Zhu H, Klement J D, Lu C, et al. Asah2 represses the p53-Hmox1 axis to protect myeloid-derived suppressor cells from ferroptosis[J]. The Journal of Immunology, 2021, 206(6): 1395-1404.

[220] Zhang W, Wang F, Hu C, et al. The progress and perspective of nanoparticle-enabled tumor metastasis treatment[J]. Acta Pharmaceutica Sinica B, 2020, 10(11): 2037-2053.

[221] Alu A, Han X, Ma X, et al. The role of lysosome in regulated necrosis[J]. Acta Pharmaceutica Sinica B, 2020, 10(10): 1880-1903.

[222] Wang Z, Zhao Y, Zhao Y, et al. Exosomes secreted by macrophages upon copper ion stimulation can promote angiogenesis[J]. Materials Science and Engineering: C, 2021, 123: 111981.

[223] Takemoto R, Kamiya T, Atobe T, et al. Regulation of lysyl oxidase expression in THP-1 cell-derived M2-like macrophages[J]. Journal of Cellular Biochemistry, 2021, 122(8): 777-786.

[224] Sen T. Identifying and targeting the Achilles heel of a recalcitrant cancer[J]. Science Translational Medicine, 2021, 13(605): eabj6946.

[225] Gao W, Wang X, Zhou Y, et al. Autophagy, ferroptosis, pyroptosis, and necroptosis in tumor immunotherapy[J]. Signal Transduction and Targeted Therapy, 2022, 7(1): 196.

[226] Li L, Li L, Sun Q. High expression of cuproptosis-related SLC31A1 gene in relation to unfavorable outcome and deregulated immune cell infiltration in breast cancer: an analysis based on public databases[J]. BMC Bioinformatics, 2022, 23(1): 350.

[227] Hou X, Yang C, Zhang L, et al. Killing colon cancer cells through PCD pathways by a novel hyaluronic acid-modified shell-core nanoparticle loaded with RIP3 in combination with chloroquine[J]. Biomaterials, 2017, 124: 195-210.

[228] Chen C, Xiao W, Huang L, et al. Shikonin induces apoptosis and necroptosis in pancreatic cancer via regulating the expression of RIP1/RIP3 and synergizes the activity of gemcitabine[J]. American Journal of Translational Research, 2017, 9(12): 5507.

[229] Liu T, Sun X, Cao Z. Shikonin-induced necroptosis in nasopharyngeal carcinoma cells via ROS overproduction and upregulation of RIPK1/RIPK3/MLKL expression[J]. OncoTargets and Therapy, 2019: 2605-2614.

[230] Saddoughi S A, Gencer S, Peterson Y K, et al. Sphingosine analogue drug FTY720 targets I2PP2A/SET and mediates lung tumour suppression via activation of PP2A-RIPK1-dependent necroptosis[J]. EMBO Molecular Medicine, 2013, 5(1): 105-121.

[231] Zheng Z, Bian Y, Zhang Y, et al. Metformin activates AMPK/SIRT1/NF-κB pathway and induces mitochondrial dysfunction to drive caspase3/GSDME-mediated cancer cell pyroptosis[J]. Cell Cycle, 2020, 19(10): 1089-1104.

[232] Wang L, Li K, Lin X, et al. Metformin induces human esophageal carcinoma cell pyroptosis

by targeting the miR-497/PELP1 axis[J]. Cancer Letters, 2019, 450: 22-31.

[233] Teng J F, Mei Q B, Zhou X G, et al. Polyphyllin Ⅵ induces caspase-1-mediated pyroptosis via the induction of ROS/NF-κB/NLRP3/GSDMD signal axis in non-small cell lung cancer[J]. Cancers, 2020, 12(1): 193.

[234] Sun J, Wei Q, Zhou Y, et al. A systematic analysis of FDA-approved anticancer drugs[J]. BMC Systems Biology, 2017, 11: 1-17.

[235] Dixon S J, Patel D N, Welsch M, et al. Pharmacological inhibition of cystine-glutamate exchange induces endoplasmic reticulum stress and ferroptosis[J]. Elife, 2014, 3: e02523.

[236] Wang K, Zhang Z, Tsai H, et al. Branched-chain amino acid aminotransferase 2 regulates ferroptotic cell death in cancer cells[J]. Cell Death & Differentiation, 2021, 28(4): 1222-1236.

[237] Kagan V E, Mao G, Qu F, et al. Oxidized arachidonic and adrenic PEs navigate cells to ferroptosis[J]. Nature Chemical Biology, 2017, 13(1): 81-90.

[238] Mohammadinejad R, Moosavi M A, Tavakol S, et al. Necrotic, apoptotic and autophagic cell fates triggered by nanoparticles[J]. Autophagy, 2019, 15(1): 4-33.

[239] Boulos J C, Rahama M, Hegazy M E F, et al. Shikonin derivatives for cancer prevention and therapy[J]. CAncer Letters, 2019, 459: 248-267.

[240] Feng W, Shi W, Liu S, et al. Fe (Ⅲ)-shikonin supramolecular nanomedicine for combined therapy of tumor via ferroptosis and necroptosis[J]. Advanced Healthcare Materials, 2022, 11(2): 2101926.

[241] Chen G Y, Meng C L, Lin K C, et al. Graphene oxide as a chemosensitizer: diverted autophagic flux, enhanced nuclear import, elevated necrosis and improved antitumor effects[J]. Biomaterials, 2015, 40: 12-22.

[242] Sonkusre P, Cameotra S S. Biogenic selenium nanoparticles induce ROS-mediated necroptosis in PC-3 cancer cells through TNF activation[J]. Journal of Nanobiotechnology, 2017, 15: 1-12.

[243] Zhao P, Wang M, Chen M, et al. Programming cell pyroptosis with biomimetic nanoparticles for solid tumor immunotherapy[J]. Biomaterials, 2020, 254: 120142.

[244] Li J, Anraku Y, Kataoka K. Self-boosting catalytic nanoreactors integrated with triggerable crosslinking membrane networks for initiation of immunogenic cell death by pyroptosis[J]. Angewandte Chemie, 2020, 132(32): 13628-13632.

[245] Zhang D, Cui P, Dai Z, et al. Tumor microenvironment responsive FePt/MoS2 nanocomposites with chemotherapy and photothermal therapy for enhancing cancer immunotherapy[J]. Nanoscale, 2019, 11(42): 19912-19922.

[246] Huang K J, Wei Y H, Chiu Y C, et al. Assessment of zero-valent iron-based nanotherapeutics for ferroptosis induction and resensitization strategy in cancer cells[J]. Biomaterials Science, 2019, 7(4): 1311-1322.

[247] Gao F, Wang F, Nie X, et al. Mitochondria-targeted delivery and light controlled release of iron prodrug and CO to enhance cancer therapy by ferroptosis[J]. New Journal of Chemistry, 2020, 44(8): 3478-3486.

[248] Lu Y, Pan Q, Gao W, et al. Reversal of cisplatin chemotherapy resistance by glutathione-resistant copper-based nanomedicine via cuproptosis[J]. Journal of Materials Chemistry B, 2022, 10(33): 6296-6306.

[249] Zhou J, Li G, Han G, et al. Emodin induced necroptosis in the glioma cell line U251 via the TNF-α/RIP1/RIP3 pathway[J]. Investigational New Drugs, 2020, 38: 50-59.

[250] Lu Z, Wu C, Zhu M, et al. Ophiopogonin D'induces RIPK1-dependent necroptosis in androgen-dependent LNCaP prostate cancer cells[J]. International Journal of Oncology, 2019, 56(2): 439-447.

[251] Draganov D, Gopalakrishna-Pillai S, Chen Y R, et al. Modulation of P2X 4/P2 X7/Pannexin-1 sensitivity to extracellular ATP via Ivermectin induces a non-apoptotic and inflammatory form of cancer cell death[J]. Scientific Reports, 2015, 5(1): 16222.

[252] Newell M, Baker K, Postovit L M, et al. A critical review on the effect of docosahexaenoic acid (DHA) on cancer cell cycle progression[J]. International Journal of Molecular Sciences, 2017, 18(8): 1784.

[253] Dekoj T, Lee S, Desai S, et al. G2/M cell-cycle arrest and apoptosis by n-3 fatty acids in a pancreatic cancer model[J]. Journal of Surgical Research, 2007, 139(1): 106-112.

[254] Dumont A, De Rosny C, Kieu T L V, et al. Docosahexaenoic acid inhibits both NLRP3 inflammasome assembly and JNK-mediated mature IL-1β secretion in 5-fluorouracil-treated MDSC: implication in cancer treatment[J]. Cell Death & Disease, 2019, 10(7): 485.

[255] Yue E, Tuguzbaeva G, Chen X, et al. Anthocyanin is involved in the activation of pyroptosis in oral squamous cell carcinoma[J]. Phytomedicine, 2019, 56: 286-294.

[256] Jin X, Yan Y, Wang D, et al. DUB3 promotes BET inhibitor resistance and cancer progression by deubiquitinating BRD4[J]. Molecular Cell, 2018, 71(4): 592-605. e4.

[257] Chen L, Weng B, Li H, et al. A thiopyran derivative with low murine toxicity with therapeutic potential on lung cancer acting through a NF-κB mediated apoptosis-to-pyroptosis switch[J]. Apoptosis, 2019, 24(1/2): 74-82.

[258] Zhang L, Liu W, Liu F, et al. IMCA induces ferroptosis mediated by SLC7A11 through the AMPK/mTOR pathway in colorectal cancer[J]. Oxidative Medicine and Cellular Longevity, 2020, 2020(1): 1675613.

[259] Roh J L, Kim E H, Jang H, et al. Nrf2 inhibition reverses the resistance of cisplatin-resistant head and neck cancer cells to artesunate-induced ferroptosis[J]. Redox Biology, 2017, 11: 254-262.

[260] Du J, Wang T, Li Y, et al. DHA inhibits proliferation and induces ferroptosis of leukemia cells through autophagy dependent degradation of ferritin[J]. Free Radical Biology and Medicine, 2019, 131: 356-369.

[261] Chang W T, Bow Y D, Fu P J, et al. A marine terpenoid, heteronemin, induces both the apoptosis and ferroptosis of hepatocellular carcinoma cells and involves the ROS and MAPK pathways[J]. Oxidative Medicine and Cellular Longevity, 2021, 2021(1): 7689045.

[262] Li J, Lama R, Galster S L, et al. Small-molecule MMRi62 induces ferroptosis and inhibits metastasis in pancreatic cancer via degradation of ferritin heavy chain and mutant p53[J]. Molecular Cancer Therapeutics, 2022, 21(4): 535-545.

[263] Wan C, Sun Y, Tian Y, et al. Irradiated tumor cell-derived microparticles mediate tumor eradication via cell killing and immune reprogramming[J]. Science Advances, 2020, 6(13): eaay9789.

[264] Lang X, Green M D, Wang W, et al. Radiotherapy and immunotherapy promote tumoral lipid oxidation and ferroptosis via synergistic repression of SLC7A11[J]. Cancer Discovery, 2019, 9(12): 1673-1685.

[265] Ye L F, Chaudhary K R, Zandkarimi F, et al. Radiation-induced lipid peroxidation triggers ferroptosis and synergizes with ferroptosis inducers[J]. ACS Chemical Biology, 2020, 15(2): 469-484.

[266] Ye L, Jin F, Kumar S K, et al. The mechanisms and therapeutic targets of ferroptosis in cancer[J]. Expert Opinion on Therapeutic Targets, 2021, 25(11): 965-986.

[267] Yuan Y, Zhou C, Chen X, et al. Suppression of tumor cell proliferation and migration by human umbilical cord mesenchymal stem cells: A possible role for apoptosis and Wnt signaling[J]. Oncology Letters, 2018, 15(6): 8536-8544.

[268] Jiao Y, Zhao H, Chen G, et al. Pyroptosis of MCF7 cells induced by the secreted factors of hUCMSCs[J]. Stem Cells International, 2018, 2018(1): 5912194.

[269] Ahmed S G, Abdelanabi A, Doha M, et al. Schwannoma gene therapy by adeno-associated virus delivery of the pore-forming protein Gasdermin-D[J]. Cancer Gene Therapy, 2019, 26(9): 259-267.

[270] Liu Z Y, Wu B, Guo Y S, et al. Necrostatin-1 reduces intestinal inflammation and colitis-associated tumorigenesis in mice[J]. American Journal of Cancer Research, 2015, 5(10): 3174.

[271] Ren Y, Su Y, Sun L, et al. Discovery of a highly potent, selective, and metabolically stable inhibitor of receptor-interacting protein 1 (RIP1) for the treatment of systemic inflammatory response syndrome[J]. Journal of Medicinal Chemistry, 2017, 60(3): 972-986.

[272] Hou J, Ju J, Zhang Z, et al. Discovery of potent necroptosis inhibitors targeting RIPK1 kinase activity for the treatment of inflammatory disorder and cancer metastasis[J]. Cell Death & Disease, 2019, 10(7): 493.

[273] Harris P A, Berger S B, Jeong J U, et al. Discovery of a first-in-class receptor interacting protein 1 (RIP1) kinase specific clinical candidate (GSK2982772) for the treatment of inflammatory diseases[J]. Journal of Medical Chemistry, 2017, 60(4): 1247-1261.

[274] Molina-Crespo Á, Cadete A, Sarrio D, et al. Intracellular delivery of an antibody targeting gasdermin-B reduces HER2 breast cancer aggressiveness[J]. Clinical Cancer Research, 2019, 25(15): 4846-4858.

[275] Humphries F, Shmuel-Galia L, Ketelut-Carneiro N, et al. Succination inactivates gasdermin D and blocks pyroptosis[J]. Science, 2020, 369(6511): 1633-1637.

[276] Hu J J, Liu X, Xia S, et al. FDA-approved disulfiram inhibits pyroptosis by blocking gasdermin D pore formation[J]. Nature Immunology, 2020, 21(7): 736-745.

[277] Zhang J, Wei K. Necrosulfonamide reverses pyroptosis-induced inhibition of proliferation and differentiation of osteoblasts through the NLRP3/caspase-1/GSDMD pathway[J]. Experimental Cell Research, 2021, 405(2): 112648.

[278] Tadokoro T, Ikeda M, Ide T, et al. Mitochondria-dependent ferroptosis plays a pivotal role in doxorubicin cardiotoxicity[J]. JCI Insight, 2020, 5(9): e132747.

[279] Fang X, Wang H, Han D, et al. Ferroptosis as a target for protection against cardiomyopathy[J]. Proceedings of the National Academy of Sciences, 2019, 116(7): 2672-2680.

[280] Ji Q, Fu S, Zuo H, et al. ACSL4 is essential for radiation-induced intestinal injury by initiating ferroptosis[J]. Cell Death Discovery, 2022, 8(1): 332.

[281] Fakhar-e-Alam M, Atif M, Alimgeer K S, et al. Synergistic effect of TEMPO-coated TiO_2 nanorods for PDT applications in MCF-7 cell line model[J]. Saudi Journal of Biological Sciences, 2020, 27(12): 3199-3207.

[282] Dai E, Han L, Liu J, et al. Ferroptotic damage promotes pancreatic tumorigenesis through a TMEM173/STING-dependent DNA sensor pathway[J]. Nature Communications, 2020,

11(1): 6339.

[283] Wang Q, Wang P, Zhang L, et al. Epigenetic regulation of RIP3 suppresses necroptosis and increases resistance to chemotherapy in nonsmall cell lung cancer[J]. Translational Oncology, 2020, 13(2): 372-382.

[284] Du J, Wang X, Li Y, et al. DHA exhibits synergistic therapeutic efficacy with cisplatin to induce ferroptosis in pancreatic ductal adenocarcinoma via modulation of iron metabolism[J]. Cell Death & Disease, 2021, 12(7): 705.

[285] Cheng Z, Li Z, Gu L, et al. Ophiopogonin B alleviates cisplatin resistance of lung cancer cells by inducing Caspase-1/GSDMD dependent pyroptosis[J]. Journal of Cancer, 2022, 13(2): 715-727.

[286] Guo J, Zheng J, Mu M, et al. GW4064 enhances the chemosensitivity of colorectal cancer to oxaliplatin by inducing pyroptosis[J]. Biochemical and Biophysical Research Communications, 2021, 548: 60-66.

[287] Robert C, Ribas A, Schachter J, et al. Pembrolizumab versus ipilimumab in advanced melanoma (KEYNOTE-006): post-hoc 5-year results from an open-label, multicentre, randomised, controlled, phase 3 study[J]. The Lancet Oncology, 2019, 20(9): 1239-1251.

[288] Socinski M A, Jotte R M, Cappuzzo F, et al. Atezolizumab for first-line treatment of metastatic nonsquamous NSCLC[J]. New England Journal of Medicine, 2018, 378(24): 2288-2301.

[289] Latif F, Bint Abdul Jabbar H, Malik H, et al. Atezolizumab and pembrolizumab in triple-negative breast cancer: a meta-analysis[J]. Expert Review of Anticancer Therapy, 2022, 22(2): 229-235.

[290] Chen L, Niu X, Qiao X, et al. Characterization of interplay between autophagy and ferroptosis and their synergistical roles on manipulating immunological tumor microenvironment in squamous cell carcinomas[J]. Frontiers in Immunology, 2022, 12: 739039.

[291] Liao P, Wang W, Wang W, et al. CD8+ T cells and fatty acids orchestrate tumor ferroptosis and immunity via ACSL4[J]. Cancer Cell, 2022, 40(4): 365-378. e6.

[292] Wang Z, Yao J, Dong T, et al. Definition of a novel Cuproptosis-relevant lncRNA signature for uncovering distinct survival, genomic alterations, and treatment implications in lung adenocarcinoma[J]. Journal of Immunology Research, 2022, 2022(1): 2756611.

[293] Van Hoecke L, Riederer S, Saelens X, et al. Recombinant viruses delivering the necroptosis mediator MLKL induce a potent antitumor immunity in mice[J]. Oncoimmunology, 2020, 9(1): 1802968.

[294] Zhang T, Yin C, Fedorov A, et al. ADAR1 masks the cancer immunotherapeutic promise of ZBP1-driven necroptosis[J]. Nature, 2022, 606(7914): 594-602.

[295] Michie J, Kearney C J, Hawkins E D, et al. The immuno-modulatory effects of inhibitor of apoptosis protein antagonists in cancer immunotherapy[J]. Cells, 2020, 9(1): 207.

[296] Wang Q, Wang Y, Ding J, et al. A bioorthogonal system reveals antitumour immune function of pyroptosis[J]. Nature, 2020, 579(7799): 421-426.

[297] Zhang L, Yang Q C, Wang S, et al. Engineering multienzyme-mimicking covalent organic frameworks as Pyroptosis inducers for boosting antitumor immunity[J]. Advanced Materials, 2022, 34(13): 2108174.

[298] Liu Y, Fang Y, Chen X, et al. Gasdermin E-mediated target cell pyroptosis by CAR T cells triggers cytokine release syndrome[J]. Science Immunology, 2020, 5(43): eaax7969.

[299] Zhao L, Zhou X, Xie F, et al. Ferroptosis in cancer and cancer immunotherapy[J]. Cancer Communications, 2022, 42(2): 88-116.

[300] Wang W, Green M, Choi J E, et al. CD8+ T cells regulate tumour ferroptosis during cancer immunotherapy[J]. Nature, 2019, 569(7755): 270-274.

[301] Ma X, Xiao L, Liu L, et al. CD36-mediated ferroptosis dampens intratumoral CD8+ T cell effector function and impairs their antitumor ability[J]. Cell Metabolism, 2021, 33(5): 1001-1012. e5.

[302] Cai Z, He Y, Yu Z, et al. Cuproptosis-related modification patterns depict the tumor microenvironment, precision immunotherapy, and prognosis of kidney renal clear cell carcinoma[J]. Frontiers in Immunology, 2022, 13: 933241.

[303] Lin C C, Mabe N W, Lin Y T, et al. RIPK3 upregulation confers robust proliferation and collateral cystine-dependence on breast cancer recurrence[J]. Cell Death & Differentiation, 2020, 27(7): 2234-2247.

[304] Yee P P, Wei Y, Kim S Y, et al. Neutrophil-induced ferroptosis promotes tumor necrosis in glioblastoma progression[J]. Nature Communications, 2020, 11(1): 5424.

第三章

诱导坏死的常用策略
与纳米药物

在过去的几十年里，大多数抗肿瘤治疗策略都集中在细胞凋亡上，但是，细胞凋亡抵抗和免疫沉默通常会导致治疗失败。鉴于此，诱导或触发其他程序性细胞死亡途径，如坏死性凋亡（即坏死），可能会获得更好的治疗效果，因此在肿瘤治疗中受到广泛关注。目前，该领域的研究已经确定了几种类型的坏死调节剂，并强调了坏死性细胞死亡在癌症中的治疗潜力。纳米粒作为一种高效的药物递送系统，能够进一步改善癌症治疗效果，提高对肿瘤的靶向亲和力，并使负载药物可控释放。此外，一些纳米粒自身可以通过高温、超声波或自噬阻断等方式触发/促进程序性坏死发生。尽管对坏死的相关研究仍存在许多挑战，距离其临床应用也十分遥远，但这些研究均已将坏死视为一种有前景的肿瘤治疗策略。本章将首先简要介绍坏死的分子机制和主要特征，然后总结程序性坏死及其调节剂在肿瘤治疗中的最新进展，并重点讨论使用纳米粒诱导坏死的抗肿瘤新策略。

第一节　概　　述

程序性细胞死亡被定义为一种细胞内自杀过程[1]。凋亡是一种半胱氨酸天冬氨酸蛋白酶（caspase）依赖性细胞死亡，在过去几十年中被认为是程序性细胞死亡对抗坏死（意外性细胞死亡）的唯一途径。然而，随着其他形式的程序性细胞死亡被陆续发现，如坏死性凋亡、铁死亡和焦亡，这一概念发生了变化[2]。与凋亡不同，坏死性细胞凋亡的特征是细胞体积增大、细胞器肿胀、质膜破裂和细胞内容物丧失，该过程不依赖于 caspase。众所周知，受体相互作用蛋白-1（RIPK1）、RIPK3 和混合谱系激酶结构域样蛋白（MLKL）参与了肿瘤坏死因子-α（TNF-α）诱导的坏死性凋亡。由于凋亡抵抗及其在介导免疫沉默中的作用严重削弱了抗肿瘤疗效，因此迫切需要探索在肿瘤治疗中可诱导细胞死亡的替代策略[3]。鉴于坏死可能会克服细胞凋亡抵抗，研究人员已经作出了巨大努力来阐明其在肿瘤治疗中的有效性和相关机制。结果表明，触发坏死似乎是有希望的，因为它能够在常见的肿瘤和凋亡抵抗型或耐药型肿瘤中有效使癌细胞死亡。坏死性细胞死亡可以通过启动强大的抗肿瘤免疫来进一步抑制肿瘤生长，证实了其在癌症治疗中的巨大潜力。

纳米技术因具有克服传统疗法相关问题的能力而在肿瘤诊断和治疗中引起了广泛关注[4]。纳米粒主要用作递送载体，携载各种治疗剂，包括小分子药物（疏水性或亲水性）、肽和蛋白质（抗原和抗体等）、核酸（siRNA、miRNA 和 DNA 等）和其他粒子

（如量子点、金属有机骨架）[5]。这些纳米材料已被证明可以提高"货物"的溶解度和稳定性，延长体内循环时间，增强肿瘤特异性蓄积和抗肿瘤效率。此外，可以引入并实施刺激响应策略，赋予纳米粒多功能特性，包括可控的有效载荷释放、肿瘤滞留和穿透作用以及逐级顺序靶向（各个细胞器、前哨淋巴结）等[6-10]。有趣的是，纳米粒本身也可以被开发为治疗剂，因为它们在光、热和超声刺激甚至没有刺激的条件下都具有细胞毒性[11-14]。更重要的是，在一个纳米载体中联合使用多种药物或治疗剂可以通过多模式治疗来增强疗效[15]。

本章将简要介绍坏死和随后触发的免疫反应，重点概述坏死诱导剂的最新发展以及使用纳米粒诱导坏死进行肿瘤治疗的潜在策略。

第二节　坏死性凋亡简介

坏死性凋亡可由死亡受体如 TNF 受体 1（TNFR1）、Fas 和 TNF 相关凋亡诱导配体型受体（TRAILR）、Toll 样受体（TLR）的参与以及 T 细胞受体和 I 型干扰素（IFN）的激活诱导[16]。坏死性凋亡最具特征性的机制之一是通过 TNF 与 TNF 受体（TNFR）的结合，触发质膜上 I 型复合物的生成。I 型复合物由 TNFR1、TNFR1 相关死亡结构域（TRADD）、RIPK1 和细胞凋亡抑制剂 1&2（cIAP1/2）等组成。细胞随后的命运如存活、凋亡或坏死，均与 RIPK1 的修饰密切相关。RIPK1 的泛素化作用和线性泛素链组装复合物可启动促生存核因子κB（NF-κB）信号转导。或者，在 cIAP1/2 的抑制下，RIPK1 与 II 型复合物中的 FADD、caspase-8 和 caspase-10 结合，导致细胞凋亡或坏死，这取决于 cFLIP 和 caspase-8 的活性。对 caspase-8 的抑制会导致形成坏死体，进一步激活 RIPK1 和 RIPK3。接下来，RIPK3 使假激酶混合谱系激酶结构域样蛋白（MLKL）发生磷酸化并驱动其寡聚化，随后转移到细胞膜上形成小孔。因此，坏死性凋亡被定义为一种严重依赖 RIPK3 和 MLKL 的程序性坏死[17]。由于 RIPK3 还可促进核苷酸结合寡聚结构域样受体蛋白 3（NLRP3）炎症小体的激活和焦亡性细胞死亡，MLKL 激活也被定义为坏死性凋亡的典型特征[18]。这导致钙离子内流和细胞内容物的释放，被称为危险相关分子模式（DAMP）。DAMP 可以引发一系列免疫反应，包括激活先天性和适应性免疫、调理和吞噬即将死亡的肿瘤细胞[1]。在某些情况下，RIPK1 和 RIPK3 介导的 NK-κB 活化也可以激活抗肿瘤免疫作用，而与 DAMP 的释放无关[19, 20]（图 3-1）。

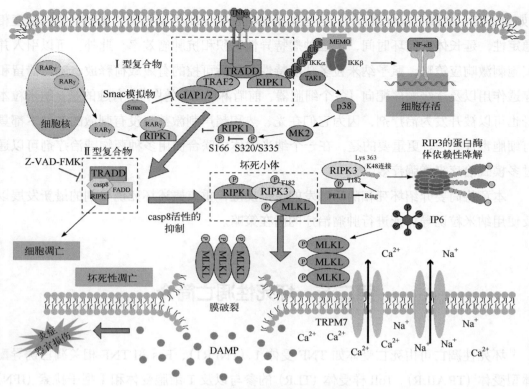

图 3-1   肿瘤细胞坏死性凋亡的分子机制

第三节   坏死性凋亡克服细胞凋亡抵抗并激活肿瘤免疫

诱导细胞死亡是杀死癌细胞的重要方法，如化学治疗剂、放射治疗和热疗均属于这种策略，在这类方法的使用中，诱导细胞凋亡是最常用的手段。具体而言，以 DAMP 暴露为特征的免疫原性凋亡，如钙网蛋白（CRT）、ATP 和 HMGB1 等，可以激活强烈的抗肿瘤免疫，并在许多研究中得到了深入探索[21-27]。然而，在肿瘤发展和治疗过程中，肿瘤细胞通过上调抗凋亡蛋白表达并同时下调促凋亡相关因子，很容易使凋亡失去效用[28]。肿瘤细胞还能通过"免疫编辑"过程（即免疫原性耐受）逃避其凋亡命运，这表明凋亡可能并不是一个好的治疗选择[29]。因此，触发坏死性凋亡以诱导肿瘤细胞死亡，不依赖于 caspase，可克服凋亡抵抗，因而具有巨大的治疗应用潜力。目前，已有大量坏死诱导剂被报道，其中包括化学药物和蛋白质类药物等，它们均能克服肿瘤的细胞凋亡抵抗和化疗药耐药性。

然而，仅靠坏死性细胞死亡无法解释其全部的抗肿瘤作用。Aaes 等发现，随着

MHC Ⅱ、CD86 和 CD80 被上调，坏死性凋亡细胞（而非活细胞或坏死细胞）促进了共培养骨髓来源的树突状细胞（BMDC）的活化[30]。用坏死性细胞免疫实现了肿瘤抗原特异性 CD8α⁺ T 细胞的交叉激活和 IFN-γ 的产生。进一步的研究表明，将坏死性细胞引入肿瘤微环境可以增强 Batf3⁺cDC₁ 和 CD8⁺ T 细胞依赖性抗肿瘤免疫反应[31]。作为坏死性凋亡的上游通路，RIPK3/MLKL 信号转导也能诱导强效的抗肿瘤免疫。与此相同的是，RIPK3 和 MLKL 的上调与肺腺癌和胆管癌中 CD8⁺ T 细胞丰度和 PD-L1 表达的增加，以及总生存期延长均有关[32, 33]。这些研究均强调，坏死性凋亡参与了抗肿瘤免疫的激活，包括抗原呈递和 CD8⁺ T 细胞的交叉活化。尽管如此，RIPK3/MLKL 通路在多种肿瘤中通常是沉默的，如急性髓细胞性白血病、慢性淋巴细胞白血病、胃癌、卵巢癌、乳腺癌和结直肠癌等，因此这些癌症往往预后和生存率较差[20, 34-39]。而使用痘苗病毒（VACV）上调 MLKL 在体外试验中显示出具有引发肿瘤细胞死亡的强大能力，这种死亡具有典型的坏死性特征[40]。值得注意的是，VACV 治疗明显延迟了末梢 B16 肿瘤的生长，这与针对新表位的强效免疫力相关。同样，在黑色素瘤和结肠癌小鼠模型中，转染 MLKL mRNA 能够延缓原发性肿瘤的生长，并防止末梢和弥漫性肿瘤的生成[41]。这表明调控坏死性凋亡信号通路可以引发免疫反应，应进一步用于肿瘤治疗。

第四节　用于肿瘤治疗的坏死性调节剂

在癌症治疗中，大多数可用的治疗剂是通过触发肿瘤细胞死亡发挥作用，其中主要的内在机制是诱导细胞凋亡。然而，由于耐药性和凋亡抗性的出现，以及免疫响应强度不足，诱导凋亡的策略已被证明疗效相对较低。因此，触发非凋亡型程序性细胞死亡，特别是坏死，对于解决这一问题是非常有意义的。有几类治疗剂可用于诱导坏死，如经典的化疗药物、天然化合物、配体和模拟物、肽、蛋白质和抗体，以及可引发肿瘤细胞坏死性死亡的病原体。这为杀死肿瘤细胞和引发随后的抗肿瘤免疫提供了另一种研究方向。

一、经典化疗药物

对于大多数经典的化疗药物，如 5-氟尿嘧啶（5-Fu）和多柔比星（DOX），耐药性和凋亡抗性的出现会阻碍其在癌症治疗中的应用。有研究发现，这些药物可以通过与其他调节剂联合使用引发坏死性凋亡，从而克服细胞凋亡抗性与耐药性。Metzig 等发现，pan-caspase 抑制剂可以恢复 HCT116 细胞对 5-Fu 的敏感性，并通过体内外自身分泌 TNF-α 促进坏死的发生[42]。联合使用新藤黄酸与 5-Fu 可以通过 ROS-线粒体途径刺激 A549 细胞发生坏死性死亡[43]。DOX 和 3-甲基腺嘌呤（3-MA）可下调自噬相关基因表达，并在三阴性乳腺癌中将细胞凋亡转变为坏死[44]。在肝癌和结肠癌中，硫唑嘌呤和丁硫氨酸-亚砜亚胺诱导的坏死性细胞死亡是由细胞内 GSH 消除、线粒体功能障碍和蛋白水解激活等作用共同介导的[45]。

与上述化疗药物不同，单独使用顺铂可以触发依赖于 RIPK1/RIPK3/MLKL 和部分自分泌 TNF-α 产生的程序性坏死[46,47]。因此，RIPK3 的下调增强了顺铂的耐药性，而其过表达则显著提高了肺癌对顺铂诱导的坏死的敏感性[48]。然而，铂衍生物会引起与非特异性作用靶点相关的严重副作用。相比之下，金络合物具有更多种类的靶标，如 DNA 结构物、锌指蛋白和氧化还原酶。Mármol 等发现炔基金(Ⅰ)[Au(Ctriple bond C₂-NC₅H₄)（PTA）]可以通过线粒体功能障碍和 ROS 生成引发坏死并克服凋亡抵抗[49]。

二、天然化合物

许多天然化合物也被报道能够引发肿瘤细胞的坏死，尽管其诱导凋亡的活性相对较低。例如，紫草素是一种从紫草中纯化得到的天然萘醌类色素，可诱导非小细胞肺癌（NSCLC）的坏死和自噬[50]。在胶质瘤细胞中，紫草素可以促进 MLKL 活化和染色质溶解，从而在正反馈回路中导致坏死性细胞死亡[51]。紫草素还能引起鼻咽癌、骨肉瘤、T-47D 乳腺癌和多西他赛耐药型前列腺癌的相关细胞发生坏死[52-56]。进一步的研究表明，自噬通量的中断上调了紫草素诱导的表面 DAMP 的表达，这是唯一能够激活共培养树突状细胞的有效模式。用经紫草素处理的 4T1 细胞进行免疫接种，可减少肺转移并降低多柔比星剂量，因此，该方法可能成为肿瘤疫苗开发和抗肿瘤免疫监测的一种有效手段[57]。使用 2-甲氧基-6-乙酰基-7-甲基胡桃醌（MAM）靶向 RIPK1，可促进 HCT116、HT29 和 A549 细胞中 ROS 的生成和坏死性凋亡[58, 59]。值得注意的是，MAM 能够诱导顺铂耐药型 A549 细胞发生坏死，其效力与 A549 细胞相似。丹参酮 A（TSA）可诱导 MLKL 磷酸化、膜转位和细胞质内钙蓄积，这些均不依赖于 RIPK1 和 RIPK3[60]。天然产物 neoalbaconol 可消除 RIPK1 泛素化，诱导非正常 NF-κB 活化和 TNF-α 与 ROS 生成，促进坏死性细胞死亡[61]。化合物 Osthole、polyphen E、bufalin 和 arctigenin 也能够通过 ROS 产生的坏死性信号通路诱导癌细胞死亡[62-65]。脱氧鬼臼毒素是一种天然的微管失稳剂，已被发现可诱导药物敏感型 H460 细胞和耐药型 H460/Bcl-xL 细胞发生坏死，为耐药型肿瘤治疗提供了一种潜在的选择[66]。

三、配体和模拟物

一些配体和模拟物已被证明能够激活肿瘤细胞的坏死。例如，poly(I:C)，作为典型的 TLR3 配体和癌症免疫疗法的有效佐剂，被证明可诱导 RIPK3 依赖性坏死和 IL-1α 释放，从而刺激树突状细胞活化[67]。此外，poly(I:C)与 pan-caspase 抑制剂 z-VAD-fmk 的联合使用进一步抑制了免疫功能低下小鼠体内 CT26 肿瘤的生长，其中 T、B 和 NK 细胞被耗竭。这表明 TLR3 的激活可以诱导坏死并使肿瘤缩小，该作用与免疫效应物无关[68]。

第二种线粒体衍生的 caspase 激活剂（Smac）模拟物可使头颈部鳞状细胞癌在 z-VAD-Fmk 或恩利卡生（emricasan）和辐射存在的条件下更易发生坏死[69]。同样，BV6（一种 Smac 模拟物）能以自分泌/旁分泌 TNF-α 依赖性方式引发凋亡抗性患者衍生的急性髓系白血病母细胞和胰腺癌细胞发生坏死。此外，还发现 Smac 模拟物和 IFN-γ 能促进凋亡抗性癌细胞的坏死[70]。这些因素都具有通过触发坏死以克服各种肿瘤治疗抗性的临床应用潜力[71-73]。

四、肽、蛋白质和抗体

TNF-α 可在 RIPK1 敲除型 L929 和 HT-22 细胞中引发 RIPK3 激活和随后的坏死性细胞死亡，但非特异性杀伤和一些严重的副作用限制了其全身应用[74]。溴隐亭（溴麦角隐亭）是一种常用的多巴胺受体激动剂，可以有效抑制催乳素瘤的生长，且凋亡被认为是其主要的抗肿瘤作用机制。近年来的研究表明，在使用溴隐亭治疗后，催乳素瘤患者的 RIPK3 和 MLKL 阳性细胞的数量与表达强度均增加。进一步的研究表明，溴隐亭刺激了 ROS 的产生，导致线粒体肿胀和细胞存活率降低，使用 RIPK1 抑制剂 necrostatin-1 可以部分地逆转这一情况。这些结果表明，坏死可能是使用溴隐亭治疗催乳素瘤的有前景的机制性靶点[75]。

抗体药物已被证明是一种有吸引力的癌症治疗策略，尤其是曲妥珠单抗和帕妥珠单抗，它们有利于乳腺癌和胃食管癌患者的人表皮生长因子受体 2（HER2）过度表达[76]。因此，可以推测由于骨肉瘤中 HER2 表达水平低，使用曲妥珠单抗可能不会有明显的治疗效果。有研究发现曲妥珠单抗与氧化石墨烯的络合物可激活氧化应激和

HER2 信号转导，引发 cIAP 和 caspase-8 降解，导致坏死的发生和进展[77]。这提供了一种有吸引力的新策略，即通过使用临床上可用的抗体并结合其他调节剂来诱导癌细胞死亡，因为具有耐药性/凋亡抗性的肿瘤可能仍然容易发生坏死。

五、病原体

坏死途径也可能由病原体引发，这通常会导致器官功能障碍。因此，研究人员猜测某些病毒和细菌成分可能会诱导能用于肿瘤治疗的坏死性细胞死亡。铜绿假单胞菌（PA）是一种潜在的革兰氏阴性病原体，可引起皮肤和肺部的多种感染。PA 已在 TC-1 肺癌中显示出触发坏死性和免疫原性细胞死亡的潜力，这进一步引发了强效的杀瘤反应，通过调节全身和局部免疫反应来抑制肿瘤细胞增殖[78]。体外试验表明，经 PA 处理后的垂死肿瘤细胞能够使树突状细胞成熟和抗原呈递。Workenhe 等将溶瘤病毒与米托蒽醌联合使用，激活坏死并抑制原发性肿瘤生长，该研究揭示了在接受治疗的局部和远端肿瘤中，在促炎性细胞因子产生的同时，伴随有骨髓细胞和细胞毒性 T 细胞大量内流[79]。

第五节　纳米粒诱导坏死的策略与应用

从上述研究中可以看出，诱导或/和控制坏死是一种可规避凋亡抗性并增强抗肿瘤免疫的有前景的策略。目前，已有越来越多的调节性/治疗性药物被开发，以及多个相关靶点被确认，下一个挑战是如何将这些调节剂特异性地高效递送至癌细胞。基于纳米粒的药物递送系统已被广泛用作运输这些治疗用活性物质的载体。有趣的是，其中一些纳米粒能够以其自身的生物活性用作治疗剂[80-86]。经静脉注射后，由于血管不完整和淋巴流受阻，纳米粒被动地蓄积在肿瘤部位，这被称为增强的渗透和滞留（EPR）效应，尽管这一现象在人体中存在争议，但其仍是开发被动靶向策略的重要依据。配体或抗体偶联可进一步使纳米粒主动靶向至肿瘤或基质细胞，包括肿瘤相关巨噬细胞、树突状细胞和调节性 T 细胞[87-89]。此外，内源性刺激（如低 pH、高压、氧化还原和酶）或/和外源性刺激（包括磁场、光、热和超声波）均可用于开发刺激响应性纳米粒，以提高治疗效果，同时减少脱靶效应[90-96]。上述特性使纳米药物具有更优良的药代动力学和药效学特性。为了诱导坏死性细胞死亡，人们已经探索和开发了各种纳米粒，这些纳米粒甚至可以介导免疫效应并用于肿瘤治疗。目前，已有许多报道表明，使用纳米粒作为药物载体、热或超声响应器和自噬阻断剂的策略可触发和促进肿瘤治疗中的坏死效应。

一、纳米粒递送药物

Creamide 是一种生物活性脂质，可介导由化疗和放疗引发的肿瘤细胞死亡，目前正在临床试验中作为辅药接受测试。然而，该物质固有的疏水性和难溶性阻碍了其向癌细胞的递送。因此，神经酰胺脂质体（CNL）被设计为负载 Creamide 并用于治疗难治性卵巢癌[97]。经 CNL 处理后观察到 SKOV3 细胞中发生 MLKL 活化，这一过程可通过其寡聚化和定位到质膜来证明，而 MLKL 沉默消除了坏死过程。全身给予 CNL 抑制了转移性卵巢癌的发展，揭示了其体内促坏死作用。负载雷公藤甲素的膜蛋白嵌合脂质体可强力抑制肝细胞癌，这一效应部分是通过 RIPK1/RIPK3/MLKL 信号通路介导的坏死实现的，而对肝肾功能只造成了轻微损害[98]。使用叶酸-海藻酸钠胆固醇纳米粒联合递送多柔比星和二甲双胍，可获得高度特异性蓄积，并引发异种移植性黑色素瘤的程序性细胞死亡，如坏死、凋亡和焦亡[99]。负载杨梅素的固体脂质纳米粒（MYC SLN）通过上调 RIPK3 和 MLKL 水平增加了 A549 细胞的坏死百分比，而没有增加凋亡百分比。此外，未观察到其对健康 MRC5 细胞的增殖、凋亡和存活率有明显影响[100]。Ma 等开发了星形-PCL-偶氮-PEG 胶束（sPCPEG-azo），用于富马酸二甲酯（DMF）的结肠靶向递送，该胶束可通过 GSH 消除、ROS 增加和 MAPK 激活等相关机制引发坏死[101]。受多个酚羟基可以与金属离子螯合形成超分子纳米结构的启发，Feng 等设计了铁(Ⅲ)-紫草素-金属多酚配位纳米药物（FSRSNs）[102, 103]。在肿瘤细胞中暴露于高 GSH 环境下，纳米粒会分解成 Fe(Ⅱ) 和紫草素，随后通过铁死亡和坏死引发非凋亡性细胞死亡。在经钌-树枝状大分子复合物处理后，急性早幼粒细胞白血病 HL-60 细胞发生坏死，而正常细胞则没有[104]。除了合成类纳米材料，木质素等天然高分子聚合物具有独特的生物可降解性和生物相容性，这使其成为构建纳米载体的优良备选材料。Pylypchuk 等发现，从云杉桉树中制得的木质素纳米粒（E-LNP）可以抑制肝癌细胞增殖，诱导晚期凋亡和坏死，该作用与使用索拉非尼治疗的效果相当[105]。有趣的是，这些纳米材料可被进一步开发用于负载其他治疗剂，如化学药物、核酸和其他用于联合抗肿瘤治疗的物质[106,107]。

MLKL 作为坏死的直接执行物，经历磷酸化和寡聚化作用，并转移到细胞膜上，在那里诱导膜肿胀，使其变得易被渗透而导致细胞内容物释放。考虑到 RIPK3 和 MLKL 等坏死相关蛋白的低表达以及复杂的细胞内网络环境，直接递送 MLKL 是激活坏死途径的一种更高效的方法。然而，目前可用于生物大分子的递送技术和手段较为有限。金纳米粒子（AuNP）介导的光穿孔技术可以在经特定波长光线照射后增强膜渗透性，促进大分子物质扩散到细胞质中[108]。使用该技术递送坏死的直接执行物 MLKL，可导致 B16 细胞的增殖显著下降，其特征是转染 1 小时内发生明显的膜肿胀和破裂[109]。

此外，使用疫苗病毒递送 MLKL-mRNA 在 B16 和 CT26 荷瘤小鼠中引发了强免疫效应，该效应可实现显著的抗肿瘤活性[41]。尽管这些病毒类载体已初步显示具有治疗肿瘤和其他疾病的希望，但迄今为止已接受测试的候选病毒在人体内表现出的抗肿瘤作用并不理想。与病毒载体不同，基于纳米粒的非病毒基因递送系统具有诸多优点，包括低免疫原性、易于修饰和大批量生产等，可以满足体内核酸递送的需求[110]。许多基于纳米粒的基因载体已经在临床上进行了测试，其中一些已获得 FDA 的批准[111, 112]。使用阳离子脂质体递送 RIPK3-mRNA 可显著提高基因内化效率和 PIPK3 表达水平，从而在 CT26 肿瘤小鼠模型中产生强大的抗肿瘤作用[113, 114]。Hou 等开发了一种透明质酸修饰和脂质包覆的 PLGA 纳米粒，用于 mRIPK3-pDNA 和氯喹的共递送，在 CT26 荷瘤模型小鼠中的抑瘤率达到 80.2%[115]。这些研究表明，使用纳米粒递送 RIPK3/MLKL mRNA 或 DNA 可能会实现与坏死相关的显著抗肿瘤效应，值得深入研究以提高治疗效率。

二、纳米粒热诱导坏死

光热疗法（PTT）可以导致局部高温，以按需方式释放药物，甚至直接诱导坏死性细胞死亡。Scialabba 等开发了负载伊立替康且含生物素的碳纳米点（CDs-PEG-BT/IT），以引发细胞程序性死亡并规避乳腺癌的耐药性。对于 MCF7 和 MDA-MB-231 细胞，是否进行近红外照射激活会使其表型和基因型发生显著差异。使用 CDs-PEG-BT/IT 处理 MDA-MB-231 细胞增强了促凋亡基因的表达，引发 caspase 依赖性细胞死亡。与此不同的是，光热疗法可通过细胞凋亡和坏死两种机制提高抗肿瘤作用[116]。同样，在 CDs-PEG-BT/IT 处理后的 MCF-7 细胞中，伊立替康引发 DNA 损伤和高温作用增强了坏死效应，而这些细胞具有凋亡抗性。Zhang 等发现，偶联叶酸的金纳米棒在 43 ℃时通过凋亡、坏死性凋亡和坏死的混合死亡模式降低了黑色素瘤细胞的存活率，而在 49 ℃的条件下死亡模式转变为以坏死为主[117]。适当的温度可显著增加发生坏死的细胞的比例，这表明温度在 PTT 诱导的杀伤作用、细胞凋亡、坏死性凋亡或坏死中具有关键作用。需要指出的是，金纳米棱柱较易引起规则性细胞凋亡，而纳米棒在光热作用下会响应性地导致坏死和凋亡的联合作用性细胞死亡，表明纳米材料的形状对其细胞效应具有影响[118]。除了 PTT 特性外，近红外响应性金纳米棒还可以用于调控负载物的释放。Parida 等开发了嵌入 GSH 响应性聚合物的金纳米棒（AuNP-BCPM），用于递送 GW627368X[119]。结果表明，光热疗法通过坏死作用诱导了规则性、模式性的细胞死亡，而联合治疗可进一步提高治疗效果。

三、超声波响应性纳米粒引发的坏死

在大多数肿瘤细胞中，RIPK3 和 MLKL 的表达均发生下调，因此，在癌症治疗中探索 RIPK3/MLKL 依赖性坏死的策略大多受到阻碍。Um 等开发了一种 RIPK3/MLKL 非依赖性坏死诱导型纳米气泡，可以通过超声波诱导的空化效应破坏细胞膜[12]。纳米气泡以聚乙二醇-羧甲基葡聚糖作为亲水链段，二氢卟吩 e6（Ce6）作为产生 ROS 的疏水敏化剂，全氟戊烷（PFP）作为气体前体诱导产生空化效应。经超声处理后，通过 Ce6 激活和 PFP 声空化作用诱导的坏死，引发了 ROS 介导的细胞凋亡，导致细胞膜解体和 DAMP 释放。因此，这些危险信号因子通过树突状细胞和 CD8+ T 细胞的激活，促进了抗肿瘤免疫效应。在原发性和转移性 RIPK3 缺陷型 CT2 肿瘤中，使用 PD-L1 联合处理进一步表现出更好的治疗效果。

四、自噬阻断促进纳米粒诱导的坏死

硒、金、二氧化硅和氧化铁纳米粒可诱导肿瘤细胞发生 ROS 介导的坏死，该过程可依赖或不依赖于 RIPK1/RIPK3/MLKL 信号通路[120-123]。然而，自噬通常伴随着坏死性凋亡过程，这是一种促生存机制。Arya 等证明了氧化石墨烯-氯喹（GO-Chl）具有通过阻断自噬促进坏死性死亡的潜力[124]。同样地，氮掺杂二氧化钛（N-TiO$_2$）和氧化锌纳米粒刺激了肿瘤细胞的自噬并提高了其存活力，而阻断自噬过程则诱导了 RIPK1 介导的坏死作用[125, 126]。氯喹与 mRIPK3-pDNA 联合使用可以通过阻断自噬过程和 RIPK3 依赖性坏死来增强溶酶体膜通透性，这一作用与凋亡无关[115]。这些研究均强调了特异性坏死-自噬相关机制用于肿瘤治疗的潜力。

第六节 总结与展望

程序性细胞死亡的异常与肿瘤的发生、发展和对抗治疗的抗性产生有关。这为相关治疗提供了许多潜在的靶点，使人们能够调节程序性细胞死亡中的信号通路，并有利于抗肿瘤治疗。由于许多癌细胞具有内在的和/或获得性的凋亡抗性，因此，引发各类非凋亡性细胞死亡，如坏死、焦亡和铁死亡等，在肿瘤治疗中具有重大的应用前景。最近的研究表明，发生坏死的癌细胞能克服许多类型肿瘤的凋亡抗性。更重要的是，坏死性凋亡细胞可以释放不同的危险信号因子来激活抗肿瘤免疫。然而，不应忽视的是，坏死可能会以细胞类型和肿瘤微环境依赖性的方式通过慢性炎症和转移导致肿瘤进展。例如，在人前列腺导管腺癌（PDA）中发现了 RIPK3 的过表达。因此，在体内将 RIPK3 沉默可以保护机体、阻滞癌变进展，并提高肿瘤微环境中的免疫细胞浸润[127]。而在 MMTV-PyMT 乳腺癌晚期，RIPK3 和 MLKL 的表达显著增加，导致肿瘤坏死并促进其转移[128]。此外，肿瘤微环境中的坏死性细胞实际上很难被监测，因为其特异性指标因子——磷酸化 RIPK3 和 MLKL 是瞬时产生的，只能在初始的坏死发生和最终的细胞分解、死亡之间的狭窄时间窗口内检测到[129]。在这种情况下，MLKL 与磷酸化 MLKL 的表达水平和引发的结果在不同类型和阶段的癌症中通常是不同的。因此，必须对坏死相关蛋白的时间和空间表达进行深入阐明，并查明坏死性细胞死亡在不同类型肿瘤中发挥的作用，对这些问题必须尽快研究以解决。

因其在抗肿瘤治疗中表现出的巨大潜力，开发诱导坏死性细胞死亡的治疗策略引起了越来越多的关注。有许多调节剂，包括小分子药物、天然化合物、金属离子、蛋白质和抗体以及某些病原体，能够使肿瘤细胞发生坏死，从而增强抗肿瘤免疫反应。但仍需要进一步的研究来详细考察这些调节剂在触发坏死和引发免疫效应方面的有效性和安全性。同样值得注意的是，诱导性坏死可能具有促肿瘤作用，如导致血管生成、细胞增殖和转移等。因此，对与诱导坏死相关的抗癌治疗策略，还需要进行更多的临床前和临床研究。

由于纳米载体可以携载多种药物，增强其在作用部位的分布和抗肿瘤疗效，且全身毒性很小，因此已经开发出各种多用途的纳米粒用于肿瘤诊断和治疗。其中一些纳米粒被发现自身即可直接触发程序性细胞死亡，并在肿瘤治疗中表现出了显著作用。一般来说，这些纳米粒均有一定的细胞毒性，但通过提高靶向能力，可使其细胞毒性只表现为针对癌细胞，因此其潜在的毒副作用大大减轻。使用纳米粒作为药物递送和/或热疗和超声响应系统，在触发细胞坏死方面已显示出更好的、有前景的效果。而纳米粒引发坏死导致的不利于治疗效果的一个重要问题是可能发生自噬激活，这会保护肿瘤细胞免于死亡。与自噬抑制剂联合使用可以提高治疗效果，表明自噬途径在坏死介导的抗肿瘤反应中至关重要。更重要的是，有新的证据表明，这些可诱导坏死的纳

基于新型细胞死亡机制的抗肿瘤纳米药物

米粒可能会导致正常细胞死亡或诱发炎症，并对器官造成损伤，这一点应得到认真考虑并解决。减少这些副作用并提高治疗效果的一个重要方法是优化纳米粒的物理化学特性，以促进其在预定靶点中的蓄积，这些特性包括尺寸、zeta 电位、形状、刚性、表面化学性质和刺激响应性等。另一个需要讨论的问题是如何增强坏死性细胞死亡途径，使坏死而非凋亡成为癌细胞的主要死亡模式。在癌细胞容易产生凋亡抗性的前提条件下，应更加重视坏死的重要性，尤其是对于凋亡缺陷或具有凋亡抗性的肿瘤，应重点考虑将驱动细胞死亡的模式从凋亡转为坏死。

总之，越来越多的证据表明，坏死具有克服细胞凋亡抗性并进一步引发抗肿瘤免疫的巨大潜力。人们已经开发出了多种治疗调节剂，能够激活坏死性细胞死亡并抑制肿瘤生长。然而，各种应用性障碍，包括但不限于溶解度低、稳定性差、半衰期短、非特异性分布和严重的副作用等，阻碍了这些坏死性诱导调节剂的抗肿瘤实用效果。纳米系统为递送这些调节剂并提高其杀瘤作用提供了高效平台，使用纳米粒本身诱导坏死也值得进一步研究，尽管该领域还处于起步阶段。此外，可将免疫介质、新型抗肿瘤药物或诊断剂整合在同一个载体中进行共递送，这种组合无疑将提高诊疗效果，使癌症患者更为受益。通过应对并解决以上挑战和问题，将引入一种有效的新治疗策略来对抗癌症。

参考文献

[1] Tang R, Xu J, Zhang B, et al. Ferroptosis, necroptosis, and pyroptosis in anticancer immunity[J]. Journal of Hematology & Oncology, 2020, 13: 1-18.

[2] Wu Y, Dong G, Sheng C. Targeting necroptosis in anticancer therapy: mechanisms and modulators[J]. Acta Pharmaceutica Sinica B, 2020, 10(9): 1601-1618.

[3] Bertheloot D, Latz E, Franklin B S. Necroptosis, pyroptosis and apoptosis: an intricate game of cell death[J]. Cellular & Molecular Immunology, 2021, 18(5): 1106-1121.

[4] Sepand M R, Ranjbar S, Kempson I M, et al. Targeting non-apoptotic cell death in cancer treatment by nanomaterials: recent advances and future outlook[J]. Nanomedicine: Nanotechnology, Biology and Medicine, 2020, 29: 102243.

[5] Hu J, Yuan X, Wang F, et al. The progress and perspective of strategies to improve tumor penetration of nanomedicines[J]. Chinese Chemical Letters, 2021, 32(4): 1341-1347.

[6] Qin L, Cao J, Shao K, et al. A tumor-to-lymph procedure navigated versatile gel system for combinatorial therapy against tumor recurrence and metastasis[J]. Science Advances, 2020, 6(36): eabb3116.

[7] Wu H, Lu H, Xiao W, et al. Sequential targeting in crosslinking nanotheranostics for tackling the multibarriers of brain tumors[J]. Advanced Materials, 2020, 32(14): 1903759.

[8] Xie R, Ruan S, Liu J, et al. Furin-instructed aggregated gold nanoparticles for re-educating tumor associated macrophages and overcoming breast cancer chemoresistance[J].

Biomaterials, 2021, 275: 120891.

[9] Shi M, Zhang J, Huang Z, et al. Stimuli-responsive release and efficient siRNA delivery in non-small cell lung cancer by a poly (l-histidine)-based multifunctional nanoplatform[J]. Journal of Materials Chemistry B, 2020, 8(8): 1616-1628.

[10] Chen K, Guo L, Zhang J, et al. A gene delivery system containing nuclear localization signal: Increased nucleus import and transfection efficiency with the assistance of RanGAP1[J]. Acta Biomaterialia, 2017, 48: 215-226.

[11] Chen S, Zhong Y, Fan W, et al. Enhanced tumour penetration and prolonged circulation in blood of polyzwitterion-drug conjugates with cell-membrane affinity[J]. Nature Biomedical Engineering, 2021, 5(9): 1019-1037.

[12] Um W, Ko H, You D G, et al. Necroptosis-Inducible Polymeric Nanobubbles for Enhanced Cancer Sonoimmunotherapy[J]. Advanced Materials, 2020, 32(16): 1907953.

[13] Liu Y, Bao Q, Chen Z, et al. Circumventing drug resistance pathways with a nanoparticle-based photodynamic method[J]. Nano Letters, 2021, 21(21): 9115-9123.

[14] Xu T, Ma Y, Huang J, et al. Self-organized thermo-responsive poly (lactic-co-glycolic acid)-graft-pullulan nanoparticles for synergistic thermo-chemotherapy of tumor[J]. Carbohydrate Polymers, 2020, 237: 116104.

[15] Yang L, Kim T H, Cho H Y, et al. Hybrid graphene-gold nanoparticle-based nucleic acid conjugates for cancer-specific multimodal imaging and combined therapeutics[J]. Advanced Functional Materials, 2021, 31(5): 2006918.

[16] Krysko O, Aaes T L, Kagan V E, et al. Necroptotic cell death in anti-cancer therapy[J]. Immunological Reviews, 2017, 280(1): 207-219.

[17] Galluzzi L, Kepp O, Krautwald S, et al. Molecular mechanisms of regulated necrosis[J]. Seminars in Cell & Developmental Biology, 2014, 35: 24-32.

[18] Yang Y, Wang H, Kouadir M, et al. Recent advances in the mechanisms of NLRP3 inflammasome activation and its inhibitors[J]. Cell Death & Disease, 2019, 10(2): 128.

[19] Nicolè L, Sanavia T, Cappellesso R, et al. Necroptosis-driving genes RIPK1, RIPK3 and MLKL-p are associated with intratumoral CD3+ and CD8+ T cell density and predict prognosis in hepatocellular carcinoma[J]. Journal for ImmunoTherapy of Cancer, 2022, 10(3): e004031.

[20] Qin X, Ma D, Tan Y, et al. The role of necroptosis in cancer: A double-edged sword?[J]. Biochimica et Biophysica Acta (BBA)-Reviews on Cancer, 2019, 1871(2): 259-266.

[21] Wang Q, Ju X, Wang J, et al. Immunogenic cell death in anticancer chemotherapy and its impact on clinical studies[J]. Cancer Letters, 2018, 438: 17-23.

[22] Fucikova J, Kralikova P, Fialova A, et al. Human tumor cells killed by anthracyclines induce a tumor-specific immune response[J]. Cancer Research, 2011, 71(14): 4821-4833.

[23] Wang X, Li M, Ren K, et al. On-demand autophagy cascade amplification nanoparticles precisely enhanced oxaliplatin-induced cancer immunotherapy[J]. Advanced Materials, 2020, 32(32): 2002160.

[24] Gulla A, Morelli E, Samur M K, et al. Bortezomib induces anti-multiple myeloma immune response mediated by cGAS/STING pathway activation[J]. Blood Cancer Discovery, 2021, 2(5): 468-483.

[25] Li J, Ou H, Ding D. Recent progress in boosted PDT induced immunogenic cell death for tumor immunotherapy[J]. Chemical Research in Chinese Universities, 2021, 37: 83-89.

[26] Workenhe S T, Mossman K L. Oncolytic virotherapy and immunogenic cancer cell death:

sharpening the sword for improved cancer treatment strategies[J]. Molecular Therapy, 2014, 22(2): 251-256.

[27] Liu K, Yan S, Ma Z, et al. Effective pressure and treatment duration of high hydrostatic pressure to prepare melanoma vaccines[J]. Oncology Letters, 2020, 20(2): 1135-1142.

[28] Wang L, Qin X, Liang J, et al. Induction of pyroptosis: a promising strategy for cancer treatment[J]. Frontiers in Oncology, 2021, 11: 635774.

[29] Sprooten J, Laureano R S, Vanmeerbeek I, et al. Trial watch: chemotherapy-induced immunogenic cell death in oncology[J]. Oncoimmunology, 2023, 12(1): 2219591.

[30] Aaes T L, Kaczmarek A, Delvaeye T, et al. Vaccination with necroptotic cancer cells induces efficient anti-tumor immunity[J]. Cell Reports, 2016, 15(2): 274-287.

[31] Snyder A G, Hubbard N W, Messmer M N, et al. Intratumoral activation of the necroptotic pathway components RIPK1 and RIPK3 potentiates antitumor immunity[J]. Science Immunology, 2019, 4(36): eaaw2004.

[32] Chung J H, Yoon S H, Kang Y J, et al. Receptor-interacting protein kinase 3 as a predictive adjuvant chemotherapy marker after lung adenocarcinoma resection[J]. Annals of Translational Medicine, 2019, 7(3): 42.

[33] Lomphithak T, Akara-Amornthum P, Murakami K, et al. Tumor necroptosis is correlated with a favorable immune cell signature and programmed death-ligand 1 expression in cholangiocarcinoma[J]. Scientific Reports, 2021, 11(1): 11743.

[34] Nugues A L, El Bouazzati H, Hetuin D, et al. RIP3 is downregulated in human myeloid leukemia cells and modulates apoptosis and caspase-mediated p65/RelA cleavage[J]. Cell Death & Disease, 2014, 5(8): e1384-e1384.

[35] Huang X, Xiao F, Li Y, et al. Bypassing drug resistance by triggering necroptosis: recent advances in mechanisms and its therapeutic exploitation in leukemia[J]. Journal of Experimental & Clinical Cancer Research, 2018, 37: 1-15.

[36] Vergara G A, Eugenio G C, Malheiros S M F, et al. RIPK3 is a novel prognostic marker for lower grade glioma and further enriches IDH mutational status subgrouping[J]. Journal of Neuro-Oncology, 2020, 147: 587-594.

[37] McCabe K E, Bacos K, Lu D, et al. Triggering necroptosis in cisplatin and IAP antagonist-resistant ovarian carcinoma[J]. Cell Death & Disease, 2014, 5(10): e1496-e1496.

[38] Conev N V, Kashlov Y K, Dimitrova E G, et al. RIPK3 expression as a potential predictive and prognostic marker in metastatic colon cancer[J]. Clinical and Investigative Medicine, 2019, 42(1): e31-e38.

[39] Martens S, Bridelance J, Roelandt R, et al. MLKL in cancer: more than a necroptosis regulator[J]. Cell Death & Differentiation, 2021, 28(6): 1757-1772.

[40] Van Hoecke L, Riederer S, Saelens X, et al. Recombinant viruses delivering the necroptosis mediator MLKL induce a potent antitumor immunity in mice[J]. Oncoimmunology, 2020, 9(1): 1802968.

[41] Van Hoecke L, Van Lint S, Roose K, et al. Treatment with mRNA coding for the necroptosis mediator MLKL induces antitumor immunity directed against neo-epitopes[J]. Nature Communications, 2018, 9(1): 3417.

[42] Oliver Metzig M, Fuchs D, Tagscherer K E, et al. Inhibition of caspases primes colon cancer cells for 5-fluorouracil-induced TNF-α-dependent necroptosis driven by RIP1 kinase and NF-κB[J]. Oncogene, 2016, 35(26): 3399-3409.

[43] Su J, Cheng H, Zhang D, et al. Synergistic effects of 5-fluorouracil and gambogenic acid on

A549 cells: Activation of cell death caused by apoptotic and necroptotic mechanisms via the ROS-mitochondria pathway[J]. Biological and Pharmaceutical Bulletin, 2014, 37(8): 1259-1268.

[44] Aydinlik S, Erkisa M, Cevatemre B, et al. Enhanced cytotoxic activity of doxorubicin through the inhibition of autophagy in triple negative breast cancer cell line[J]. Biochimica et Biophysica Acta (BBA), 2017, 1861(2): 49-57.

[45] Hernández-Breijo B, Monserrat J, Ramírez-Rubio S, et al. Preclinical evaluation of azathioprine plus buthionine sulfoximine in the treatment of human hepatocarcinoma and colon carcinoma[J]. World Journal of Gastroenterology, 2011, 17(34): 3899.

[46] Xu Y, Ma H, Fang Y, et al. Cisplatin-induced necroptosis in TNFα dependent and independent pathways[J]. Cellular Signalling, 2017, 31: 112-123.

[47] Sun Y, Zhai L, Ma S, et al. Down-regulation of RIP3 potentiates cisplatin chemoresistance by triggering HSP90-ERK pathway mediated DNA repair in esophageal squamous cell carcinoma[J]. Cancer Letters, 2018, 418: 97-108.

[48] Wang Q, Wang P, Zhang L, et al. Epigenetic regulation of RIP3 suppresses necroptosis and increases resistance to chemotherapy in nonsmall cell lung cancer[J]. Translational Oncology, 2020, 13(2): 372-382.

[49] Mármol I, Virumbrales-Muñoz M, Quero J, et al. Alkynyl gold (Ⅰ) complex triggers necroptosis via ROS generation in colorectal carcinoma cells[J]. Journal of Inorganic Biochemistry, 2017, 176: 123-133.

[50] Kim H J, Hwang K E, Park D S, et al. Shikonin-induced necroptosis is enhanced by the inhibition of autophagy in non-small cell lung cancer cells[J]. Journal of Translational Medicine, 2017, 15: 1-12.

[51] Ding Y, He C, Lu S, et al. MLKL contributes to shikonin-induced glioma cell necroptosis via promotion of chromatinolysis[J]. Cancer Letters, 2019, 467: 58-71.

[52] Zhang Z, Zhang Z, Li Q, et al. Shikonin induces necroptosis by reactive oxygen species activation in nasopharyngeal carcinoma cell line CNE-2Z[J]. Journal of Bioenergetics and Biomembranes, 2017, 49: 265-272.

[53] Markowitsch S D, Juetter K M, Schupp P, et al. Shikonin reduces growth of docetaxel-resistant prostate cancer cells mainly through necroptosis[J]. Cancers, 2021, 13(4): 882.

[54] Shahsavari Z, Karami-Tehrani F, Salami S. Shikonin induced necroptosis via reactive oxygen species in the T-47D breast cancer cell line[J]. Asian Pacific Journal of Cancer Prevention, 2015, 16(16): 7261-7266.

[55] Fu Z, Deng B, Liao Y, et al. The anti-tumor effect of shikonin on osteosarcoma by inducing RIP1 and RIP3 dependent necroptosis[J]. BMC Cancer, 2013, 13: 1-10.

[56] Liu T, Sun X, Cao Z. Shikonin-induced necroptosis in nasopharyngeal carcinoma cells via ROS overproduction and upregulation of RIPK1/RIPK3/MLKL expression[J]. OncoTargets and Therapy, 2019: 2605-2614.

[57] Lin S Y, Hsieh S Y, Fan Y T, et al. Necroptosis promotes autophagy-dependent upregulation of DAMP and results in immunosurveillance[J]. Autophagy, 2018, 14(5): 778-795.

[58] Sun W, Yu J, Gao H, et al. Inhibition of lung cancer by 2-methoxy-6-acetyl-7-methyljuglone through induction of necroptosis by targeting receptor-interacting protein 1[J]. Antioxidants & Redox Signaling, 2019, 31(2): 93-108.

[59] Sun W, Wu X, Gao H, et al. Cytosolic calcium mediates RIP1/RIP3 complex-dependent necroptosis through JNK activation and mitochondrial ROS production in human colon

cancer cells[J]. Free Radical Biology and Medicine, 2017, 108: 433-444.

[60] Liu X, Zhang Y, Gao H, et al. Induction of an MLKL mediated non-canonical necroptosis through reactive oxygen species by tanshinol A in lung cancer cells[J]. Biochemical Pharmacology, 2020, 171: 113684.

[61] Yu X, Deng Q, Li W, et al. Neoalbaconol induces cell death through necroptosis by regulating RIPK-dependent autocrine TNFα and ROS production[J]. Oncotarget, 2014, 6(4): 1995.

[62] Huangfu M, Wei R, Wang J, et al. Osthole induces necroptosis via ROS overproduction in glioma cells[J]. FEBS Open Bio, 2021, 11(2): 456-467.

[63] Lee Y J, Nam H S, Cho M K, et al. Arctigenin induces necroptosis through mitochondrial dysfunction with CCN1 upregulation in prostate cancer cells under lactic acidosis[J]. Molecular and Cellular Biochemistry, 2020, 467(1): 45-56.

[64] Li Y, Tian X, Liu X, et al. Bufalin inhibits human breast cancer tumorigenesis by inducing cell death through the ROS-mediated RIP1/RIP3/PARP-1 pathways[J]. Carcinogenesis, 2018, 39(5): 700-707.

[65] Rizzi F, Naponelli V, Silva A, et al. Polyphenon E®, a standardized green tea extract, induces endoplasmic reticulum stress, leading to death of immortalized PNT1a cells by anoikis and tumorigenic PC3 by necroptosis[J]. Carcinogenesis, 2014, 35(4): 828-839.

[66] Wu M, Jiang Z, Duan H, et al. Deoxypodophyllotoxin triggers necroptosis in human non-small cell lung cancer NCI-H460 cells[J]. Biomedicine & Pharmacotherapy, 2013, 67(8): 701-706.

[67] Takemura R, Takaki H, Okada S, et al. PolyI: C-induced, TLR3/RIP3-dependent necroptosis backs up immune effector-mediated tumor elimination *in vivo*[J]. Cancer Immunology Research, 2015, 3(8): 902-914.

[68] Takaki H, Shime H, Matsumoto M, et al. Tumor cell death by pattern-sensing of exogenous RNA: Tumor cell TLR3 directly induces necroptosis by poly (Ⅰ：C) *in vivo*, independent of immune effector-mediated tumor shrinkage[J]. Oncoimmunology, 2017, 6(10): e1078968.

[69] Uzunparmak B, Gao M, Lindemann A, et al. Caspase-8 loss radiosensitizes head and neck squamous cell carcinoma to SMAC mimetic-induced necroptosis[J]. JCI Insight, 2020, 5(23).

[70] Cekay M J, Roesler S, Frank T, et al. Smac mimetics and type Ⅱ interferon synergistically induce necroptosis in various cancer cell lines[J]. Cancer Letters, 2017, 410: 228-237.

[71] Safferthal C, Rohde K, Fulda S. Therapeutic targeting of necroptosis by Smac mimetic bypasses apoptosis resistance in acute myeloid leukemia cells[J]. Oncogene, 2017, 36(11): 1487-1502.

[72] Hannes S, Abhari B A, Fulda S. Smac mimetic triggers necroptosis in pancreatic carcinoma cells when caspase activation is blocked[J]. Cancer Letters, 2016, 380(1): 31-38.

[73] Steinhart L, Belz K, Fulda S. Smac mimetic and demethylating agents synergistically trigger cell death in acute myeloid leukemia cells and overcome apoptosis resistance by inducing necroptosis[J]. Cell Death & Disease, 2013, 4(9): e802-e802.

[74] Wang L, Chang X, Feng J, et al. TRADD mediates RIPK1-independent necroptosis induced by tumor necrosis factor[J]. Frontiers in Cell and Developmental Biology, 2020, 7: 393.

[75] Zhang S L, Tang H B, Hu J T, et al. PGAM5-CypD pathway is involved in bromocriptine-induced RIP3/MLKL-dependent necroptosis of prolactinoma cells[J]. Biomedicine & Pharmacotherapy, 2019, 111: 638-648.

[76] Tai W, Mahato R, Cheng K. The role of HER2 in cancer therapy and targeted drug delivery[J]. Journal of Controlled Release, 2010, 146(3): 264-275.

[77] Xiao H, Jensen P E, Chen X. Elimination of osteosarcoma by necroptosis with graphene oxide-associated anti-HER2 antibodies[J]. International Journal of Molecular Sciences, 2019, 20(18): 4360.

[78] Qi J, He J, Jin S, et al. P. Aeruginosa mediated necroptosis in mouse tumor cells induces long-lasting systemic antitumor immunity[J]. Frontiers in Oncology, 2021, 10: 610651.

[79] Workenhe S T, Nguyen A, Bakhshinyan D, et al. De novo necroptosis creates an inflammatory environment mediating tumor susceptibility to immune checkpoint inhibitors[J]. Communications Biology, 2020, 3(1): 645.

[80] Wu Z, Liu Y, Cao J, et al. Building Micelle Analog Nanoparticle for Multidrug Delivery: Dual-Polymer Nanoparticles with Hydrophilic Shell and Double Hydrophobic Layers[J]. Macromolecular Materials and Engineering, 2018, 303(10): 1800330.

[81] Aryal S, Hu C M J, Fu V, et al. Nanoparticle drug delivery enhances the cytotoxicity of hydrophobic-hydrophilic drug conjugates[J]. Journal of Materials Chemistry, 2012, 22(3): 994-999.

[82] Pal I, Brahmkhatri V P, Bera S, et al. Enhanced stability and activity of an antimicrobial peptide in conjugation with silver nanoparticle[J]. Journal of Colloid and Interface Science, 2016, 483: 385-393.

[83] Pakulska M M, Elliott Donaghue I, Obermeyer J M, et al. Encapsulation-free controlled release: Electrostatic adsorption eliminates the need for protein encapsulation in PLGA nanoparticles[J]. Science Advances, 2016, 2(5): e1600519.

[84] Yamada Y, Fukuda Y, Sasaki D, et al. Development of a nanoparticle that releases nucleic acids in response to a mitochondrial environment[J]. Mitochondrion, 2020, 52: 67-74.

[85] Tian F, Zhang X, Chen Y. Fabrication and Photoluminescence Property of ZnO Nanoparticle/Metal-Organic Framework Hybrid Material[J]. Chemistry Letters, 2016, 45(4): 388-390.

[86] Li Z, Wang G, Shen Y, et al. DNA-templated magnetic nanoparticle-quantum dot polymers for ultrasensitive capture and detection of circulating tumor cells[J]. Advanced Functional Materials, 2018, 28(14): 1707152.

[87] Zang X, Zhang X, Hu H, et al. Targeted delivery of zoledronate to tumor-associated macrophages for cancer immunotherapy[J]. Molecular Pharmaceutics, 2019, 16(5): 2249-2258.

[88] Cho N H, Cheong T C, Min J H, et al. A multifunctional core-shell nanoparticle for dendritic cell-based cancer immunotherapy[J]. Nature Nanotechnology, 2011, 6(10): 675-682.

[89] Ahmad S, Al-Hatamleh M A I, Mohamud R. Targeting immunosuppressor cells with nanoparticles in autoimmunity: How far have we come to?[J]. Cellular Immunology, 2021, 368: 104412.

[90] Liu R, Li D, He B, et al. Anti-tumor drug delivery of pH-sensitive poly (ethylene glycol)-poly (L-histidine-)-poly (L-lactide) nanoparticles[J]. Journal of Controlled Release, 2011, 152(1): 49-56.

[91] Yildirim A, Shi D, Roy S, et al. Nanoparticle-mediated acoustic cavitation enables high intensity focused ultrasound ablation without tissue heating[J]. ACS Applied Materials & Interfaces, 2018, 10(43): 36786-36795.

[92] Liu T, Jin R, Yuan P, et al. Intracellular enzyme-triggered assembly of amino acid-modified

基于新型细胞死亡机制的抗肿瘤纳米药物

gold nanoparticles for accurate cancer therapy with multimode[J]. ACS Applied Materials & Interfaces, 2019, 11(32): 28621-28630.

[93] Belyanina I V, Zamay T N, Zamay G S, et al. *In vivo* cancer cells elimination guided by aptamer-functionalized gold-coated magnetic nanoparticles and controlled with low frequency alternating magnetic field[J]. Theranostics, 2017, 7(13): 3326.

[94] Yan J, Li B, Yang P, et al. Progress in light-responsive lanthanide nanoparticles toward deep tumor theranostics[J]. Advanced Functional Materials, 2021, 31(42): 2104325.

[95] Pu X Q, Ju X J, Zhang L, et al. Novel multifunctional stimuli-responsive nanoparticles for synergetic chemo-photothermal therapy of tumors[J]. ACS Applied Materials & Interfaces, 2021, 13(24): 28802-28817.

[96] Wang R, Yang H, Khan A R, et al. Redox-responsive hyaluronic acid-based nanoparticles for targeted photodynamic therapy/chemotherapy against breast cancer[J]. Journal of Colloid and Interface Science, 2021, 598: 213-228.

[97] Zhang X, Kitatani K, Toyoshima M, et al. Ceramide nanoliposomes as a MLKL-dependent, necroptosis-inducing, chemotherapeutic reagent in ovarian cancer[J]. Molecular Cancer Therapeutics, 2018, 17(1): 50-59.

[98] Zheng Y, Kong F, Liu S, et al. Membrane protein-chimeric liposome-mediated delivery of triptolide for targeted hepatocellular carcinoma therapy[J]. Drug Delivery, 2021, 28(1): 2033-2043.

[99] Song M, Xia W, Tao Z, et al. Self-assembled polymeric nanocarrier-mediated co-delivery of metformin and doxorubicin for melanoma therapy[J]. Drug Delivery, 2021, 28(1): 594-606.

[100] Khorsandi L, Mansouri E, Rashno M, et al. Myricetin loaded solid lipid nanoparticles upregulate MLKL and RIPK3 in human lung adenocarcinoma[J]. International Journal of Peptide Research and Therapeutics, 2020, 26: 899-910.

[101] Ma Z G, Ma R, Xiao X L, et al. Azo polymeric micelles designed for colon-targeted dimethyl fumarate delivery for colon cancer therapy[J]. Acta Biomaterialia, 2016, 44: 323-331.

[102] Feng W, Shi W, Liu S, et al. Fe (Ⅲ)-shikonin supramolecular nanomedicine for combined therapy of tumor via ferroptosis and necroptosis[J]. Advanced Healthcare Materials, 2022, 11(2): 2101926.

[103] Wang Q, Wang J, Wang J, et al. Molecular mechanism of shikonin inhibiting tumor growth and potential application in cancer treatment[J]. Toxicology Research, 2021, 10(6): 1077-1084.

[104] Michlewska S, Ionov M, Maroto-Díaz M, et al. Ruthenium dendrimers against acute promyelocytic leukemia: *In vitro* studies on HL-60 cells[J]. Future Medicinal Chemistry, 2019, 11(14): 1741-1756.

[105] Pylypchuk I V, Suo H, Chucheepchuenkamol C, et al. High-molecular-weight Fractions of Spruce and Eucalyptus Lignin as a perspective nanoparticle-based Platform for a therapy Delivery in liver cancer[J]. Frontiers in Bioengineering and Biotechnology, 2022, 9: 817768.

[106] Lee J H, Im J S, Jin X, et al. *In vitro* and *in vivo* Evaluation of drug-encapsulated lignin nanoparticles for release control[J]. ACS Sustainable Chemistry & Engineering, 2022, 10(18): 5792-5802.

[107] Huang S, Huang X, Yan H. Peptide dendrimers as potentiators of conventional chemotherapy in the treatment of pancreatic cancer in a mouse model[J]. European Journal

of Pharmaceutics and Biopharmaceutics, 2022, 170: 121-132.

[108] Lyu Z, Zhou F, Liu Q, et al. A universal platform for macromolecular deliveryinto cells using gold nanoparticle layers via the photoporation effect[J]. Advanced Functional Materials, 2016, 26(32): 5787-5795.

[109] Van Hoecke L, Raes L, Stremersch S, et al. Delivery of mixed-lineage kinase domain-like protein by vapor nanobubble photoporation induces necroptotic-like cell death in tumor cells[J]. International Journal of Molecular Sciences, 2019, 20(17): 4254.

[110] Qiu L, Qiao M, Chen Q, et al. Enhanced effect of pH-sensitive mixed copolymer micelles for overcoming multidrug resistance of doxorubicin[J]. Biomaterials, 2014, 35(37): 9877-9887.

[111] Ku C A, Pennesi M E. The new landscape of retinal gene therapy[J]American Journal of Medical Genetics Part C Seminars in Medical Genetics, 2020, 184(3): 846-859.

[112] Caffery B, Lee J S, Alexander-Bryant A A. Vectors for glioblastoma gene therapy: viral & non-viral delivery strategies[J]. Nanomaterials, 2019, 9(1): 105.

[113] Zhang L, Liu S, Liu H, et al. Versatile cationic liposomes for RIP3 overexpression in colon cancer therapy and RIP3 downregulation in acute pancreatitis therapy[J]. Journal of Drug Targeting, 2020, 28(6): 627-642.

[114] Sun D, Zhao L, Lin J, et al. Cationic liposome co-encapsulation of SMAC mimetic and zVAD using a novel lipid bilayer fusion loaded with MLKL-pDNA for tumour inhibition *in vivo*[J]. Journal of Drug Targeting, 2018, 26(1): 45-54.

[115] Hou X, Yang C, Zhang L, et al. Killing colon cancer cells through PCD pathways by a novel hyaluronic acid-modified shell-core nanoparticle loaded with RIP3 in combination with chloroquine[J]. Biomaterials, 2017, 124: 195-210.

[116] Scialabba C, Sciortino A, Messina F, et al. Highly homogeneous biotinylated carbon nanodots: red-emitting nanoheaters as theranostic agents toward precision cancer medicine[J]. ACS Applied Materials & Interfaces, 2019, 11(22): 19854-19866.

[117] Zhang Y, Zhan X, Xiong J, et al. Temperature-dependent cell death patterns induced by functionalized gold nanoparticle photothermal therapy in melanoma cells[J]. Scientific Reports, 2018, 8(1): 8720.

[118] Moros M, Lewinska A, Merola F, et al. Gold nanorods and nanoprisms mediate different photothermal cell death mechanisms *in vitro* and *in vivo*[J]. ACS Applied Materials & Interfaces, 2020, 12(12): 13718-13730.

[119] Parida S, Maiti C, Rajesh Y, et al. Gold nanorod embedded reduction responsive block copolymer micelle-triggered drug delivery combined with photothermal ablation for targeted cancer therapy[J]. Biochimica et Biophysica Acta (BBA), 2017, 1861(1): 3039-3052.

[120] Sonkusre P, Cameotra S S. Biogenic selenium nanoparticles induce ROS-mediated necroptosis in PC-3 cancer cells through TNF activation[J]. Journal of Nanobiotechnology, 2017, 15: 1-12.

[121] Niu Y, Tang E, Zhang Q. Cytotoxic effect of silica nanoparticles against hepatocellular carcinoma cells through necroptosis induction[J]. Toxicology Research, 2019, 8(6): 1042-1049.

[122] Zhang Y, Hai Y, Miao Y, et al. The toxicity mechanism of different sized iron nanoparticles on human breast cancer (MCF7) cells[J]. Food Chemistry, 2021, 341: 128263.

[123] Martínez-Torres A C, Lorenzo-Anota H Y, García-Juárez M G, et al. Chitosan gold

nanoparticles induce different ROS-dependent cell death modalities in leukemic cells[J]. International Journal of Nanomedicine, 2019: 7173-7190.

[124] Arya B D, Mittal S, Joshi P, et al. Graphene oxide-chloroquine nanoconjugate induce necroptotic death in A549 cancer cells through autophagy modulation[J]. Nanomedicine, 2018, 13(18): 2261-2282.

[125] Mohammadalipour Z, Rahmati M, Khataee A, et al. Differential effects of N-TiO$_2$ nanoparticle and its photo-activated form on autophagy and necroptosis in human melanoma A375 cells[J]. Journal of Cellular Physiology, 2020, 235(11): 8246-8259.

[126] Farasat M, Niazvand F, Khorsandi L. Zinc oxide nanoparticles induce necroptosis and inhibit autophagy in MCF-7 human breast cancer cells[J]. Biologia, 2020, 75: 161-174.

[127] Seifert L, Werba G, Tiwari S, et al. The necrosome promotes pancreatic oncogenesis via CXCL1 and Mincle-induced immune suppression[J]. Nature, 2016, 532(7598): 245-249.

[128] Jiao D, Cai Z, Choksi S, et al. Necroptosis of tumor cells leads to tumor necrosis and promotes tumor metastasis[J]. Cell Research, 2018, 28(8): 868-870.

[129] Messmer M N, Snyder A G, Oberst A. Comparing the effects of different cell death programs in tumor progression and immunotherapy[J]. Cell Death & Differentiation, 2019, 26(1): 115-129.

nanoparticles inhibit diet and ROS-dependent cell death mediation in hair folicle stem...regeneration[J].Nanoscale,2018,2019.25795796

[118] Jang H D, Kim J H, Lee H, et al. Copper-resistance genes in Drosophila immune response to 250-cupric acid drug[J].Free drug effectiveness...(8)[J].2012,12(2):525-535.

[119] Courmassens pas A,Bernardini M,Cheung B, et al. Copper-resistance genes...and phenotypic switch may enhance angiogenesis with the substances...ATG resistance[J].Journal of Clinical Oncology...

[120] Gaffori M, Plazaeva P, Bernardini C. The...impact apoptosis in APC/C pathway signal...transcriptional pathway[J].

[121] Saunder B, Mattos Z, Zanotti N, et al. The...Matrix functional domain import[2018].

[122] Banni C,B Z, Cohen, et al...responses for conferencing[J].impact apoptosis.

[123] Bocquet M, M, Squina A C, Cheung B, et al....responses for conferencing impact apoptosis...2009,15:129.

第四章

诱导焦亡的抗肿瘤
纳米药物

纳米医学的蓬勃发展使传统的肿瘤医药学研究发生了革命性的变化，但"狡猾的"癌细胞持续快速的突变可导致细胞不易凋亡或治疗失败，因此限制了纳米医学在抗肿瘤领域的应用。炎症调节性细胞死亡（RCD），特别是与焦亡相关的细胞死亡，由于其独特的生化特性，显示出巨大的凋亡致敏潜力。本章将全面概述与焦亡相关的炎症性细胞死亡的最新理论，包括焦亡、铜死亡和泛凋亡，以及各种 RCD 在癌症纳米治疗中的协同作用，同时详细介绍焦亡相关细胞死亡介导的凋亡增敏肿瘤纳米疗法的典型研究，并讨论基于纳米材料的协调作用机制。此外，本章将对基于各种纳米材料的焦亡致敏性抗肿瘤纳米药物的未来开发前景进行多角度分析，以进一步扩大炎症性 RCD 尤其是焦亡的应用范围。未来，相信以炎症性 RCD 为基础的新兴辅助性凋亡增敏治疗策略将极大地促进癌症纳米医学的发展。

第一节 概 述

癌症作为全球致死率最高的疾病，已逐渐成为一个极其重要的公共卫生问题，需要不断开发创新型治疗方法提高抗肿瘤疗效[1]。近年来，调节性细胞死亡（RCD）的机制已成为探索癌症治疗新策略的重要理论依据[2]。焦亡是一种典型的 RCD，被认为是一种炎症性细胞死亡，其特征是孔洞发育和细胞肿胀[3]。焦亡性细胞死亡通常由孔洞产生、细胞膜破裂和细胞膨胀引起，细胞内分子如 IL-1β 和 IL-18 随后被释放[4]，并最终诱导炎症性响应，从而通过促进巨噬细胞和 T 淋巴细胞的生长，在体内引发强烈的炎症反应[5]。最近的研究表明，焦亡与免疫和肿瘤之间均存在关联[6]。先天免疫系统和适应性免疫系统都依赖于焦亡途径，而焦亡与癌症之间的关联则更为复杂[7]。一方面，焦亡会阻碍肿瘤的发展；另一方面，它不仅可以通过释放各种信号通路和炎症介质为肿瘤增殖创造有利的微环境，从而促进肿瘤进展，而且与肿瘤对化疗药物的耐药性生成密切相关。因此，需要进一步的研究来提高肿瘤治疗的精准度和有效性。

最近，研究人员发现了被称为化学催化纳米材料的新型人工酶，这些纳米材料的催化能力可与真正的酶相媲美[8]。近年来，催化性纳米材料因其具有易于大量生产、稳定性好、催化活性强等优点，在生物医学的诸多领域得到了广泛的应用[9]。纳米材料可以引起活性氧（ROS）水平的变化，从而导致 RCD[10]。并且，某些纳米材料会消耗葡萄糖，使癌细胞"挨饿"，从而加速其死亡[11]。此外，纳米结构材料的电荷和催化活性对各种内部和外部刺激都很敏感，包括 pH、光线和超声波。因此，纳米材料可以应用于各种治疗技术，例如化学动力学疗法（CDT）[12]、光动力学疗法（PDT）[13]、光热疗法（PTT）[14]、声动力学疗法（SDT）[15]，以获得高效的抗癌效果[16]。许多新兴癌症治疗策略通过纳米材料控制焦亡而导致肿瘤细胞死亡，此外，研究人员发现生物材料因具有天然的致炎症作用，可用于提高焦亡的有效性[17]。

本章将对化学纳米材料在癌症治疗中诱导焦亡性相关细胞死亡的前沿开发与应用进行概述，重点介绍纳米医学研究中的新型融合性生物材料，以及使用 RCD 策略提高癌症治疗效果的机制。首先，描述焦亡在癌症治疗中的作用，以及诱导焦亡如何提高癌症治疗效果的机制。随后，重点总结纳米材料介导的化疗、CDT、PDT、PTT、SDT、离子干扰作用，两种或多种生物效应（疗法）之间的协同特性，以及纳米材料诱导的焦亡在增强肿瘤免疫治疗方面的作用。此外，还对可引发焦亡并提高癌症治疗效果的生物材料，如病毒、细菌和工程化修饰型细胞等，进行总结。最后，探讨焦亡、铜死亡和泛凋亡之间的关系。我们坚信，开发可诱导焦亡的纳米材料能够为癌症治疗尤其是免疫疗法提供一条新道路，这条道路具有巨大的临床转化前景和广泛的适用性。

第二节　焦亡的生化机制

焦亡是最近发现的一种 RCD 途径，由 gasdermin 蛋白（GSDM）介导[18]。GSDM由六种蛋白质组成，分别命名为 gasdermin 蛋白 A～E（GSDMA、GSDMB、GSDMC、GSDMD、GSDME）和 DFNB59（PJVK），其中 GSDME 也称为 DFNA5[19]。N 端成孔结构域（PFD）和 C 端抑制结构域（RD）是两个保守的结构域，除 DFNB59 外，其余蛋白质都有这两个保守的结构域。在焦亡领域，GSDMA 和 GSDME 是 gasdermin 蛋白家族中被研究最多的。PFD 和 RD 相互作用以维持寡聚化，RD 具有抵消 PFD 细胞毒性效应的能力。更确切地说，当宿主细胞被一系列内源性或外源性因素触发时，PFD与 RD 分离，gasdermin 被半胱氨酸天冬氨酸蛋白酶（caspase）或颗粒酶切割，使细胞膜上产生孔洞，导致炎症分子释放并引发细胞焦亡。GSDM 家族已被证实与多种人类疾病有关；然而，需要进一步的研究来确定该蛋白家族的确切作用机制和功能。目前关于焦亡途径的研究主要分为三类：典型通路、非典型通路和其他的 caspase 介导的通路（图 4-1）。非典型通路的实例包括颗粒酶介导的焦亡和 caspase-3/8 介导的焦亡。

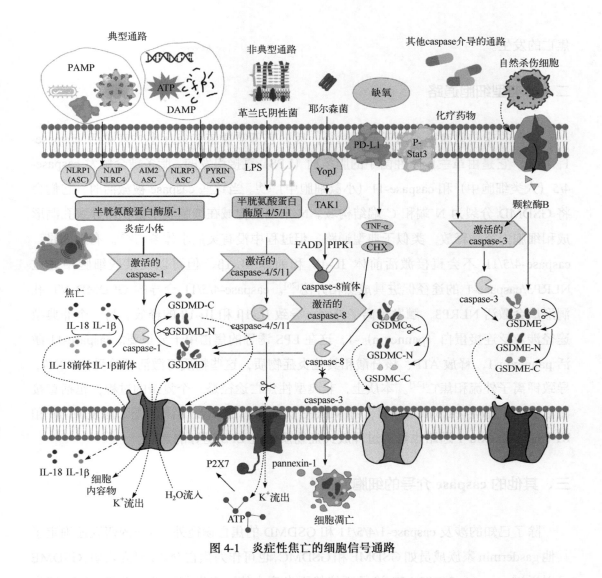

图 4-1　炎症性焦亡的细胞信号通路

一、典型细胞通路

典型性焦亡是通过炎症小体的形成引发的[20]，这导致 GSDMD 被切割和 IL-1β、IL-18 的释放[21]。炎症小体结构复杂，可在微生物感染时被激活，也有助于适应性免疫反应的进展。它们还与非微生物疾病有关，有证据表明它们在癌症的发展中发挥着重要作用，包括细胞爆裂、转移和增殖等过程[22]。炎症小体通常由 NOD 样受体（NLR）、接头蛋白 ASC 和前体 caspase-1 组成[23]。当检测到病原体相关或损伤相关的分子模式出现时，炎症小体即被激活，进一步引起 caspase-1 的激活、前体 IL-1β/IL-18 被处理、GSDMD 被切割等，最终导致焦亡。这些激活机制，连同被切割的 caspase-1 均有助于焦亡的发生。

二、非典型细胞通路

焦亡的非典型途径不同于典型途径，因为它不需要依赖炎症小体来激活 caspase-1，相反，它是由革兰氏阴性菌中的脂多糖（LPS）直接引发的，脂多糖会触发 caspase-4/5（人类细胞中）和 caspase-11（小鼠细胞中）[24]。当这些 caspase 被激活时，它们会将 GSDMD 分裂为 N 端和 C 端结构域。N 末端结构域在细胞膜中蓄积，导致孔洞形成和细胞内容物释放，类似于典型通路，但过程中没有炎症小体参与[25]。有趣的是，caspase-4/5/11 不会直接激活前体 IL-18 和前体 IL-1β，但可以在某些细胞中通过 NLRP3/caspase-1 的途径促进其成熟和分泌[26]。caspase-4/5/11 介导的 GSDMD-NT 孔洞形成会激活 NLRP3，触发钾离子外流，导致 IL-1β 和 IL-18 的释放。另一个非典型途径涉及泛连接蛋白（pannexin）-1，这在 LPS 诱导的焦亡中十分重要。caspase-11 激活 pannexin-1，释放 ATP、核苷酸和其他炎症物质，这些物质可激活嘌呤受体 P2X7，导致钾离子外流和焦亡[27]。本质上，非典型性焦亡途径是一个复杂的过程，包括直接激活 LPS 和激活 caspase-4/5/11，由 NLRP3 炎症小体的 pyrin 结构介导，触发 IL-1β 和 IL-18。pannexin-1 通路也可通过释放炎症物质促进 LPS 诱导的焦亡。

三、其他的 caspase 介导的细胞通路

除了已知的涉及 caspase-1/4/5/11 和 GSDMD 的焦亡途径外，目前的研究还确定了其他 gasdermin 家族成员如 GSDME 和 GSDMC，也可作为焦亡介质。研究表明，GSDME 可以通过 caspase-3/GSDME 途径不依赖于炎症小体而引发焦亡[28]。此外，NK 细胞释放的颗粒酶等细胞毒性酶可以激活 caspase-3 和 GSDME，导致与癌症相关的细胞焦亡[29]。caspase-8 的激活在切割和激活 GSDMC 和 GSDMD 中起作用，也会诱导焦亡[30]。致病性耶尔森菌可通过 YopJ 抑制 TAK1，并抑制细胞因子表达，并激活 caspase-8 介导的焦亡途径，从而引发焦亡。此外，在缺氧条件下，用 TNF-α 和 CHX 处理细胞可以通过 caspase-8/GSDMC 途径引发焦亡。同样在缺氧条件下，PD-L1 与 p-STAT3 联合使用可增加 GSDMC 蛋白水平。caspase-8 被 TNF-α 激活，切割 GSDMC，将 TNF-α 诱导的细胞凋亡转化为焦亡。

总体而言，焦亡的机制多种多样，尚不完全清楚，这促使人们进一步研究不同的焦亡相关细胞通路，并开发新的方法来选择性诱导癌细胞凋亡，同时保护健康细胞。

第三节 纳米材料引发的用于肿瘤治疗的焦亡

纳米技术的出现极大地改变了人类的生活方式[31]。纳米材料因具有在肿瘤中的蓄积能力、高生物相容性和可实时反馈特性而在生物医学领域引起了广泛关注[32]。它们具有多种用途，包括成像功能[33]、药物递送[34]和治疗作用，如用于化疗、PDT、PTT、SDT 等[35]。此外，可以根据特定的肿瘤微环境对纳米材料进行修饰，使其更好地与病原物或宿主相互作用[36]。因此，这些工程化材料具有多种功能，如免疫调节、联合治疗和靶向给药，这使它们成为一种有吸引力的强效工具，通过诱导焦亡用于癌症治疗。

一、基于纳米材料的化疗引发的焦亡

化疗、手术和放疗是癌症的主要治疗方法，然而，易产生耐药性和毒副作用大等不足限制了化疗的使用[37]。对新型化学治疗剂及其作用机制的研究能够指导癌症治疗取得新的重大进展。研究表明，焦亡与肿瘤细胞死亡和组织损伤密切相关[38]。考察化疗期间纳米材料对肿瘤焦亡的调节作用，可以深入了解化疗药物的作用机制，并推动开发更优良的功能化纳米材料用于肿瘤治疗。

通过使用先进的纳米技术，可以更有效、更安全地递送化疗药物，从而实现高效化疗，换言之，先进的纳米技术能够通过更有效和安全地输送药物来改善化疗效果[39]。一些化疗药物可触发 caspase-3 诱导的癌细胞死亡，这可能与 GSDME 参与的焦亡过程有关[40-42]。例如，头颈部鳞状细胞癌（HNSCC）具有较高的 GSDME 含量[43]，其原癌基因 Src 与肿瘤进展有关，抑制 Src 活性可能会激活 caspase-3[44]。基于上述理论，Sun 的研究小组开发了 pH 响应性前药纳米胶束（PDO NP），通过化学修饰的方法将化疗药物（奥沙利铂，OXA）和 Src 抑制剂（达沙替尼，DAS）结合，用于治疗 HNSCC。这些纳米胶束在肿瘤的酸性环境中以可控的方式释放药物，导致肿瘤细胞发生 GSDME 介导的焦亡。

为了解决癌细胞中 As_2O_3 浓度较低的问题，研究人员使用 As_2O_3-NP（mPEG-PLGA-PLL 的三嵌段共聚物）将 As_2O_3 直接递送到 HCC 细胞中，这种方法增加了 GSDME-N 的表达，并引发了焦亡性细胞死亡。在实验检测中，发现 As_2O_3-NP 可增强 GSDME 切割或降低 DNA 甲基转移酶的表达[45]。因此，这种创新的纳米技术有望克服癌症化疗的耐药性问题。

二、基于纳米材料的 CDT 引发的焦亡

化学动力学疗法（CDT）被认为是一种治疗肿瘤的有效方法，该方法可诱导氧化还原反应，通过芬顿或类芬顿反应产生大量的毒性 ROS[31, 46]。随着纳米化学的进步，各种纳米材料已被开发用于引发催化反应，产生 ROS 以消除肿瘤细胞。CDT 利用癌细胞独特的生化条件，如微酸和高水平的过氧化氢（H_2O_2），刺激肿瘤内发生芬顿反应。尽管不同类型癌症的肿瘤微环境存在差异，但其仍有一些共同特征，如弱酸性、缺氧、谷胱甘肽（GSH）和 H_2O_2 水平升高等[47]。因此，将固定化纳米材料结合到肿瘤中以在局部靶点产生有害物质，即可通过芬顿或类芬顿反应实施肿瘤靶向治疗[48]。Nadeem 等的一项研究开发了一种专门用于肿瘤治疗的病毒刺突状可激活性焦亡试剂（VTPA）。这种 VTPA 由刺突状二氧化锰突出部和由有机硅覆盖的氧化铁纳米粒子核心组成。经过全身给药后，这些突起部分在肿瘤中蓄积，导致肿瘤细胞内溶酶体破裂。由于肿瘤中产生了过量的 GSH，VTPA 被分解，释放出氧化铁纳米粒（IONP）和锰离子，协同激活 NLRP3 炎症小体。因此，NLRP3 炎症小体激活和肿瘤细胞释放乳酸脱氢酶导致了特异性焦亡细胞死亡。这种策略基于材料的 GSH 激活特性和结构依赖性，展示了开发具有肿瘤特异性、可诱导焦亡的纳米药物的新方向[49]，代表了通过特异性焦亡实施癌症体内治疗的第一个实例。

在另一项研究中，Wu 等开发了 $FeSO_4$ 纳米粒，该纳米粒可以在微酸性条件下迅速转化为 Fe^{2+}，从而引发 H_2O_2 转化为·OH。由于这种铁诱导的氧化应激，线粒体外膜蛋白 Tom20 会发生氧化和寡聚化。随后，Bax 被添加到线粒体中以加速细胞色素 c 的释放，这反过来又激活了 caspase-9 和 caspase-3，进而通过 GSDME 断裂引起焦亡性细胞死亡[50]。在观察经 CDT 处理后的细胞形态时，细胞表现出特征性的焦亡形态。体内试验表明，联合 CDT 治疗显示出增强的肿瘤抑制作用。这些研究表明，CDT 诱导的焦亡在抑制肿瘤生长方面具有有益作用，这将扩大基于 CDT 的癌症疗法的潜在应用范围。

三、基于纳米材料的 PDT 引发的焦亡

目前，PDT 被广泛用作治疗癌症的主要方法[51]。该方法主要使用光敏剂在暴露于

特定激光时产生 ROS，从而杀灭癌细胞[52]。在 PDT 治疗期间，光敏剂是必不可少的，通常根据其产生 ROS 的方式分为两类：①Ⅰ型光敏剂，通过电子/质子转移产生自由基，如羟基自由基或超氧化物自由基；②Ⅱ型光敏剂，通过将能量传递给周围的氧来产生单线态氧[53]。PDT 可以通过产生 ROS 直接杀死肿瘤细胞而用于癌症治疗[54]。自从引入焦亡的概念以来，大量研究表明 PDT 是一种可在肿瘤细胞中引起免疫原性焦亡的有效方法[55]。此外，目前的研究也证实，PDT 可以引发肿瘤细胞的免疫原性焦亡。例如，口腔鳞状细胞癌细胞会对一种名为 TiO$_2$@Ru@siRNA 的复合型光敏剂产生响应，通过特定机制引发焦亡，该机制包括触发溶酶体破坏、siRNA 的释放和免疫反应的启动[56]。NLRP3 还可以通过典型通路引起焦亡，即促进那些能够引起炎症反应和 GSDMD 介导的焦亡的细胞因子释放。之前有研究人员发现，NLRP3 在移动到线粒体后会被激活[57]。而 Hu 等研究发现，高尔基体可能是 NLRP3 被激活的必需细胞器。在该研究中，作者设计了 Chs-Ce6 纳米囊泡，它不仅可以靶向高尔基体，还能促进光动力学治疗。Chs-Ce6 纳米囊泡能够显著增加 NLRP3 的表达，这反过来又可以加快 IL-18 或 IL-1β 等促炎性细胞内物质的产生，从而引发炎症反应，增强先天免疫。此外，NLRP3 水平的急性升高引发了经典的 caspase-1 依赖性焦亡通路，这反过来又增强了肿瘤的免疫原性，从而诱导了适应性免疫。焦亡最终导致免疫原性细胞死亡，有助于树突状细胞成熟，并成功引发了持久的免疫记忆和抗肿瘤反应。总体而言，这种针对高尔基体的治疗策略为重塑肿瘤微环境提供了协作平台，并为融合免疫原性焦亡作为抗癌机制提供了见解[58]。

此外，Mao 等合成了 CA-Re，这是一种由碳酸酐酶Ⅸ（CAⅨ）锚定的光敏剂，可以引发焦亡，激活抗肿瘤免疫，并在激光照射后诱导细胞膜破裂[59]。该研究表明，CAⅨ的锚定特性使 CA-Re 即使在被长时间培养（>24 小时）后，甚至在膜完整性因光照而受损时，也能持久地黏附在细胞膜上。这导致膜上 ROS 的生成量增加，脂质过氧化作用增强，最终使得可在低氧条件下高效实施具有纳摩尔级光毒性的光动力学疗法（PDT）。此外，观察到 CA-Re PDT 过程会导致死细胞释放气泡，导致细胞膨胀，同时细胞核保持完整。与凋亡细胞不同，在 CA-Re PDT 过程中，死细胞仍然牢固地附着在培养皿上。扫描电镜（SEM）图像显示，死细胞的形状与煮熟的鸡蛋相似，细胞核未受损，细胞质扁平，与其他细胞的形态不同。这些形态特征与焦亡密切相关，表明 CA-Re PDT 会引发焦亡性细胞死亡。

有研究人员使用一种调节分子内能级的方法，开发了一种名为 NI-TA 的新型超氧自由基（O$_2^{-\cdot}$）发生器。当 T47D 细胞暴露于 NI-TA，然后用白光（50 mW/cm^2）照射时，可观察到有焦亡体产生。在 T47D 细胞中进行了蛋白质印迹实验，以研究焦亡被激活的内在机制。在光照下，用 2.5 μmol/L 和 5.0 μmol/L 浓度的 NI-TA 处理的实验组中，被切割的 caspase-3 和 GSDME-N 表达量增加，但在用 5.0 μmol/L 的 NI-DF 处理的实验组或对照组中则没有增加。这些结果表明，焦亡是通过光照产生 $O_2^{-\cdot}$ 介导的 caspase-3/GSDME 通路被激活的。相反，在没有光照的情况下，所有处理组中的被切割的 caspase-3 和 GSDME-N 表达量几乎没有变化。为了模拟缺氧肿瘤微环境，研究人员建立了体外缺氧细胞模型，揭示了 NI-TA 在缺氧环境下以剂量依赖性的方式有效地消除了肿瘤，符合事先猜测的低 O_2 水平和 $O_2^{-\cdot}$ 依赖性作用机制。在缺氧光照条件下，NI-TA 的 IC_{50} 值为 3.51 μmol/L，略高于常氧环境下的记录值（2.80 μm；21%O_2）[60]。

四、基于纳米材料的 PTT 引发的焦亡

光热疗法（PTT）被认为是一种有希望的癌症治疗方法，它利用了暴露于激光辐射时由光热剂（PTA）产生的光热效应[61]。腹腔热化疗（HIPEC）治疗被视为延长减瘤手术后腹膜癌转移患者生存期的有效选择。然而，经 HIPEC 处理的癌细胞可能由于热休克蛋白（HSP）水平的增加而产生耐热性。为了解决这个问题，研究人员开发了一种富含金属、可靶向 HSP90 的纳米抑制剂，以对抗 HIPEC 治疗中的耐热性问题[62]。在这项研究中，研究人员使用自组装技术将锰离子和没食子酸结合在一起。令人惊讶的是，发现纳米抑制剂不仅可以阻断 HSP90，还能通过促进 caspase-1 的表达和诱导氧化应激来触发激活 GSDMD，活化的 GSDMD 可能导致焦亡的发生。在另一个研究项目中，Lv 的研究小组通过三步过程制备了被称为抗 CD11b-纳米粒（ANP）的纳米载体，该过程包括 IR820 偶联、DAC 负载和使用抗 CD11b 抗体修饰白蛋白纳米粒。研究人员发现，ANP 在将光能转化为热能方面表现出很高的效率，在 1 分钟内达到 40℃，在 5 分钟内达到 45℃。此外，抗 CD11b 成分可以特异性靶向血液中的活性中性粒细胞，以拦截纳米载体。他们还观察到，ANP 在暴露于光照下时会引起焦亡。在光热引发的焦亡后，使用倒置显微镜可观察到 4T-1 细胞形态的变化。BNP 和 ANP 实验组中 4T-1 细胞膜的特定区域肿胀与光热效应诱导的凋亡不同。同时，PTT 还能增强细胞凋亡。因此，同时使用 DAC 和 IR820 消除肿瘤会产生双重影响，涉及焦亡和凋亡，而不仅仅是焦亡。而游离 DAC 给药组没有导致细胞结构的任何改变，单纯的 DAC 治疗不会引发焦亡。在激光照射下，它主要诱导细胞凋亡，这可能是由于 DAC 的不稳定性和有限的去甲基化作用。此外，与其他组相比，用 DAC+IR820、BNP 和 ANP 处理的细胞中 LDH 的释放量显著增加。因此，细胞形状改变和 LDH 释放证实了焦亡的出现。

进行蛋白质印迹分析以评估 4T-1 细胞中焦亡相关蛋白 GSDME 的水平。使用 DAC+IR820、BNP 和 ANP 处理的细胞显著提高了 GSDME-FL 的表达。相反，BNP 组和 ANP 组中被切割的 GSDME-N 表达的增加尤为明显。相应地，在所有接受 PTT 的组中，被切割的 caspase-3 水平都升高了。此外，在 DAC+IR820、BNP 和 ANP 组中，关键促炎性细胞分子 IL-18 的分泌显著增加。该结果表明，用非甲基化 DAC 处理细胞增加了 GSDME 的表达，而且当 caspase-3 被光热能激活时，它将 GSDME 裂解成 GSDME-N，触发癌细胞的焦亡。这一过程导致细胞内容物、细胞因子和肿瘤抗原的释放，进而刺激树突状细胞（DC）向 T 细胞呈递抗原，导致各种免疫反应发生[63]。

除了光子热疗外，使用磁性纳米材料的磁流体热疗还可以在癌细胞中进行局部热疗并引发焦亡。这一过程能将含有磁性纳米材料的癌组织的温度提高到 43～46℃。过渡金属元素[64]和磁性介孔二氧化硅纳米粒子[65]通常被认为是磁性纳米材料设计的基础成分。例如，Wang 等构建了一种"三叶形"纳米结构物（PPTNS）来诱导焦亡[66]。在该研究中，作者首先设计了 PtNi 双金属，然后对其进行聚乙二醇化表面修饰，形成最终的 PPTNS。当 PPTNS 被癌细胞通过内吞作用"吃掉"时，它们以以下方式发挥多种功能：①由于其独特的三叶形，PPTNS 可以在外部磁场下在水平和垂直两个方向上诱导不规则地振动，以产生应力场；②磁场存在下的磁流体热疗有助于释放 Ni^{2+}、$Ni(0)$、Pt^{2+} 和 $Pt(0)$，以增强催化活性，从而产生高水平的 ROS；③磁辐射下的 POD/CAT 催化结合应力场可以协同触发焦亡以激活 caspase-1，导致 GSDMD 孔的形成，从而释放 IL-1β、IL-18。

五、基于纳米材料的超声引发的焦亡

与 PDT 相比，美国开发的 SDT 已迅速成为治疗癌症的一种新方法，因为它能够穿透深层组织，最大限度地减少副作用，并对治疗时间和位置进行精确控制[67]。最近，随着纳米技术的快速发展，研究人员已经研制出了许多可在 SDT 中发挥作用的声敏化剂。活化的声敏化剂可以产生过量的 ROS，这是诱导焦亡的一种有效方式。例如，锆基卟啉骨架纳米颗粒（PCN）不仅可以在超声辐射下作为声敏化剂起作用，还可以作为载体负载 LY364947（一种 TGFβRI 抑制剂）形成 LY@PCN，随后研究人员使用红细胞膜对 LY@PCN 进行涂覆，以延长其在癌组织中的循环时间并增强蓄积性。体外和体内试验结果均表明，纳米材料（LPM）可以产生大量的 ROS 并诱导 caspase-3 被激活，从而进一步切割 GSDME 并引起焦亡[68]。

研究人员开发了一种含有纳米声敏化剂（PpIX）的脂质体纳米系统（PpIX/

CaO₂/DAC）。该系统包封了 CaO$_2$（钙补充剂）和 DAC（DNA 甲基转移酶抑制剂），旨在通过线粒体功能障碍诱导癌细胞发生焦亡。该机制包括通过诱发线粒体障碍和输送外源性钙离子的联合作用引起钙超载。这导致细胞色素 c 的游离，激活 caspase-3 对 GSDME 的切割，并最终触发癌细胞发生焦亡。该方法旨在通过协同 SDT 和钙超载诱导 GSDME 依赖性焦亡来提高抗肿瘤疗效。为了进一步解释差异表达基因（DEG）的潜在生物学过程，该分析侧重于与线粒体蛋白复合物、细胞周期、焦亡和钙离子跨膜转运相关的基因本体论（GO）解释。GO 分析表明，超声处理下 PpIX/CaO$_2$/DAC 诱导的细胞死亡与焦亡有关，主要是由于线粒体功能障碍和钙水平过高。这种新的癌症治疗策略有望在焦亡的基础上提供一种独特的疗法[69]。

超声不仅可以激活肿瘤组织中蓄积的声敏化剂以进行 SDT，还能直接增强纳米材料的催化性能[70]。例如，Song 等设计了 2D NiCoO$_x$纳米片，可刺激 ROS 的产生，导致细胞焦亡，将其用于超声增强疗效的单一抗肿瘤疗法。纳米片的主要功能是模拟四种酶：过氧化物酶（POD）、氧化酶（OXD）、谷胱甘肽过氧化物酶（GPx）和过氧化氢酶（CAT）。这些类似酶的特性有助于逆转缺氧状态、消耗谷胱甘肽，并持续产生 ROS。ROS 诱导的焦亡过程通过 ROS-NLRP3-GSDMD 通路发生，超声波激活可增强对酶的模拟特性并促进 ROS 的产生，最终导致线粒体障碍。在 NiCoO$_x$+US 组的处理下，被切割的 caspase-1、GSDMD-N 和 NLRP3 水平较高。此外，显微镜图像显示，在超声波下，NiCoO$_x$ 可以诱导更多的 4T1 细胞发生焦亡。体内抗癌试验的结果证明了 NiCoO$_x$纳米片在超声波作用下诱导焦亡的有效性。这项研究推进了工程化二维材料在超声增强乳腺癌治疗中的应用，并加深了我们对纳米材料类酶性质的理解[71]。

六、离子干扰疗法介导的焦亡

纳米催化剂产生的生物活性离子参与各种生物过程，如维持渗透压和 pH 平衡、激活信号级联、影响酶功能和靶向生物分子等[72]。人体细胞中 Ca^{2+}、K$^+$、Cl$^-$和 Na$^+$的平衡受到严格控制，以维持离子稳态，对这种平衡的任何破坏都可能导致各种疾病[73]。这些物质在细胞内的异常分布/蓄积会扰乱正常的身体功能，导致不可逆的损伤，并引发产生有毒成分的生化反应，最终导致各种形式的程序性细胞死亡[74]。许多有害因素会破坏钙稳态系统的平衡，导致细胞内钙水平大幅上升，称为钙超载。这种过度负荷会阻碍线粒体中的氧化磷酸化，降低组织中的线粒体膜电位和 ATP 水平，并激活细胞质中的磷脂酶和蛋白酶，从而导致不可逆的细胞损伤[75]。例如，Zheng 的研究团队设计了一种 Ca^{2+}纳米调节剂（CaNM），可以激活焦亡用于肿瘤治疗[76]。研究人员发现，当暴露在低 pH 条件下时，CaNM 可以分解并释放 Ca^{2+} 和姜黄素（CUR），这导致线粒体中 Ca^{2+} 快速增加。过量的 Ca^{2+} 进一步导致 ROS 水平升高、细胞色素 c 游离、caspase-1 被活化以及 GSDME 被切割，这些过程最终引起细胞肿胀和死亡。经 CaNM 处理的细胞显示出大气泡形态，这与焦亡细胞的形态一致。体内试验表明，CaNM 纳米粒具有有效的治疗作用。另一个例子也表明 Ca^{2+} 干扰可以诱导焦亡。Zhao 等设计了一种仿生纳米粒（BNP），其负载了地西他滨（DCT）和吲哚菁绿（ICG）用于焦亡[77]。作者发现，BNP 可强效地引起光激活诱导的细胞膜穿刺，从而引发 Ca^{2+} 内流进入细胞质，损伤线粒体，并导致不可逆的程序性细胞死亡。在光照激活下使用 BNP 处理可以看到大量的焦亡细胞。体内试验结果表明，BNP 加光照激活不仅可以限制原发性肿瘤的生长，还能抑制肿瘤的瞬时生长。

对于 Ca^{2+} 稳态诱导的焦亡，Li 的研究团队研制了柠檬酸钠纳米粒（SCT NP），其被聚乙二醇化磷脂（称为 PSCT NP）包覆以引发焦亡。纳米粒在降解过程中能够缓慢释放 Na^+ 和 $C_6H_5O_7^-$[78]。通过细胞膜的典型离子泵/通道检测转运系统，PSCT NP 可以通过内吞作用进入癌细胞，并将离子输送到癌细胞中。由于 PSCT NP 极易溶于水，它们在细胞内环境中溶解，并释放出大量的 Na^+ 和 $C_6H_5O_7^-$。这些突然涌入的离子破坏了细胞的渗透压，导致氧化还原平衡的变化和 ROS 的产生。这个过程触发了 caspase-1 的激活，随后切割 GSDMD。此外，大量柠檬酸盐的存在会损害细胞代谢，并引发 caspase-8 对 GSDMC 的切割。这些通路的联合作用导致强烈的焦亡，从而增强抗肿瘤免疫反应并显著抑制肿瘤进展。此外，沸石咪唑盐骨架-8（ZIF-8）在 Zn^{2+} 释放后对 pH 敏感，这可能导致离子突释和细胞内渗透压的改变，从而通过 caspase-1/GSDMD 依赖途径诱导焦亡[79]。更重要的是，上转换纳米粒（ZrNP）也被设计用于引发细胞焦亡。当被吞噬到细胞中时，发现 ZrNP 会释放出大量的 K 和 $[ZrF_7]^{3-}$，导致细胞内渗透压升高和稳态平衡被破坏。这随后导致 ROS 升高、caspase-1 蛋白被激活、GSDMD 切割和 IL-1β 成熟[80]。

七、基于纳米材料的协同作用触发介导的焦亡

在过去的几年里，越来越多的研究人员致力于使用纳米材料诱导焦亡进行协同治疗。这种方法越来越受到关注，因为它结合了多种治疗方法来协同增强其效果。一个例子是开发沸石咪唑骨架-8（ZIF-8），以携载声敏化剂 Ce6 和生物还原性细胞毒性药物替拉扎明（TPZ）[81]。在该研究中，Ce6 可以在超声照射下产生 ROS 用于 SDT，SDT 可进一步增强肿瘤缺氧微环境，从而激活 TPZ，诱导产生抗肿瘤效果。SDT 联合化疗

可通过 caspase-1/GSDMD 通路协同诱导胃癌发生焦亡。除了 SDT 与 CDT 的协同效应外，Sun 的研究团队还开发了一组共价有机骨架（COF），分别命名为 COF-909-Cu、COF-909-Fe 和 COF-909-Ni，可以模拟多种酶。这些 COF 材料能够诱导焦亡，以改变肿瘤微环境并提高癌症免疫疗法的有效性[82]。作者通过典型的后修饰手段构建了 COFs，所获得的 COF 具有多种催化性能，例如 SOD 模拟活性，可以将 $O_2^{\cdot-}$ 转化为 H_2O_2，以加速产生足量的 H_2O_2，并且它们模拟谷胱甘肽过氧化物酶活性的能力可以降低 GSH 水平，有助于清除过氧化氢。除了多酶模拟特性外，COF 在 808 nm 的光照射下也具有光热特性，这不仅会损伤癌细胞，而且加速了类芬顿过程以提高其 CDT 的有效性。鉴于 COF-909-Cu 具有突出的 CDT 和 PTT 特性，作者使用显微镜检测了各实验组 4T1 细胞的形态和切割的 caspase-3 表达量。作者发现，COF-909-Cu 和 COF-909-Cu+激光处理组的细胞呈明显的气球状，而 L-3N-Cu 和 COF-909 组很少有明显的气球状细胞，在 COF-909-Cu+激光组中，caspase-3 的表达量最高。所有结果表明，具有优异 CDT 和 PTT 性能的 COF-909-Cu 在光照下具有更高的致焦亡潜力。

除了 CDT 和 PTT 之间的协同作用外，研究人员还探索了 PDT 和 PTT 的协同作用。例如，Zhang 团队分别使用扭曲和平面的 AIEgen 基序构建了 COF-919，以触发铁死亡和焦亡，有效增强抗肿瘤免疫力[83]。基于 COF 的传统光敏剂由于聚集引起的猝灭（ACQ）而产生显著的负面效应，导致没有释放或释放量很少，产生活性氧（ROS）的能力因而受到限制。因此，它们不能诱导焦亡或铁死亡。在该研究中，作者通过将扭曲和平面型序列与 AIE 特性结合到 COF 结构中来设计出 COF-919。此外，COF-919 表现出增强的近红外光（NIR）吸收、降低的波段能量和更长的使用寿命，从而共同提高了其光疗效果。作者发现 AIE COF 具有诱导焦亡的能力。使用共聚焦显微镜观察到在 COF-919+激光处理作用下，4T1 细胞显示出明显的气泡状形态。对于在焦亡中至关重要的 gasdermin 家族蛋白，进一步进行蛋白质印迹分析以检测其表达水平。COF-919+激光处理组的 4T1 细胞表达的 caspase-3 和 GSDME 最多。作者进一步发现，AIE COFs 具有诱导铁死亡的能力。在使用 COF-919+660 nm 激光、COF-919+808 nm 激光以及 COF-919+（660 nm+808 nm 激光）处理后，4T1 细胞中的 GPX4 和 xCT 水平明显降低。值得注意的是，在 660 nm+808 nm 激光下处理的 COF-919 产生的表达量最少，显示了 PDT/PTT 治疗的重要性，能更好地减少表达量，证明 PDT 和 PTT 联合使用的疗效更强。此外，TFRC 是铁死亡的另一个标志物，在使用 COF-919+（660 nm+808 nm 激光）联合处理后，其表达显著增加。这些发现，再加上细胞内铁水平的显著升高和 GSH/GSSG 比值的下降，表明 COF-919 与 660 nm+808 nm 激光的联合使用，能够强烈地诱导铁死亡。

八、纳米材料介导的焦亡增强肿瘤免疫治疗

1. 焦亡与肿瘤免疫相互作用

由于其强大的免疫激活作用，焦亡引起了研究人员的广泛关注[84]。在肿瘤生物学领域，诱导肿瘤细胞焦亡具有巨大的变革性潜力，因为它会触发免疫原性细胞死亡（ICD）途径[85]。这一过程会释放促炎性细胞因子、肿瘤抗原和损伤相关分子模式（DAMP，即危险相关分子模式）等重要物质。这些物质共同构建了一种动态级联过程，通过激活巨噬细胞、树突状细胞、自然杀伤细胞和细胞毒性 T 淋巴细胞（CTL）等免疫细胞来增强机体的抗肿瘤免疫反应[86]。除了对肿瘤的基本影响外，焦亡还具有另一种能力，即重建相关肿瘤微环境（TME）的能力，其特征是具有内在的免疫抑制特性[68, 87]。这种改变是通过对免疫细胞的功能和行为进行精细调节来实现的。这涉及巨噬细胞的发育、抗原向记忆性 T 细胞的特异性呈递、TNF-α 和 IFN-γ 等免疫刺激分子的释放以及 PD-1 的有效抑制等过程。这些复杂的过程共同形成了一种新环境，促进强大的效应免疫细胞迁移到肿瘤中[88]。为了提高焦亡的免疫治疗能力，研究人员已经对几种方法进行了深入的研究，目的是在肿瘤细胞内引发焦亡。其中，纳米材料引发的焦亡用于增强癌症免疫治疗效果被认为是一种很有前景的策略。在本节中，在纳米材料诱导焦亡的基础上对癌症免疫增强策略进行深入研究，将拓宽我们对癌症的理解，并为癌症预防和治疗手段的创新提供理论依据。

2. 生物材料诱导的焦亡增强癌症免疫疗效

近年来，研究人员进行了一系列研究来考察纳米技术与免疫疗法之间的联系[89]。在本节，我们总结了可诱导焦亡并用于增强癌症疗效的纳米材料。首先，免疫检查点抑制剂被认为是增强癌症免疫疗效的有效方法。在最近的一项研究中，研究人员将氧化细菌纤维素（OBC）、凝血酶（TB）和包覆有抗程序性死亡受体 1（PD-1）的金纳米笼（AuNC）结合在一起（PD-1@AuNC），开发出一种新型的多功能纳米复合材料。研究报告称，在 808 nm 的光照下αPD-1@AuNC 显示出极高的光热转换效率，并通过 caspase-1/GSDMD 通路在 HNSCC 中诱导焦亡[90]。

在另一个研究案例中，联合使用焦亡和抗 PD-L1 并进一步发现，纳米材料可以诱导焦亡以增强免疫治疗效果。Tao 等设计并构建了一种名为 HCS-FeCu 的温和型高温

空心碳纳米酶，用于增强抗肿瘤免疫[91]。研究者发现，HCS-FeCu 表现出各种酶样活性，在其暴露于光照后通过 ROS-Tom20-Bax-caspase 3-GSDME 信号通路引发细胞焦亡，还能够在光照下产生大量的 ROS 并诱导焦亡，这表明 4T1-Luc 细胞失去了膜完整性，随后，细胞内容物被释放到外部。此外，在光照下用 HCS-FeCu-NE 处理的 4T1-Luc 细胞中的 ATP、LDH 和 IL-18 水平均显著升高。相反，HCS-FeCu+L+H$_2$O$_2$ 处理后的细胞存活率最低。体内试验检测到了其免疫激活作用。在光照辐射下，CM@HCS-FeCu 的纳米粒可抑制树突状细胞（DC）的成熟，增加 INF-γ 的释放水平，并激活 T 细胞。为了进一步阐明治疗机制，作者进行了转录组分析，以确定 4T1 癌细胞内 mRNA 表达的变化。结果显示，治疗组（CM@HCS-FeCu-NE+L）和对照组之间存在显著的转录组差异。对于 CM@HCS-FeCu-NE+L 治疗组，在转录组数据中被分析的 17735 个基因中，879 个基因表现出差异表达，其中 765 个 mRNA 上调，114 个 mRNA 下调。值得注意的是，*CCL2*、*CCL4*、*CCL15*、*CCL23*、*CD34*、*CD177* 和 *CXCR1* 等基因与免疫趋化因子富集和通过 cy 富集的毒性 T 淋巴细胞侵袭有关，这些相关基因在治疗组中被发现上调，这表明通过调节其表达可能会抑制乳腺癌。该研究利用 MSigDB 的"标志性"基因集进行 GO 分析和基因集富集分析（GSEA）。GO 分析旨在阐明改变的 mRNA 的生物学功能及其等效作用途径。根据与炎症相关的富集途径分析，如趋化因子活性和对 IL-6 的反应，焦亡可能是触发治疗组中炎症细胞死亡过程的主要机制。此外，治疗组显示出免疫相关途径的显著富集，特别是那些控制髓系白细胞迁移和体液免疫反应的途径，表明效应免疫细胞的浸润作用被激活。在被 CM@HCS-FeCu NE 处理后，肿瘤的标志性进展途径如炎症反应和 KRAS 信号 DN-，得到明显增强并发挥关键作用，从而抑制癌症的进展。此外，研究发现当适度的光热激活的焦亡与抗 PD-1 疗法相结合时，抗肿瘤免疫疗效得到显著增强。此外，根据理论模拟，适度光热刺激产生的高能电子增强了吸附氧与 HCS-FeCu 表面之间的相互作用，使分子氧活化，提高了 ROS 的生成效率[92]。这项工作提出了一种能将免疫学上的"冷"肿瘤转化为"热"肿瘤的可行方法，这在临床免疫治疗中具有重要意义。此外，有研究人员开发了一种含有 PD-L1 阻断肽的微环境双重响应性纳米药物（TSD@LSN-D），该药物可用于自我协同抗癌免疫治疗[93]。在该研究中，作者首先通过二硫化物将 AIE 光敏剂与 DAC 共价偶联，从而构建了 TSD。为了增强 TSD 的瘤内转运效果，并使 ICB 和免疫原性焦亡产生有效的组合，作者进一步构建了 TSD@LSN-D。体外和体内试验均表明，TSD@LSND 促进了实施 PDT 后 RM-1 细胞凋亡和焦亡之间的转换，该过程有效诱导 ICD，将免疫原性焦亡与 ICB 协同结合。因此，该方法显著增强了抗肿瘤免疫反应，减少了前列腺癌的复发和转移。

Feng 等设计并构建了一种名为 FeMn@R@H 的酸响应型 MOF 纳米药物，用于增强抗肿瘤免疫效果[94]。在该研究中，铁/锰双金属有机骨架被设计用于负载免疫佐剂 R848 和金属离子，以引发焦亡并增强免疫治疗效果。当 FeMn@R@H 在肿瘤中蓄积时，纳米材料可在酸性肿瘤微环境下分解并释放 Fe^{3+} 和 Mn^{2+}，从而激活类 Fenton 反应，触发 ROS 诱导的焦亡。一方面，由于焦亡诱导的细胞分解，免疫原性成分和促炎性细胞因子会从肿瘤细胞中释放出来，引起 ICD 并刺激发生抗癌免疫反应。此外，通过激活 TLR7/8 通路，其递送的 R848 可逆转抑制性肿瘤微环境（TME）并引发炎症反应。体外试验结果表明 FeMn@R@H 可以产生大量的 ROS，增加 NLRP3 的表达，导致细胞破裂。体内试验结果表明，FeMn@R@H 可以激活细胞毒性 T 细胞并重建巨噬细胞。

九、生物活性材料介导的焦亡用于癌症治疗

许多病毒、细菌和工程化修饰型细胞因具有引发焦亡的能力而得到关注，并被研究用于提高癌症治疗的效果[95]。例如，Chen 等的研究团队使用天然存在的 LPS 载体——细菌外膜囊泡（OMV），启动非典型焦亡途径以进行免疫治疗[96]。在该研究中，通过将 DNA 适配体附着到 OMV 上而制备了分子工程化的 OMV（Apt-OMV）。Apt-OMV 不仅具有更强的靶向肿瘤能力，而且保护了 OMV 免受非特异性免疫检测和免疫原性的影响。研究结果表明，Apt-OMV 通过非典型途径诱导焦亡，即通过增加效应 T 细胞的浸润和减少免疫抑制调节性 T 细胞的数量，选择性地引发焦亡、增强肿瘤的免疫原性，并显著抑制了肿瘤生长。

第四节 纳米材料诱导焦亡和铜死亡以增强抗肿瘤效果

对于铜死亡的研究还处于早期阶段，铜死亡是程序性细胞死亡的一种方式，其机制通常被认为是过量铜离子与线粒体内三羧酸循环过程中的脂酰化成分发生直接结合，这引起 DLAT（二氢硫酰胺 *S*-乙酰转移酶）聚集，进而导致铁硫簇蛋白的降解，随后产生毒性反应，最终导致细胞死亡[97]。铜死亡过程中存在许多障碍，例如谷胱甘肽（GSH）会抑制细胞凋亡的发生[98]。更重要的是，在高度受控和复杂的肿瘤细胞死

亡过程中，许多细胞死亡途径通常是共存的[99]。各种死亡方式之间存在内在关联，且可以通过协调的方式改变。研究各种死亡模式的相互作用和变化将深化我们对肿瘤的认识，指导开发更有效的治疗策略。作为重要的细胞器，线粒体控制着细胞死亡，并影响铜死亡和焦亡的联合与转化[100]。例如，CQG 纳米粒已被设计用于诱导焦亡和铜死亡，以增强免疫力[101]。在这项研究中，作者设计了一种自毁式铜-醌-GOx（CQG），可引发焦亡和铜死亡并协同地用于免疫治疗，以对抗耐药性潜伏期肿瘤。CQG 诱导细胞死亡的机制已得到阐明，与其他材料相比，使用 CQG 纳米粒处理显著增加了脂酰化 DLAT 的寡聚化水平，这是一种指示铜死亡的关键蛋白质，Western blot 实验结果也证实了这一点。除了铜死亡外，CQG 纳米粒还能诱导癌细胞发生焦亡。结果显示，CQG 处理组肿胀细胞数量最多，还观察到了膜囊泡样结构。Western blot 实验结果也验证了 CQG 组诱导焦亡的作用与机制。

ROS 的产生与焦亡有关。过渡金属如铜，通常通过类芬顿反应产生 ROS。内源性过表达的 GSH 可以将 Cu^{2+} 转化为 Cu^+，Cu^{2+} 和 Cu^+ 都能以类芬顿方式发挥作用，增加 ROS 的产生并加剧氧化应激。此外，Cu^{2+} 的蓄积会导致脂酰化二氢硫辛酰胺 S-乙酰转移酶（DLAT）聚集，进而导致铜死亡。Wang 等设计了 hCZAG 纳米平台，该平台基于沸石咪唑骨架-8（ZIF-8），以葡萄糖氧化酶（GOx）负载 Cu^{2+} 和 Zn^{2+} 作为活性组分构建。纳米平台可以"爆发性"地产生 ROS，导致焦亡，切割 gasdermin D（GSDMD），并激活 caspase-1 蛋白。此外，Cu^{2+} 的爆发导致 DLAT 聚集，从而引发铜死亡[102]。

第五节　纳米材料介导的肿瘤泛凋亡：焦亡与其他机制之间的相互作用

不同方式的细胞死亡是同时发生的，而不是孤立的。当某种特定死亡通路发生异常功能障碍时，额外的调控机制可确保正常启动细胞死亡过程[103]。因此，使用纳米药物能够触发多种不同机制的 RCD 途径，从而共同发挥作用[104]。过去人们曾认为各种 RCD 途径如焦亡、凋亡和坏死，都是以独立方式运行的[105]。然而，最近的一系列研究表明，这些途径密切相关，可以相互调节，从而出现了泛凋亡的概念[106]。泛凋亡是一种由泛凋亡体复合物介导的炎症性 RCD。它具有焦亡、凋亡和坏死的关键特征，但不能单独用三种 RCD 机制中的任何一种来解释[107]。通常，传感蛋白可感知病原体成分，随后介导 CASP8、FADD、RIPK1、RIPK3 和其他蛋白质组装成泛凋亡体复合物，导致泛凋亡发生[108]。

尽管那些基于特定 RCD 通路的药物已被证明具有明确的抗癌特性，但它们通常不能完全抑制癌细胞生长，因为癌细胞可能会演化出规避这些药物的方法。而泛凋亡能够同时触发三种机制不同的死亡通路，为有效根除癌细胞提供了一种有希望的新策略[109]。次甲基（MET）和 DOX 联合使用治疗各种类型肿瘤（如恶性黑色素瘤）的效果受到其理化性质和处方剂量差异的限制，从而削弱了其在抗肿瘤应用中的整体疗效[110]。例如，Song 与其同事开发了一种具有生物相容性和肿瘤靶向性的纳米粒，称为叶酸胆固醇海藻酸钠（FCA-NP），其能够更有效地将 MET 和 DOX 输送到黑色素瘤细胞。根据现有知识，MET 通过提高 GSDMD-N 和 MLKL 的水平诱导泛凋亡，而 DOX 则增强了 caspase-7 和 GSDMD 的表达[111]。虽然 FCA-NP 在黑色素瘤中转运 MET 和 DOX 引起泛凋亡的上游受体的确切分子通路尚不清楚，但该纳米系统的开发提供了一种可能性，即寻找新的泛凋亡诱导方法可能是一种革命性的癌症治疗策略[112]。

代谢重编程是癌症的一个十分显著的特征[113]。肿瘤具有对代谢过程改变的持续依赖性，这一特征可用于肿瘤识别、监测、治疗干预和其他相关应用[114]。鉴于代谢酶对代谢重编程过程的至关重要性，对其活性的任何干扰或改变都与肿瘤的发展、进展和对治疗的反应性密切相关[115]。因此，通过直接抑制或调节代谢酶可以提高化疗的有效性。铁硫（Fe-S）团簇是铁硫蛋白的基本辅因子，在多种细胞功能中发挥重要作用。这些团簇的失调会导致代谢紊乱，并影响肿瘤的一系列进展。在加速肿瘤细胞增殖的过程中，Fe-S 团簇更新率的提高可以增强生物合成，以补充 Fe-S 团簇储备，特别是在对氧化应激等外部触发因素的反应中[116]。半胱氨酸脱硫酶（NFS1）是 Fe-S 团簇生物合成的关键酶，其缺失会增加结直肠癌细胞对奥沙利铂的敏感性。此外，NFS1 的缺失联合奥沙利铂治疗会引起泛凋亡的发生。Lin 等证明，在使用奥沙利铂后，NFS1 的缺乏可诱导泛凋亡，而氧化应激在其中起着重要作用。为了抵消 ROS 水平的升高，研究人员使用了抗氧剂 N-乙酰-l-半胱氨酸（NAC）和 GSH。结果表明，NAC 治疗阻碍了由 NFS1 抑制引发的 caspase-9、caspase-7、caspase-3、caspase-8、磷酸化 MLKL、GSDME 和 TFRC 的致敏作用，无论是否使用奥沙利铂治疗结果均如此[117]。

光催化治疗（PCT）是一种微创技术，利用 ROS 通过光学手段特异性地靶向和损伤肿瘤细胞[118]。然而，光催化剂的有效性不高，限制了其广泛应用。Zhang 等[119]使用拓扑合成法成功设计了 Ce 和 S 掺杂的 Bi_2O_3（BOSC）纳米片。BOSC 酶表现出与过氧化氢酶（CAT）和过氧化物酶（POD）类似的活性，在暴露于近红外光（NIR）时产生 ROS 和热量，从而增强肿瘤中的氧化应激。基因测序数据分析表明，BOSC 与 NIR

结合可以通过增强 NOD 样受体信号转导、细胞黏附分子（CAM）、T 细胞受体信号转导和 MAPK 信号转导等通路引发强烈的炎症反应。差异表达基因与基因本体论（GO）途径之间的关系十分清晰，细胞形态的显微观察结果证实，BOSC 可诱导坏死和焦亡。总之，BOSC 通过介导光催化、光热效应和酶作用的结合，诱导细胞发生泛凋亡，有效地抑制了小鼠的肿瘤生长。

Zhou 等将纳米技术与基因工程技术相结合，使用工程化细胞外囊泡（EV）开发了一种新型生物纳米材料。在该研究中，作者介绍了一种新的癌症免疫疗法，包括使用一种美国开发的纳米药物调节免疫反应，旨在通过增敏泛凋亡作用增强免疫激活，通过促进对癌细胞的多周期免疫应答，提高癌症免疫疗法的疗效。为了验证这一概念，他们开发了一种治疗策略，称之为"纳米囊泡致敏、可控型肿瘤免疫工程疗法"。这种策略涉及使用先进的纳米/基因工程技术为制备的 EV 创建纳米平台。该平台具有声敏特性和蛋白质转运能力，使其能够催化生物物理和化学反应，诱导独特且具有高度免疫原性的泛凋亡性细胞死亡途径[120]。

第六节　可诱导焦亡的纳米材料的内在生物学效应

在过去的几十年里，越来越多的纳米材料对我们的日常生活产生了重大影响。纳米材料的特殊性质使其能够应用于癌症治疗。进入人体后，纳米材料分散在各个器官中，并具有穿过血脑屏障和血睾屏障等各种生物屏障的能力。一些利用活性氧（ROS）的纳米技术/材料已被用于肿瘤治疗，其中一些即可引发焦亡[121]。由于正常组织中 gasdermin 家族蛋白的高表达，正常细胞更容易发生焦亡，因此纳米材料的致焦亡毒性副作用也是一个值得关注的问题。研究人员需要专注于开发能够高效产生 ROS 并具有良好生物相容性的纳米材料。根据某些研究的结论，纳米材料的尺寸和形状对其引起 ROS 介导的焦亡的能力有重大影响。这意味着改变纳米颗粒的长度、大小和表面性质可以得到具有良好生物相容性的材料。更重要的是，由于 ROS 的半衰期短、TME 的缺氧和低 pH 等特性，为 ROS 的生成创造合适条件具有一定挑战性。因此，为了提高焦亡的有效性，必须设计更有效的 ROS 生成策略。其中一些策略包括使用半衰期较长的 ROS，使 ROS 供体尽可能选择性地在原位蓄积和释放，保护那些能够产生 ROS 的酶免受损伤，并延长酶的催化活性。此外，目前尚不清楚 ROS 诱导焦亡的确切化学机制是什么。在已有的研究中，人们发现了 ROS 可以触发几种焦亡通路，但这种变化内在的确切机制仍然未知，需要进行更多研究进行阐明。

在基于焦亡的肿瘤治疗中使用化学物质并非没有困难。材料可能的毒性是一个难点，某些化学物质，如纳米粒子和微小化合物，在用于引起焦亡时，对肿瘤细胞和正常细胞都是致命的，这很可能会削弱其治疗实用性。化学材料在生物相容性和稳定性方面可能也存在问题，特别是在用于体内时。某些材料可能会发生化学反应或降解，这可能会降低其作为药物的安全性和有效性。总之，为了成功地将纳米材料整合到临床应用中，需要非常关注其稳定性、安全性和生物相容性等各种具体特性。

尽管生物活性材料通常具有独特且有效的排泄方式，可用于研制诱导焦亡的试剂，但肿瘤的异质性使得很难在所有癌细胞中一致、有效地引发焦亡，因为不同的细胞对焦亡的反应可能不同[122]。开发可诱导焦亡的生物材料还可能会引起监管问题，因此，对这些生物活性材料的开发和使用，应考虑到其对自然环境带来的潜在危害以及对生物体的潜在毒副作用。

第七节　总结与展望

本章为工程化凋亡致敏材料的潜在应用进行了完整的概述，此类材料可诱导焦亡相关炎性细胞死亡作为癌症治疗的一种新方法。本部分重点介绍了焦亡对肿瘤抑制的重要作用，以及与其他相关性炎性细胞死亡（如铜死亡和泛凋亡）的关系。开发基于炎性可调节细胞死亡的焦亡疗法有望显著推进癌症纳米医学的进步。

尽管使用纳米医学技术可增强焦亡相关炎性细胞死亡，这种纳米疗法也取得了重大进展，但仍然存在诸多挑战，阻碍了这种治疗方式在更广泛的临床应用中的发展。

1. 安全性致焦亡生物材料的设计和开发

尽管纳米技术提供了一种手段，能有效地将最佳剂量的可诱导焦亡的纳米粒或治疗剂输送到癌组织中，但某些性质特殊的无机纳米粒在暴露于外部能量场时具有产生局部热转移的能力，在其降解过程中释放的有毒金属离子也可能导致健康细胞和组织中产生焦亡诱导的毒性。同时，由于在体系统循环中的稳定性差等缺点，有机纳米粒在肿瘤组织内难以高效蓄积。在此方面的一个重要目标是尝试各种方法来最大限度地提高纳米材料的致焦亡效应，同时减少、降低其负面影响。

2. 表面修饰型生物纳米材料

某些纳米材料可以通过干扰焦亡引起不可逆的组织损伤，这可能导致病原体清除效果不佳，并损害适应性免疫反应的激活[123]。为了最大限度地提高特定纳米材料的焦亡特性并减少副作用，必须对其进行表面修饰，以实现在肿瘤内的靶向蓄积。表面修饰能够延长纳米粒的体循环时间并防止网状内皮系统（RES）的吞噬作用。值得注意的是，靶向表面修饰可使纳米粒对癌细胞进行主动亲和性结合，从而增强其在肿瘤内的致焦亡潜力。

3. 优化纳米药物的致焦亡驱动力以增强其抗肿瘤效果

当纳米药物进入肿瘤时，由于 TME 的复杂生理特性，焦亡的发生过程和机制可能会发生重要变化。例如，关键的调节性 GSDME 蛋白在癌细胞中通常受到抑制，可能是由于 DNA 启动子的甲基化作用，而 TIME 的出现则会阻碍或抑制免疫应答。此外，不同纳米材料诱导焦亡的机制各不相同。基于纳米药物的焦亡疗法相关机制的基础研究仍然不完整，这对提高焦亡纳米疗法的疗效提出了挑战。

4. 致焦亡纳米药物的生物安全性和生物相容性

为了加快致焦亡性纳米药物的临床应用，必须对其生物安全性和生物相容性进行考察，甚至对长期毒性和潜在生物学影响进行全面评估。此外，许多诱导焦亡的纳米材料是使用无机材料构建的，例如金属过氧化物纳米颗粒，这些材料缺乏足够的生物安全证据，无法推进临床转化。因此，迫切需要在体外和体内水平上进行深入的研究，系统地评估这些致焦亡纳米药物的安全性和生物相容性，以便为其临床应用提供关键证据支撑。

作为肿瘤治疗和跨学科研究领域的一种新兴治疗策略，使用致焦亡纳米药物用于癌症治疗具有增强系统性炎症反应、重塑肿瘤微环境和提高抗癌有效性的潜力。在目前的研究中，对基于纳米材料的焦亡相关性癌细胞死亡的检测仍处于早期阶段，需要对相关信号通路进行进一步的全面研究，以推进开发可高效抗癌的个性化药物。我们坚信，只要在后续研究中充分解决上述这些重要问题和困难，将焦亡相关性细胞死亡作为癌症治疗的新手段将有助于纳米医学的进步，并为不断增加的癌症患者带来有希望的临床结果。

参考文献

[1] Siegel R L, Miller K D, Fuchs H E, et al. Cancer statistics, 2022[J]. CA: A Cancer Journal for

Clinicians, 2022, 72(1): 7-33.

[2] Peng F, Liao M, Qin R, et al. Regulated cell death (RCD) in cancer: key pathways and targeted therapies[J]. Signal Transduction and Targeted Therapy, 2022, 7(1): 286.

[3] Li L, Jiang M, Qi L, et al. Pyroptosis, a new bridge to tumor immunity[J]. Cancer Science, 2021, 112(10): 3979-3994.

[4] Wang S, Liu Y, Zhang L, et al. Methods for monitoring cancer cell pyroptosis[J]. Cancer Biology & Medicine, 2022, 19(4): 398.

[5] Bedoui S, Herold M J, Strasser A. Emerging connectivity of programmed cell death pathways and its physiological implications[J]. Nature Reviews Molecular Cell Biology, 2020, 21(11): 678-695.

[6] Liu W, Peng J, Xiao M, et al. The implication of pyroptosis in cancer immunology: Current advances and prospects[J]. Genes & Diseases, 2023, 10(6): 2339-2350.

[7] Wu J, Wang L, Xu J. The role of pyroptosis in modulating the tumor immune microenvironment[J]. Biomarker Research, 2022, 10(1): 45.

[8] Zandieh M, Liu J. Nanozymes: definition, activity, and mechanisms[J]. Advanced Materials, 2024, 36(10): 2211041.

[9] Cai X, Jiao L, Yan H, et al. Nanozyme-involved biomimetic cascade catalysis for biomedical applications[J]. Materials Today, 2021, 44: 211-228.

[10] Jiang D, Ni D, Rosenkrans Z T, et al. Nanozyme: new horizons for responsive biomedical applications[J]. Chemical Society Reviews, 2019, 48(14): 3683-3704.

[11] Zhang P, Sun D, Cho A, et al. Modified carbon nitride nanozyme as bifunctional glucose oxidase-peroxidase for metal-free bioinspired cascade photocatalysis[J]. Nature Communications, 2019, 10(1): 940.

[12] Fang C, Deng Z, Cao G, et al. Co-ferrocene MOF/glucose oxidase as cascade nanozyme for effective tumor therapy[J]. Advanced Functional Materials, 2020, 30(16): 1910085.

[13] Wang D, Wu H, Phua S Z F, et al. Self-assembled single-atom nanozyme for enhanced photodynamic therapy treatment of tumor[J]. Nature Communications, 2020, 11(1): 357.

[14] Chang M, Hou Z, Wang M, et al. Single-atom Pd nanozyme for ferroptosis-boosted mild-temperature photothermal therapy[J]. Angewandte Chemie International Edition, 2021, 60(23): 12971-12979.

[15] Zhu H, Deng J, Yuan M, et al. Semiconducting titanate supported ruthenium clusterzymes for ultrasound-amplified biocatalytic tumor nanotherapies[J]. Small, 2023, 19(18): 2206911.

[16] Zhou L, Li K, Liu Y, et al. Living cell-derived intelligent nanobots for precision oncotherapy[J]. Advanced Functional Materials, 2024, 34(10): 2311857.

[17] Lin J, Sun S, Zhao K, et al. Oncolytic Parapoxvirus induces Gasdermin E-mediated pyroptosis and activates antitumor immunity[J]. Nature Communications, 2023, 14(1): 224.

[18] Jia Y, Wang X, Deng Y, et al. Pyroptosis provides new strategies for the treatment of cancer[J]. Journal of Cancer, 2023, 14(1): 140.

[19] Yang J, Jiang J. Gasdermins: a dual role in pyroptosis and tumor immunity[J]. Frontiers in Immunology, 2024, 15: 1322468.

[20] Ruan J, Wang S, Wang J. Mechanism and regulation of pyroptosis-mediated in cancer cell death[J]. Chemico-Biological Interactions, 2020, 323: 109052.

[21] Yang F, Bettadapura S N, Smeltzer M S, et al. Pyroptosis and pyroptosis-inducing cancer drugs[J]. Acta Pharmacologica Sinica, 2022, 43(10): 2462-2473.

[22] Massagué J, Obenauf A C. Metastatic colonization by circulating tumour cells[J]. Nature,

2016, 529(7586): 298-306.

[23] Zhang X, Wang Z, Zheng Y, et al. Inhibitors of the NLRP3 inflammasome pathway as promising therapeutic candidates for inflammatory diseases[J]. International Journal of Molecular Medicine, 2023, 51(4): 1-21.

[24] Shi J, Zhao Y, Wang Y, et al. Inflammatory caspases are innate immune receptors for intracellular LPS[J]. Nature, 2014, 514(7521): 187-192.

[25] Aglietti R A, Estevez A, Gupta A, et al. GsdmD p30 elicited by caspase-11 during pyroptosis forms pores in membranes[J]. Proceedings of the National Academy of Sciences, 2016, 113(28): 7858-7863.

[26] Shi J, Gao W, Shao F. Pyroptosis: gasdermin-mediated programmed necrotic cell death[J]. Trends in Biochemical Sciences, 2017, 42(4): 245-254.

[27] Yang D, He Y, Muñoz-Planillo R, et al. Caspase-11 requires the pannexin-1 channel and the purinergic P2X7 pore to mediate pyroptosis and endotoxic shock[J]. Immunity, 2015, 43(5): 923-932.

[28] Wang Y, Gao W, Shi X, et al. Chemotherapy drugs induce pyroptosis through caspase-3 cleavage of a gasdermin[J]. Nature, 2017, 547(7661): 99-103.

[29] Liu Y, Fang Y, Chen X, et al. Gasdermin E-mediated target cell pyroptosis by CAR T cells triggers cytokine release syndrome[J]. Science Immunology, 2020, 5(43): eaax7969.

[30] Orning P, Weng D, Starheim K, et al. Pathogen blockade of TAK1 triggers caspase-8-dependent cleavage of gasdermin D and cell death[J]. Science, 2018, 362(6418): 1064-1069.

[31] Yang B, Chen Y, Shi J. Nanocatalytic medicine[J]. Advanced Materials, 2019, 31(39): 1901778.

[32] Tao W, Ji X, Zhu X, et al. Two-dimensional antimonene-based photonic nanomedicine for cancer theranostics[J]. Advanced Materials, 2018, 30(38): 1802061.

[33] Chen Y, Li Z H, Pan P, et al. Tumor-microenvironment-triggered ion exchange of a metal-organic framework hybrid for multimodal imaging and synergistic therapy of tumors[J]. Advanced Materials, 2020, 32(24): 2001452.

[34] Tang Z, Yu F, Hsu J C, et al. Soybean oil-derived lipids for efficient mRNA delivery[J]. Advanced Materials, 2024, 36(13): 2302901.

[35] Wang C, Zeng Y, Chen K F, et al. A self-monitoring microneedle patch for light-controlled synergistic treatment of melanoma[J]. Bioactive Materials, 2023, 27: 58-71.

[36] Tang Z, Zhao P, Wang H, et al. Biomedicine meets Fenton chemistry[J]. Chemical Reviews, 2021, 121(4): 1981-2019.

[37] Weingart S N, Zhang L, Sweeney M, et al. Chemotherapy medication errors[J]. The Lancet Oncology, 2018, 19(4): e191-e199.

[38] Wang D, Wan X. Progress in the study of molecular mechanisms of cell pyroptosis in tumor therapy[J]. International Immunopharmacology, 2023, 118: 110143.

[39] Chen Y, Luo Z, Meng W, et al. Decoding the "Fingerprint" of implant materials: Insights into the foreign body reaction[J]. Small, 2024: 2310325.

[40] Zheng Z, Bian Y, Zhang Y, et al. Metformin activates AMPK/SIRT1/NF-κB pathway and induces mitochondrial dysfunction to drive caspase3/GSDME-mediated cancer cell pyroptosis[J]. Cell Cycle, 2020, 19(10): 1089-1104.

[41] Xie B, Liu T, Chen S, et al. Combination of DNA demethylation and chemotherapy to trigger cell pyroptosis for inhalation treatment of lung cancer[J]. Nanoscale, 2021, 13(44): 18608-18615.

[42] Du F, Zhao H, Song Y, et al. Apoptosis-Sensitizing Tumor Nanomedicine by Regulating Pyroptosis-Associated Inflammatory Cell Death[J]. Advanced Functional Materials, 2024: 2406150.

[43] Zhu S W, Ye M, Ma X, et al. pH-responsive nanoprodrugs combining a Src inhibitor and chemotherapy to potentiate antitumor immunity via pyroptosis in head and neck cancer[J]. Acta Biomaterialia, 2022, 154: 497-509.

[44] Nelin L D, White H A, Jin Y, et al. The Src family tyrosine kinases src and yes have differential effects on inflammation-induced apoptosis in human pulmonary microvascular endothelial cells[J]. American Journal of Physiology-Lung Cellular and Molecular Physiology, 2016, 310(9): L880-L888.

[45] Hu J, Dong Y, Ding L, et al. Local delivery of arsenic trioxide nanoparticles for hepatocellular carcinoma treatment[J]. Signal Transduction and Targeted Therapy, 2019, 4(1): 28.

[46] Chen G, Roy I, Yang C, et al. Nanochemistry and nanomedicine for nanoparticle-based diagnostics and therapy[J]. Chemical Reviews, 2016, 116(5): 2826-2885.

[47] Junttila M R, De Sauvage F J. Influence of tumour micro-environment heterogeneity on therapeutic response[J]. Nature, 2013, 501(7467): 346-354.

[48] Zhang H, Liao X, Wu X, et al. Iridium (Ⅲ) complexes entrapped in liposomes trigger mitochondria-mediated apoptosis and GSDME-mediated pyroptosis[J]. Journal of Inorganic Biochemistry, 2022, 228: 111706.

[49] Nadeem S, Yang C, Du Y, et al. A Virus-spike tumor-activatable pyroptotic agent[J]. Small, 2021, 17(8): 2006599.

[50] Zhou B, Zhang J, Liu X, et al. Tom20 senses iron-activated ROS signaling to promote melanoma cell pyroptosis[J]. Cell Research, 2018, 28(12): 1171-1185.

[51] Choi J, Sun I C, Hwang H S, et al. Light-triggered photodynamic nanomedicines for overcoming localized therapeutic efficacy in cancer treatment[J]. Advanced Drug Delivery Reviews, 2022, 186: 114344.

[52] Lo P C, Rodríguez-Morgade M S, Pandey R K, et al. The unique features and promises of phthalocyanines as advanced photosensitisers for photodynamic therapy of cancer[J]. Chemical Society Reviews, 2020, 49(4): 1041-1056.

[53] Lacey S D, Kirsch D J, Li Y, et al. Extrusion-based 3D printing of hierarchically porous advanced battery electrodes[J]. Advanced Materials, 2018, 30(12): 1705651.

[54] Nam J, Son S, Park K S, et al. Cancer nanomedicine for combination cancer immunotherapy[J]. Nature Reviews Materials, 2019, 4(6): 398-414.

[55] Liu X, Zhan W, Gao G, et al. Apoptosis-amplified assembly of porphyrin nanofiber enhances photodynamic therapy of oral tumor[J]. Journal of the American Chemical Society, 2023, 145(14): 7918-7930.

[56] Zhou J Y, Wang W J, Zhang C Y, et al. Ru (Ⅱ)-modified TiO₂ nanoparticles for hypoxia-adaptive photo-immunotherapy of oral squamous cell carcinoma[J]. Biomaterials, 2022, 289: 121757.

[57] Juliana C, Fernandes-Alnemri T, Kang S, et al. Non-transcriptional priming and deubiquitination regulate NLRP3 inflammasome activation[J]. Journal of Biological Chemistry, 2012, 287(43): 36617-36622.

[58] Hu Z C, Wang B, Zhou X G, et al. Golgi apparatus-targeted photodynamic therapy for enhancing tumor immunogenicity by eliciting NLRP3 protein-dependent pyroptosis[J].

ACS Nano, 2023, 17(21): 21153-21169.

[59] Su X, Wang W J, Cao Q, et al. A carbonic anhydrase Ⅸ (CAⅨ)-anchored rhenium (Ⅰ) photosensitizer evokes pyroptosis for enhanced anti-tumor immunity[J]. Angewandte Chemie International Edition, 2022, 61(8): e202115800.

[60] Yu L, Xu Y, Pu Z, et al. Photocatalytic superoxide radical generator that induces pyroptosis in cancer cells[J]. Journal of the American Chemical Society, 2022, 144(25): 11326-11337.

[61] Shao W, Zhao F, Xue J, et al. NIR-Ⅱ absorbing organic nanoagents for photoacoustic imaging and photothermal therapy[J]. BMEMat, 2023, 1(1): e12009.

[62] Wang Q, Liu P, Wen Y, et al. Metal-enriched HSP90 nanoinhibitor overcomes heat resistance in hyperthermic intraperitoneal chemotherapy used for peritoneal metastases[J]. Molecular Cancer, 2023, 22(1): 95.

[63] Yu X, Xing G, Sheng S, et al. Neutrophil camouflaged stealth nanovehicle for photothermal-induced tumor immunotherapy by triggering pyroptosis[J]. Advanced Science, 2023, 10(15): 2207456.

[64] Ge M, Xu D, Chen Z, et al. Magnetostrictive-piezoelectric-triggered nanocatalytic tumor therapy[J]. Nano Letters, 2021, 21(16): 6764-6772.

[65] Wang Z, Zhang F, Shao D, et al. Janus nanobullets combine photodynamic therapy and magnetic hyperthermia to potentiate synergetic anti-metastatic immunotherapy[J]. Advanced Science, 2019, 6(22): 1901690.

[66] Wang S, Vong L B, Heger Z, et al. PtNi nano trilobal-based nanostructure with magnetocaloric oscillation and catalytic effects for pyroptosis-triggered tumor immunotherapy[J]. Nano Today, 2023, 49: 101769.

[67] Xu C, Yu J, Ning X, et al. Semiconducting polymer nanospherical nucleic acid probe for transcriptomic imaging of cancer chemo-immunotherapy[J]. Advanced Materials, 2023, 35(48): 2306739.

[68] Chen Z, Liu W, Yang Z, et al. Sonodynamic-immunomodulatory nanostimulators activate pyroptosis and remodel tumor microenvironment for enhanced tumor immunotherapy[J]. Theranostics, 2023, 13(5): 1571.

[69] Zhang Z, Zhang X, Zhao S, et al. Nanosonodynamic effect-promoted mitochondrial dysfunction augments calcium overload for Gasdermin E-induced pyroptotic antitumor therapy[J]. Chemical Engineering Journal, 2023, 455: 140869.

[70] Zhou L Q, Li P, Cui X W, et al. Ultrasound nanotheranostics in fighting cancer: advances and prospects[J]. Cancer Letters, 2020, 470: 204-219.

[71] Song X, Huang H, Xia L, et al. Engineering 2D multienzyme-mimicking pyroptosis inducers for ultrasound-augmented catalytic tumor nanotherapy[J]. Advanced Science, 2023, 10(24): 2301279.

[72] Waldron K J, Rutherford J C, Ford D, et al. Metalloproteins and metal sensing[J]. Nature, 2009, 460(7257): 823-830.

[73] Sharma P, Ping L. Calcium ion influx in microglial cells: physiological and therapeutic significance[J]. Journal of Neuroscience Research, 2014, 92(4): 409-423.

[74] Rana S V. Journal of trace elements in medicine and biology: organ of the Society for Minerals and Trace Elements (GMS)[R]. 2008, 22: 262.

[75] Giorgi C, Marchi S, Pinton P. The machineries, regulation and cellular functions of mitochondrial calcium[J]. Nature Reviews Molecular Cell Biology, 2018, 19(11): 713-730.

[76] Zheng P, Ding B, Zhu G, et al. Biodegradable Ca^{2+} nanomodulators activate pyroptosis

基于新型细胞死亡机制的抗肿瘤纳米药物

through mitochondrial Ca^{2+} overload for cancer immunotherapy[J]. Angewandte Chemie, 2022, 134(36): e202204904.

[77] Zhao P, Wang M, Chen M, et al. Programming cell pyroptosis with biomimetic nanoparticles for solid tumor immunotherapy[J]. Biomaterials, 2020, 254: 120142.

[78] Li J, Ding B, Tan J, et al. Sodium citrate nanoparticles induce dual-path pyroptosis for enhanced antitumor immunotherapy through synergistic ion overload and metabolic disturbance[J]. Nano Letters, 2023, 23(21): 10034-10043.

[79] Ding B, Chen H, Tan J, et al. ZIF-8 nanoparticles evoke pyroptosis for high-efficiency cancer immunotherapy[J]. Angewandte Chemie International Edition, 2023, 62(10): e202215307.

[80] Ding B, Sheng J, Zheng P, et al. Biodegradable upconversion nanoparticles induce pyroptosis for cancer immunotherapy[J]. Nano Letters, 2021, 21(19): 8281-8289.

[81] Yu Z, Cao W, Han C, et al. Biomimetic metal-organic framework nanoparticles for synergistic combining of SDT-chemotherapy induce pyroptosis in gastric cancer[J]. Frontiers in Bioengineering and Biotechnology, 2022, 10: 796820.

[82] Zhang L, Yang Q C, Wang S, et al. Engineering multienzyme-mimicking covalent organic frameworks as Pyroptosis inducers for boosting antitumor immunity[J]. Advanced Materials, 2022, 34(13): 2108174.

[83] Zhang L, Song A, Yang Q C, et al. Integration of AIEgens into covalent organic frameworks for pyroptosis and ferroptosis primed cancer immunotherapy[J]. Nature Communications, 2023, 14(1): 5355.

[84] Wu L, Lu H, Pan Y, et al. The role of pyroptosis and its crosstalk with immune therapy in breast cancer[J]. Frontiers in Immunology, 2022, 13: 973935.

[85] Zeng S, Chen C, Zhang L, et al. Activation of pyroptosis by specific organelle-targeting photodynamic therapy to amplify immunogenic cell death for anti-tumor immunotherapy[J]. Bioactive Materials, 2023, 25: 580-593.

[86] Wang M, Wu M, Liu X, et al. Pyroptosis remodeling tumor microenvironment to enhance pancreatic cancer immunotherapy driven by membrane anchoring photosensitizer[J]. Advanced Science, 2022, 9(29): 2202914.

[87] Li Y, Lin J, Wang P, et al. Tumor microenvironment-responsive yolk-shell NaCl@ virus-inspired tetrasulfide-organosilica for ion-interference therapy via osmolarity surge and oxidative stress amplification[J]. ACS Nano, 2022, 16(5): 7380-7397.

[88] Mónaco A, Chilibroste S, Yim L, et al. Inflammasome activation, NLRP3 engagement and macrophage recruitment to tumor microenvironment are all required for Salmonella antitumor effect[J]. Cancer Immunology, Immunotherapy, 2022, 71(9): 2141-2150.

[89] Gao Y, Cao Q, Pu J, et al. Stable Zn anodes with triple gradients[J]. Advanced Materials, 2023, 35(6): 2207573.

[90] Zhou J J, Li X H, He P Y, et al. Implantable versatile oxidized bacterial cellulose membrane for postoperative HNSCC treatment via photothermal-boosted immunotherapy[J]. Nano Research, 2023, 16(1): 951-963.

[91] Tao N, Jiao L, Li H, et al. A mild hyperthermia hollow carbon nanozyme as pyroptosis inducer for boosted antitumor immunity[J]. ACS Nano, 2023, 17(22): 22844-22858.

[92] Li Z, Zhou Y, Li T, et al. Stimuli-responsive hydrogels: fabrication and biomedical applications[J]. View, 2022, 3(2): 20200112.

[93] Wang H, Gao Z, Jiao D, et al. A microenvironment dual-responsive nano-drug equipped with PD-L1 blocking peptide triggers immunogenic pyroptosis for prostate cancer self-

synergistic immunotherapy[J]. Advanced Functional Materials, 2023, 33(16): 2214499.

[94] Feng Z, Chen G, Zhong M, et al. An acid-responsive MOF nanomedicine for augmented anti-tumor immunotherapy via a metal ion interference-mediated pyroptotic pathway[J]. Biomaterials, 2023, 302: 122333.

[95] Zhou L, Feng W, Mao Y, et al. Nanoengineered sonosensitive platelets for synergistically augmented sonodynamic tumor therapy by glutamine deprivation and cascading thrombosis[J]. Bioactive Materials, 2023, 24: 26-36.

[96] Chen L, Ma X, Liu W, et al. Targeting pyroptosis through lipopolysaccharide-triggered noncanonical pathway for safe and efficient cancer immunotherapy[J]. Nano Letters, 2023, 23(18): 8725-8733.

[97] Tsvetkov P, Coy S, Petrova B, et al. Copper induces cell death by targeting lipoylated TCA cycle proteins[J]. Science, 2022, 375(6586): 1254-1261.

[98] Chen K, Zhou A, Zhou X, et al. An intelligent cell-derived nanorobot bridges synergistic crosstalk between sonodynamic therapy and cuproptosis to promote cancer treatment[J]. Nano Letters, 2023, 23(7): 3038-3047.

[99] Chen B, Zhang C, Wang W, et al. Ultrastable AgBiS$_2$ hollow nanospheres with cancer cell-specific cytotoxicity for multimodal tumor therapy[J]. ACS Nano, 2020, 14(11): 14919-14928.

[100] Zhao F, Liang L, Wang H, et al. H$_2$S-activated ion-interference therapy: a novel tumor targeted therapy based on copper-overload-mediated cuproptosis and pyroptosis[J]. Advanced Functional Materials, 2023, 33(38): 2300941.

[101] Qiao L, Zhu G, Jiang T, et al. Self-destructive copper carriers induce pyroptosis and cuproptosis for efficient tumor immunotherapy against dormant and recurrent tumors[J]. Advanced Materials, 2024, 36(8): 2308241.

[102] Wang Y Y, Li S L, Zhang X Y, et al. "Multi-in-One" yolk-shell structured nanoplatform inducing pyroptosis and antitumor immune response through cascade reactions[J]. Small, 2024: 2400254.

[103] Wei C, Fu Q. Cell death mediated by nanotechnology via the cuproptosis pathway: a novel horizon for cancer therapy[J]. View, 2023, 4(3): 20230001.

[104] Xie B, Zhao H, Ding Y F, et al. Supramolecularly engineered conjugate of bacteria and cell membrane-coated magnetic nanoparticles for enhanced ferroptosis and immunotherapy of tumors[J]. Advanced Science, 2023, 10(34): 2304407.

[105] Sun X, Yang Y, Meng X, et al. PANoptosis: Mechanisms, biology, and role in disease[J]. Immunological Reviews, 2024, 321(1): 246-262.

[106] Gong L, Huang D, Shi Y, et al. Regulated cell death in cancer: from pathogenesis to treatment[J]. Chinese Medical Journal, 2023, 136(06): 653-665.

[107] Li R Z, Wang X R, Wang J, et al. The key role of sphingolipid metabolism in cancer: New therapeutic targets, diagnostic and prognostic values, and anti-tumor immunotherapy resistance[J]. Frontiers in Oncology, 2022, 12: 941643.

[108] Zhu P, Ke Z R, Chen J X, et al. Advances in mechanism and regulation of PANoptosis: Prospects in disease treatment[J]. Frontiers in Immunology, 2023, 14: 1120034.

[109] Karki R, Kanneganti T D. Diverging inflammasome signals in tumorigenesis and potential targeting[J]. Nature Reviews Cancer, 2019, 19(4): 197-214.

[110] Fu J, Li T, Yang Y, et al. Activatable nanomedicine for overcoming hypoxia-induced resistance to chemotherapy and inhibiting tumor growth by inducing collaborative

apoptosis and ferroptosis in solid tumors[J]. Biomaterials, 2021, 268: 120537.

[111] Song M, Xia W, Tao Z, et al. Self-assembled polymeric nanocarrier-mediated co-delivery of metformin and doxorubicin for melanoma therapy[J]. Drug Delivery, 2021, 28(1): 594-606.

[112] Raggi C, Taddei M L, Sacco E, et al. Mitochondrial oxidative metabolism contributes to a cancer stem cell phenotype in cholangiocarcinoma[J]. Journal of Hepatology, 2021, 74(6): 1373-1385.

[113] Tan Y, Li J, Zhao G, et al. Metabolic reprogramming from glycolysis to fatty acid uptake and beta-oxidation in platinum-resistant cancer cells[J]. Nature Communications, 2022, 13(1): 4554.

[114] Boroughs L K, DeBerardinis R J. Metabolic pathways promoting cancer cell survival and growth[J]. Nature Cell Biology, 2015, 17(4): 351-359.

[115] Ma S, Sun B, Duan S, et al. YTHDF2 orchestrates tumor-associated macrophage reprogramming and controls antitumor immunity through CD8$^+$ T cells[J]. Nature Immunology, 2023, 24(2): 255-266.

[116] Sies H, Jones D P. Reactive oxygen species (ROS) as pleiotropic physiological signalling agents[J]. Nature Reviews Molecular Cell Biology, 2020, 21(7): 363-383.

[117] Lin J F, Hu P S, Wang Y Y, et al. Phosphorylated NFS1 weakens oxaliplatin-based chemosensitivity of colorectal cancer by preventing PANoptosis[J]. Signal Transduction and Targeted Therapy, 2022, 7(1): 54.

[118] Monaco H, Yokomizo S, Choi H S, et al. Quickly evolving near-infrared photoimmunotherapy provides multifaceted approach to modern cancer treatment[J]. View, 2022, 3(3): 20200110.

[119] Zhang R, Chen G, Du J, et al. Rare earth regulatory defect engineering: a multifunctional nanoplatform for breast cancer therapy through PANoptosis[J]. Chemical Engineering Journal, 2023, 477: 147056.

[120] Zhou L, Lyu J, Liu F, et al. Immunogenic PANoptosis-initiated cancer sono-immune reediting nanotherapy by iteratively boosting cancer immunity cycle[J]. Advanced Materials, 2024, 36(2): 2305361.

[121] He Z, Feng D, Zhang C, et al. Recent strategies for evoking immunogenic pyroptosis in antitumor immunotherapy[J]. Journal of Controlled Release, 2024, 366: 375-394.

[122] Okamura K, Inoue H, Tanaka K, et al. Immunostimulatory oncolytic activity of coxsackievirus A11 in human malignant pleural mesothelioma[J]. Cancer Science, 2023, 114(3): 1095-1107.

[123] Taabazuing C Y, Okondo M C, Bachovchin D A. Pyroptosis and apoptosis pathways engage in bidirectional crosstalk in monocytes and macrophages[J]. Cell Chemical Biology, 2017, 24(4): 507-514. e4.

第五章
基于铁死亡的抗肿瘤
纳米药物：不同机制和策略

铁死亡是一种铁依赖性细胞死亡形式，伴有铁和脂质过氧化物的蓄积，自 2012 年被首次发现以来便引起了广泛关注。各种研究表明，具有高致癌性、强侵袭性和转移潜力的肿瘤细胞对铁死亡敏感。因此，许多诱导铁死亡的策略已被用于抗肿瘤纳米药物递送系统（NDDS）的设计。目前已有大量关于铁死亡的内在机制、相关通路和疾病治疗应用的相关研究。近年来的研究表明，铁死亡可与多种代谢途径发生相互作用，这些途径为设计 NDDS 诱导的铁死亡策略提供了理论基础。因此，本章将总结由不同代谢途径驱动的诱导铁死亡的 NDDS 设计思路与案例，突出强调诱导铁死亡用于癌症治疗的可行性，并讨论目前 NDDS 的局限性和该领域的未来发展方向。

第一节　概　　述

程序性细胞死亡（PCD）是一种规则性死亡形式，其功能是维持内部环境的稳定性，在细胞更新和免疫系统功能发挥中起着重要作用。然而在某些情况下，PCD 也是人类疾病的重要诱因[1]，因此，了解并查明 PCD 如何受到内部和外部因素的调控能够为疾病治疗提供重要理论依据。PCD 有各种类型，包括凋亡、焦亡、坏死、自噬和铁死亡等，发生 PCD 的细胞通常都具有不同的形态特征和能量依赖性生化机制[2, 3]。不同于其他 PCD 类型，铁死亡是一种铁依赖性 PCD，其特征是脂质活性氧（ROS）的大量蓄积。在形态学上，发生铁死亡的细胞主要表现为线粒体嵴减少或缺失、双分子层膜密度增加和线粒体外膜破裂[4, 5]。在分子水平上，铁死亡通常伴随着细胞内谷胱甘肽（GSH）的耗竭和谷胱甘肽过氧化物酶 4（GPX4）活性的降低[6, 7]（图 5-1）。

铁死亡是由细胞内铁过量直接引起的。GSH 和其他还原剂不能减少由芬顿反应产生的 ROS，导致脂质过氧化物（LPO）蓄积和铁死亡。多种细胞代谢途径参与了铁死亡的调节，包括氧化还原平衡[8, 9]、对铁的处理[10, 11]以及氨基酸[12, 13]、脂质[5, 14]和能量[15]的代谢。尽管铁死亡的生理功能尚未被完全揭示，但其在某些人类疾病中的作用已得到确认。大量研究表明，抑制或刺激铁死亡可能对某些疾病具有治疗作用，如退行性疾病、缺血性器官损伤和癌症等[16-18]。对于癌症的治疗，铁死亡是一种适应性过程，在清除因严重营养缺乏、感染或环境压力而受损的细胞方面发挥着关键作用。因此，许多研究旨在通过诱导铁死亡来杀死肿瘤细胞，包括乳腺癌[19-21]、肺癌[22, 23]和神经胶质瘤[24, 25]等。

许多小分子铁死亡诱导剂已被应用于抗肿瘤策略的设计[26, 27]，但直接静脉注射可能会引起严重的全身毒性。纳米材料科学与技术的发展使得改善药物性能、延长其体

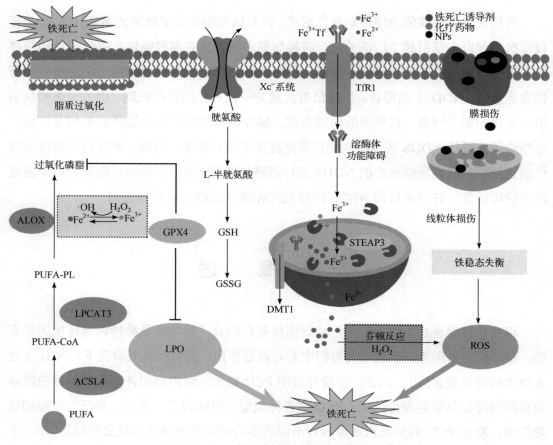

图 5-1 铁死亡分子机制与药物作用示意图

内循环时间及提高肿瘤特异性药物蓄积成为可能[28]。纳米材料在基于铁死亡的癌症治疗中的应用受到了广泛关注。已有的铁死亡相关抗肿瘤研究主要是从功能性材料角度出发设计 NDDS。本章将以诱导铁死亡的机制策略为切入点，系统概述用于调节铁死亡不同代谢途径的 NDDS 的设计，及其在癌症治疗中的应用效果。最后，在基于铁死亡的癌症治疗临床应用方面，总结了相关的未解决问题和未来发展方向。

第二节　基于不同代谢途径的 NDDS 设计

一、铁代谢

铁代谢包括细胞内铁元素动态变化的各个方面，如铁的摄取、储存、利用和排出。

铁代谢在铁死亡中的关键作用是毋庸置疑的，因为许多研究发现，由芬顿反应产生的铁介导的 ROS 会促进铁死亡中脂质过氧化发生[29]。与铁代谢相关的基因，如转铁蛋白（Tf）、转铁蛋白受体 1（TfR1）、铁转运蛋白（FPN）、二价金属转运蛋白 1（DMT1）、铁蛋白重链 1（FTH1）和铁蛋白轻链（FTL），是细胞内铁元素变化的关键介导物，在铁死亡中发挥作用。

铁代谢途径非常复杂，而且途径中任何功能的改变都会影响细胞内的铁浓度。许多 NDDS 已被设计用于干扰癌细胞中的铁代谢，并能有效诱导铁死亡。下文总结了用于癌症治疗的铁基 NDDS 和非铁基 NDDS。

1. 铁基 NDDS 的设计

大多数通过调节铁代谢诱导铁死亡的 NDDS 都是铁基的，即利用氧化铁纳米颗粒[30-32]、铁-铂纳米颗粒[33]、非晶态纳米金属玻璃[35]和金属有机骨架（MOF）等[35-37]。这些 NDDS 可被用作铁源，能够释放 Fe^{3+}、Fe^{2+} 或 Fe，并在蓄积至肿瘤细胞后诱导铁死亡。Shen 等[38]设计了一种 NDDS，其特征是将乳铁蛋白和 RGD 二聚体与负载顺铂的 Fe_3O_4/Gd_2O_3 杂化纳米粒结合。纳米粒在经历晚期内吞作用后释放 Fe^{2+}、Fe^{3+} 和顺铂。顺铂可以激活还原型烟酰胺腺嘌呤二核苷酸磷酸氧化酶（NOX），产生过氧化氢（H_2O_2），这是芬顿反应的另一种底物。重要的是，这种增强的芬顿反应可以有效地抑制 U-87 MG 动物模型中的原位脑瘤生长。

Fe^{2+} 的芬顿催化活性优于 Fe^{3+} [39]。因此，将肿瘤组织中的 Fe^{3+} 还原为 Fe^{2+} 可能是进一步加速铁死亡的有效策略。Bao 等[40]设计了一种核/壳纳米粒（UCNP），将多柔比星（DOX）包封，进一步用 Fe^{3+} 交联，并用聚乙烯亚胺和 2,3-二甲基马来酸酐（DMMA）修饰，形成纳米复合物递送系统。使用外部近红外光（NIR）照射，UCNP 可使 NIR 转换为紫外光（UV），这将 Fe^{3+} 还原为 Fe^{2+}，并表现出较高的铁死亡诱导效率。Fe(0) 在土壤中的芬顿催化活性还要优于 Fe^{2+}[42]。基于这种设计策略，Liang 等[42]开发了一种由 Fe_3O_4 壳和 Fe(0) 核组成的超小单晶 Fe 纳米粒（bcc-USINP）。外壳可以保护 Fe(0) 核心免受氧化，且 bcc-USINP 能在肿瘤酸性微环境中快速被腐蚀从而破裂。bcc-USINP 已成功应用于治疗 HepG2 异种移植动物模型中的肝癌。值得注意的是，在将纳米粒给药一天后，腹腔注射 45 μg 抗 PD-L1 抗体（αPD-L1）可以进一步增强治疗效果。通过这种协同治疗，4T1 乳腺癌模型中的远端肿瘤也受到了抑制。

2. 非铁基 NDDS 的设计

外源性铁诱导铁死亡的效率通常与添加的铁量不成正比[2]，这与 NDDS 的靶向性和细胞摄取效率有关。因此，Kim 等[43]提出使用超小聚乙二醇包覆型二氧化硅纳米粒，并以α-黑素细胞刺激素（α-MSH）进行表面修饰，用于靶向表面高表达黑皮质素-1 受体（MC1-R）的恶性黑色素瘤细胞。其优越的内部结构和高表面积-体积比使其可将细胞外铁负载到肿瘤细胞中，并在不添加外部铁的条件下诱导肿瘤细胞发生铁死亡。同时，Xu 等[44]发现，由单层或多层共价键合的硫族元素和金属原子组成的二维过渡金属二卤化物（TMD），具有表面空位，能够导致肺泡巨噬细胞发生铁死亡。TMD 在未来的开发中可用于基于铁死亡的癌症治疗。

除了上述间接增加细胞内铁的策略外，与铁代谢相关的基因或蛋白质靶点也可以改变细胞内铁元素的变化。Tf 是细胞内铁的主要输入者，其受体在肿瘤细胞表面高表达。基于 Tf 的 NDDS 不仅可以通过释放 Fe^{3+}诱导铁死亡，还能通过 Tf 受体（TfR）介导的内吞过程精确定位至肿瘤细胞[45-48]。Yin 等[49]构建了共负载姜黄素（CUR）和 Tf 的 CaO_2 纳米粒，将其用于干扰铁代谢。该纳米粒在酸性溶酶体中分解，同时释放 Ca^{2+}和 CUR，这二者能促进 H_2O_2 的产生。H_2O_2 一方面会破坏 Tf 的结构以释放 Fe^{3+}，另一方面还能加速芬顿反应。重要的是，这种纳米粒可以有效地抑制 MCF-7 异种移植动物模型中的乳腺肿瘤的生长。

由于 Fe^{2+}在肿瘤微环境中的 ROS 转化效率较低，仅对铁代谢进行单独干扰通常不足以充分诱导铁死亡，一些研究声称，在荷瘤小鼠体内诱导铁死亡需要大约 75 mg/kg 的铁[34, 50, 51]。因此，与其他代谢途径进行协同干扰应是更高效的铁死亡诱导策略。

二、氨基酸代谢

GSH 是一种重要的抗氧剂，可以抑制铁死亡[52-54]。GSH 的合成取决于谷氨酸、甘氨酸和半胱氨酸的可利用程度。由于谷氨酸和甘氨酸在细胞中的浓度较高，半胱氨酸的利用率主要决定了 GSH 的合成效率[55]。因此，半胱氨酸在维持氧化还原稳态和调节癌细胞氧化还原失衡方面具有重要作用。

在大多数细胞中，半胱氨酸可以通过谷氨酸-胱氨酸反向转运蛋白（Xc^-系统）获得。Xc^-系统是由 SLC7A11 和 SLC3A2 两个亚基组成的氨基酸转运蛋白。作为 Xc^-系统的特定轻链，SLC7A11 可负调控铁死亡[56, 57]。除了 Xc^-系统外，GPX4 在调节铁死亡中也发挥着重要作用，它可以将 GSH 转化为氧化型谷胱甘肽二硫化物（GSSG），并作为相应的醇类进一步还原 LPO，抑制铁死亡[7, 58-60]。

通过干扰这些氨基酸代谢途径，开发基于铁死亡的癌症治疗策略已引起广泛关注。人们已经提出了许多通过影响半胱氨酸代谢来调节铁死亡的策略[19, 61-62]。下文总结了三种针对代谢相关途径的 NDDS 设计：①细胞内 GSH 的耗竭；②Xc⁻系统的抑制；③GPX4 的抑制。

1. 基于细胞内 GSH 耗竭的设计

癌细胞中高浓度的 GSH 使其易对多种化疗药物产生耐药性[63-65]，而且与肿瘤的生长和转移过程有关。研究人员开发出了许多可以消耗 GSH 的癌症治疗方法[66]，但对于以铁死亡为基础的癌症治疗，单纯的消耗 GSH 几乎没有作用。大多数研究结合了 GSH 耗竭策略和抑制 GSH 过氧化物酶 4（GPX4）[35]或 Xc⁻系统[67]的策略，以有效诱导铁死亡。

2. 基于抑制 Xc⁻系统的设计

一些小分子化合物可以通过抑制 Xc⁻系统诱导铁死亡，如埃拉斯汀（erastin）及其衍生物[68]、DPI2[5]、柳氮磺胺吡啶（SASP）[69]和索拉非尼（SRF）[70]。由于静脉注射这些药物会引起严重的全身毒性，许多研究将其用于 NDDS 的设计。Kou 等[71]使用超小氧化锌（ZnO）纳米粒开发了一种纳米平台，负载 SASP 并使用 DSPE-PEG 稳定纳米系统。纳米粒可以通过两种机制破坏细胞中的氧化还原平衡：①ROS 的产生；②SASP 介导的 SLC7A11 抑制和细胞内 GSH 合成减少。体内外试验结果证实，SASP/ZnO 纳米粒能通过这种"双管齐下"的策略破坏肿瘤细胞中的氧化还原平衡并抑制肿瘤生长。

除了使用 SASP 抑制 Xc⁻系统外，在近年来的研究中，SRF 是一种使用更广泛的铁死亡诱导剂[72-74]。Xu 等[70]通过将血红蛋白（Hb）与光敏剂二氢卟吩 e6（Ce6）连接，并负载 SRF，构建了一种二合一型纳米平台。血红蛋白的携氧能力大大提高了光动力学疗法（PDT）的效果，缓解了肿瘤部位的缺氧状态。此外，PDT 可以通过增强 T 淋巴细胞向肿瘤组织的浸润来增加干扰素-γ（IFN-γ）的分泌，导致 SLC7A11 和 SLC3A2 的下调，并提高肿瘤细胞对铁死亡的易感性。这种二合一型平台提高了基于铁死亡的抗癌疗法、PDT 和免疫反应的效果，经该平台治疗后，4T1 乳腺肿瘤可被完全消除，荷瘤小鼠的存活率显著提高。

3. 基于抑制 GPX4 活性的设计

抑制 GPX4 活性可增强脂质过氧化作用并诱导铁死亡。一些铁死亡诱导剂，如 RSL3 和 ML162，能够通过共价修饰直接抑制 GPX4[75]。随着越来越多的研究人员开展铁死亡相关研究，许多化疗药物也被发现具有抑制 GPX4 的作用。新发现的药物醉茄素 A（WA）在治疗高危神经母细胞瘤方面比顺铂和依托泊苷更有效，并且可以通过双重机制诱导肿瘤细胞发生铁死亡。在中等剂量下，WA 通过靶向 kelch 样 ECH 相关蛋白 1 激活 Nrf2 通路，而高剂量的 WA 可抑制 GPX4 活性并诱导铁死亡。通过构建由 pH 响应型材料包裹 WA 形成的纳米粒，WA 可被递送到高危神经母细胞瘤细胞中，并具有良好的抗肿瘤作用[76]。RSL-3 也是一种潜在的小分子铁死亡诱导剂，可作为 GPX4 抑制剂干扰氨基酸代谢的平衡。Song 等[21]将一种离子化的嵌段共聚物和酸不稳定型苯基硼酸酯动态共价键进行整合，设计了一种 NDDS，该 NDDS 在酸性内吞囊泡环境（pH=5.8～6.2）中能响应性地释放 RSL-3。共递送光敏剂脱镁叶绿酸 a 可用于荧光成像引导的 PDT，诱导免疫原性细胞死亡。NDDS 可以增强细胞毒性 T 淋巴细胞的瘤内浸润和 IFN-γ 的分泌，而 IFN-γ 能与抗 PD-L1 抗体相互作用，阻断由 IFN-γ 诱导的肿瘤细胞表面 PD-1 表达的升高。该系统在 B16-F10 黑色素瘤模型中显示出优异的抗癌效果，在 4T1 乳腺癌模型中表现出良好的抗肺转移效果，表明其诱导铁死亡作用能够提高癌症免疫疗法的疗效。

三、脂质代谢

LPO 的蓄积是铁死亡的典型特征之一，它会破坏细胞的氧化还原稳态并杀死肿瘤细胞。对于参与铁死亡诱导的癌症治疗的脂质代谢，必须激活游离的多不饱和脂肪酸（PUFA）并将其掺入磷脂中以诱导铁死亡。具有不同链长和不同饱和度的 PUFA 可以掺入具有不同首基基团的 PL 中，从而产生大量磷脂类成分[77]。

铁死亡和脂质代谢之间的相互作用是复杂的[78, 79]，不同的脂质作用各异。氧化花生四烯酸（AA）和肾上腺磷脂酰乙醇胺（PE）可诱导铁死亡[80]，而外源性单不饱和脂肪酸（MUFA），如外源性油酸，可抑制由 erastin 和 RSL3 诱导的铁死亡。这主要是因为外源性 MUFA 一旦被 ACSL3 激活，它可以替代质膜中的 PUFA，降低膜脂质的氧化敏感性[81]。

除了①Xc⁻系统/GSH/GPX4 途径，②铁催化的脂质过氧化，③酶促芬顿反应外，LPO 的蓄积还可由 PUFA 的氧化作用和酯化作用介导。下文介绍通过该途径有效诱导铁死亡的 NDDS 设计策略。

1. 可促进多不饱和脂肪酸氧化和酯化的 NDDS 设计

除了通过酶促芬顿反应产生 LPO 外，一些研究还开发了高效的 LPO 发生器。He 等[82]使用富含不饱和脂质的磷脂酰胆碱构建了脂质体，并负载柠檬酸铁铵（FAC）。该 LPO 发生器可在肿瘤细胞内有效地产生 LPO，同时降低细胞内 GSH 含量。

AA 是 LPO 的关键前体，因此，使用 AA 作为 NDDS 构建组件能够诱导肿瘤细胞发生铁死亡，并通过肿瘤细胞中高水平的 ROS 快速释放药物。Gao 等[83]使用 AA 偶联的两亲性共聚物包封 RSL3。ROS 引发的脂肪酸过氧化可诱导胶束崩解和药物快速释放。AA 的释放可提高细胞内 AA-PE 水平，并与 RSL3 协同诱导癌细胞发生铁死亡。

2. 可重编程脂质代谢的 NDDS 设计

除了通过递送基于脂质的制剂直接调节脂质代谢外，热应激还被用于诱导脂质代谢的重编程，并增强细胞对铁死亡的敏感性。Xie 等[84]设计了一种多肽修饰、包封 1H-全氟戊烷（1H-PFP）的含 Fe_3O_4 的纳米制剂（GBP@Fe_3O_4），并提出了一种热触发的肿瘤特异性铁死亡策略。当制剂暴露于 808 nm 激光辐射时，可观察到对抗氧剂的抑制作用，即不同的脂质代谢重编程。体外机制研究表明，对于 CRPC 细胞系 C4-2，酰基辅酶 A 合成酶泡泡糖家族成员 1（ACSBG1）是这种铁死亡诱导策略的热诱导过程中的关键促铁死亡因子。此外，体外试验表明 GBP@Fe_3O_4 是一种可用于癌症治疗的多功能纳米制剂，对 786-O 肾癌细胞和 MBA-MD-231 乳腺癌细胞抑制效果显著。

四、线粒体代谢

线粒体在恶性肿瘤细胞的代谢可塑性和许多 PCD 过程的调节中发挥着重要作用，包括铁死亡[85]。线粒体作为细胞内利用铁的主要场所，也是细胞 ROS 的主要来源[86]，而铁死亡与线粒体膜超极化和 LPO 蓄积有关。erastin 诱导铁死亡的另一种机制是它可以诱导线粒体中 ROS 的产生[87]，从而导致线粒体通透性转换孔（mPTP）打开、线粒体膜电位（Δψm）降低和 ATP 耗竭[88-90]。通常易发生铁死亡的细胞线粒体较小，线粒体靶向性抗氧剂可以抑制铁死亡，有助于线粒体在半胱氨酸耗竭诱导的铁死亡过程中发挥重要作用[2, 91, 92]。

作为 OXPHOS 的主要调节因子，线粒体也是体内铁代谢和稳态的枢纽[97]，并参与铁硫簇生物合成和血红素合成[93]。小分子铁死亡诱导剂 erastin 也作用于线粒体膜电压依赖性阴离子通道（VDAC），导致线粒体功能障碍，最终引起细胞铁死亡[95]。

已有许多研究设计了 NDDS 来调节线粒体代谢。肿瘤干细胞（CSC）是一类具有较强致瘤性和分化能力的肿瘤细胞[96,97]，通常与耐药性、转移等恶性现象的产生有关[98,99]。多项研究表明，沙利霉素具有靶向 CSC 的潜力。Zhao 等[100]开发了一种通过将沙利霉素与涂覆有聚乙二醇的金纳米粒子（AuNP）结合来消除 CSC 的策略。AuNP 的偶联提高了修饰型金纳米粒子对乳腺 CSC 的靶向特性。进一步的分析表明，沙利霉素修饰的 AuNP 通过线粒体功能障碍、脂质过氧化和氧化应激等途径诱导 CSC 发生铁死亡。

设计可直接靶向线粒体的纳米粒能够在一定程度上提高铁死亡的效率。Sang 等[101]通过二硫键将近红外纳米光敏剂与线粒体靶向探针 Cy7-hex 共价连接，制备出负载超顺磁性氧化铁纳米粒 SPION 和 SRF 的胶束。当暴露于高 GSH 的肿瘤微环境并在外部施加 NIR 照射时，胶束会释放 SRF 和 SPION，诱导线粒体中 ROS 产生，并对 LPO 爆发式生成产生连锁效应[102]，包括 mPTP 打开、膜电位降低和大量的 LPO 蓄积，导致肿瘤细胞发生铁死亡。此外，具有耐药性或易转移特性的 CSC 对铁死亡表现出高度敏感性，这表明对于具有高转移潜能的肿瘤，基于铁死亡的治疗手段可能是一种有很高应用价值的策略。

除了上述诱导铁死亡的癌症治疗策略外，一些基于交叉代谢途径设计的 NDDS 也可用于增强铁死亡。Gu 等[103]开发了一种铁基 MOF 纳米粒，负载不溶性 RSL3，以增强铁死亡诱导效应。目前，研究人员已经提出了越来越多的交叉代谢机制、共靶向型铁死亡策略，以促进基于铁死亡的癌症疗法的发展[104, 105]。

五、诱导铁死亡的其他途径

1. p53

越来越多的研究表明，肿瘤抑制蛋白 p53 可以通过诱导铁死亡来抑制肿瘤[106]。细胞因子信号转导抑制因子 1（SOCS1）可以调节 p53 的表达水平，这与 SOCS1 具有降低半胱氨酸转运蛋白 SLC7A11 表达和 GSH 水平的能力有关，使细胞对铁死亡敏感[107]。GLS1 和 GLS2 能催化谷氨酰胺分解产生谷氨酸。这两种酶的结构相似，但只有 GLS2 与铁死亡有关。GLS2 是肿瘤抑制因子 p53 的转录靶标[108]，GLS2 的上调会导致发生 p53 依赖性铁死亡。此外，p53 通过对 SLC7A11 的转录抑制间接激活 12-LOX，导致 ROS 产生并发生铁死亡。因此，p53-SLC7A11-12-LOX 通路有助于在铁死亡发生过程中产生致命的 LPO。SAT1 是 p53 的转录靶标，也是多胺分解代谢中的重要限速酶。激活 SAT1 可引起由 ROS 诱导的脂质过氧化作用和铁死亡。p53-SAT1-ALOX15 通路也参与了铁死亡的调节。此外，p53 能通过介导 ATP 结合盒转运蛋白 1（ABCA1）的表达来调节铁死亡。ABCA1 负责将胆固醇从质膜逆转录到内质网，导致甾醇调控因子-结合蛋白 2（SREBP2）失活。SREBP2 的抑制可导致对 MVA 通路中基因转录的整体抑制，并最终阻断能抑制铁死亡的几种代谢物的生成[109, 110]。

许多研究也提出了与 p53 相关的基于铁蛋白的癌症治疗策略。Zheng 等[39]设计了一种含有 p53 质粒的金属有机骨架（MON），以形成 MON-p53。这种 NDDS 可通过两种机制发挥治疗作用：铁死亡和细胞凋亡。它还通过添加 p53 质粒介导了"旁观者效应"，这会增强肿瘤细胞对铁死亡的敏感性。在长达 75 天的时间里，MON-p53 不仅抑制了肿瘤生长，而且显著延长了 HT1080 荷瘤小鼠的存活时间。这项研究表明，具有铁死亡诱导能力的纳米材料可能会规避癌细胞对传统化疗药物的耐药性，并在传统策略应用失败后为肿瘤治疗提供一种新方法。

然而，p53 在调节铁死亡方面具有双重功能。2018 年，有研究[111]表明，经 nutlin-3 处理过的细胞中，铁死亡受到抑制，而 p53 则变得更加稳定。这种效应的内在机制尚未完全确定。可能的原因是：p53 介导铁死亡的关键调节因子尚未被发现；或者根据细胞类型不同，p53 本身具有不同的铁死亡效应。

2. FSP1-CoQ$_{10}$-NADPH 通路

FSP1-CoQ$_{10}$-NADPH 通路是一种不依赖于 GPX4 和 GSH 的铁死亡系统[112, 113]。FSP1[以前称为凋亡诱导因子线粒体相关蛋白 2（AIFM2）]的肉豆蔻酰化可导致质膜富集，该蛋白作为氧化还原酶将辅酶 Q$_{10}$ 还原为泛醌，捕获亲脂性自由基[118]，并防止 LPO 的传播。

几种铁死亡通路并非完全独立。乙酰辅酶 A 通过 HMGCR 转化为 HMG-CoA。HMG-CoA 被还原为甲羟戊酸，随后转化为 IPP。因此，硒代半胱氨酸残基被添加到 GPX4 的催化中心，从而激活 GPX4 并抑制铁死亡[114]。IPP 还产生可进入 FSP1 通路的 CoQ$_{10}$。FSP1 是非线粒体辅酶 Q 抗氧化系统的关键组成部分，其作用与经典的 Xc$^-$-GSH-GPX4 系统通路平行。因此，FSP1-CoQ$_{10}$-NADPH 是一种有前景的铁死亡相关信号通路。

第三节　基于铁死亡的癌症治疗面临的挑战

尽管近年来对铁死亡进行了广泛的研究，但在基于铁死亡的癌症治疗的应用中仍然存在未解决的问题和挑战。首先，铁死亡可能是癌症治疗中的一把"双刃剑"。对铁死亡高度敏感的肿瘤细胞表现出胞内 ROS 和 LPO 浓度升高。ROS 在肿瘤中具有多种功能，例如增强细胞增殖、存活、促进 DNA 损伤和遗传不稳定、导致细胞死亡和耐药性等[115]。ROS 可通过介导受体酪氨酸激酶（RTK）通路促进肿瘤生长。因此，一些 NDDS 诱导肿瘤细胞发生铁死亡后产生的高 ROS 状态可能会促进残余肿瘤细胞的生长，并对预后产生不利影响。其次，铁死亡通常被认为是一种促炎症反应，它具有激活先天性免疫系统、调节炎症损伤、信号转导和细胞生长的潜力[116,117]。铁死亡的过程总是伴随着对 GPX4 的抑制。然而，GPX4 激活可用于细胞保护治疗[117]。因此，在实际应用基于铁死亡的 NDDS 之前，找出导致铁死亡差异效应的关键因素非常重要，即结果是抑制肿瘤生长还是促进肿瘤进展。更重要的是，肿瘤细胞对铁死亡的敏感性因细胞类型和生长阶段而异。敏感性主要取决于细胞的基本代谢状态，如铁死亡过程涉及铁、氨基酸、脂质、线粒体代谢和其他复杂的代谢网络。一些关键分子的细微变化会影响细胞对铁死亡的敏感性。因此，在设计相关策略之前，有必要充分考虑个体差异。

第四节　总结与展望

作为一种参与体内平衡调节的重要 PCD，铁死亡在肿瘤发展过程中起着复杂的调节作用。对肿瘤发病原因与进展相关机制的深入研究揭示了一些关键因素的临床意义，这些因素可调节肿瘤细胞对铁死亡的敏感性。纳米技术促进了许多新型抗肿瘤药物递送策略的发展。一些纳米材料的小尺寸、配体功能化修饰和独特的物理化学性质有利于药物在肿瘤部位高效和特异性地蓄积。使用纳米技术诱导肿瘤细胞发生铁死亡的相关研究正在增多。基于一种或多种机制设计的诱导铁死亡的 NDDS 在体内和体外均显示出对癌症的显著治疗效果。

大量的相关研究也为开发基于铁死亡的癌症治疗策略带来了新的启示。肿瘤细胞通常在通过血液进行全身转移之前先从淋巴系统局部转移，这是因为高水平的 GSH 和油酸以及较少的游离铁使得肿瘤细胞的铁死亡可能会在淋巴中受到抑制[118]。因此，对于具有高转移潜力的肿瘤细胞，开发淋巴结靶向型 NDDS 可能是诱导其发生铁死亡更有效的方法。由于肿瘤细胞的异常增殖，常规的代谢状态往往无法满足其能量需求。在一些肿瘤细胞中，新的代谢途径被激活以满足快速生长、转移和生物合成的能量需求，这被称为肿瘤细胞的代谢可塑性。代谢可塑性也可用于解释治疗后耐药性出现、肿瘤细胞转移和逃避免疫监视等现象的发生[119]。铁死亡与脂质、氨基酸、NADPH、铁、硒[18]和其他微量元素的代谢途径相互作用，这反映了多种代谢网络的交叉互作特性。运用基于铁死亡的治疗策略干预肿瘤细胞的代谢可塑性也是一种很有前景的癌症治疗方法。

针对铁死亡的相关机制设计开发 NDDS 能够为肿瘤治疗提供许多新方法。单独使用非靶向性铁死亡诱导剂会导致严重的全身毒性，NDDS 可将各种功能整合到生物成像和药物递送纳米载体中，同时提高化合物本身的性质。鉴于铁死亡与多种代谢网络之间的关系，从代谢的角度对基于铁死亡的癌症疗法和药物设计进行研究越来越受到关注。跨学科研究有望推动这一领域的快速进展。

参考文献

[1] Fuchs Y, Steller H. Programmed cell death in animal development and disease[J]. Cell, 2011, 147(4): 742-758.

[2] Dixon S J, Lemberg K M, Lamprecht M R, et al. Ferroptosis: an iron-dependent form of nonapoptotic cell death[J]. Cell, 2012, 149(5): 1060-1072.

[3] Tang D, Kang R, Berghe T V, et al. The molecular machinery of regulated cell death[J]. Cell Research, 2019, 29(5): 347-364.

[4] Xie Y, Hou W, Song X, et al. Ferroptosis: process and function[J]. Cell Death & Differentiation, 2016, 23(3): 369-379.

[5] Yang W S, Stockwell B R. Ferroptosis: death by lipid peroxidation[J]. Trends in Cell Biology, 2016, 26(3): 165-176.

[6] Seibt T M, Proneth B, Conrad M. Role of GPX4 in ferroptosis and its pharmacological implication[J]. Free Radical Biology and Medicine, 2019, 133: 144-152.

[7] Ursini F, Maiorino M. Lipid peroxidation and ferroptosis: The role of GSH and GPx4[J]. Free Radical Biology and Medicine, 2020, 152: 175-185.

[8] Sharma A, Flora S J S. Positive and negative regulation of ferroptosis and its role in maintaining metabolic and redox homeostasis[J]. Oxidative Medicine and Cellular Longevity, 2021, 2021(1): 9074206.

[9] Kajarabille N, Latunde-Dada G O. Programmed cell-death by ferroptosis: antioxidants as mitigators[J]. International Journal of Molecular Sciences, 2019, 20(19): 4968.

[10] Stoyanovsky D A, Tyurina Y Y, Shrivastava I, et al. Iron catalysis of lipid peroxidation in ferroptosis: Regulated enzymatic or random free radical reaction?[J]. Free Radical Biology and Medicine, 2019, 133: 153-161.

[11] Chen X, Yu C, Kang R, et al. Iron metabolism in ferroptosis[J]. Frontiers in Cell and Developmental Biology, 2020, 8: 590226.

[12] Yu X, Long Y C. Crosstalk between cystine and glutathione is critical for the regulation of amino acid signaling pathways and ferroptosis[J]. Scientific Reports, 2016, 6(1): 30033.

[13] Gao M, Monian P, Quadri N, et al. Glutaminolysis and transferrin regulate ferroptosis[J]. Molecular Cell, 2015, 59(2): 298-308.

[14] Li D, Li Y. The interaction between ferroptosis and lipid metabolism in cancer[J]. Signal Transduction and Targeted Therapy, 2020, 5(1): 1-10.

[15] Ma Y, Han F, Min J, et al. Energy metabolism as a regulator of ferroptosis[J]. Cell Cycle, 2020, 19(22): 2960-2962.

[16] Stockwell B R, Jiang X, Gu W. Emerging mechanisms and disease relevance of ferroptosis[J]. Trends in Cell Biology, 2020, 30(6): 478-490.

[17] Jiang X, Stockwell B R, Conrad M. Ferroptosis: mechanisms, biology and role in disease[J]. Nature Reviews Molecular Cell Biology, 2021, 22(4): 266-282.

[18] Stockwell B R, Angeli J P F, Bayir H, et al. Ferroptosis: a regulated cell death nexus linking metabolism, redox biology, and disease[J]. Cell, 2017, 171(2): 273-285.

[19] Yu M, Gai C, Li Z, et al. Targeted exosome-encapsulated erastin induced ferroptosis in triple negative breast cancer cells[J]. Cancer Science, 2019, 110(10): 3173-3182.

[20] Ma S, Henson E S, Chen Y, et al. Ferroptosis is induced following siramesine and lapatinib treatment of breast cancer cells[J]. Cell Death & Disease, 2016, 7(7): e2307-e2307.

[21] Song R, Li T, Ye J, et al. Acidity-activatable dynamic nanoparticles boosting ferroptotic cell death for immunotherapy of cancer[J]. Advanced Materials, 2021, 33(31): 2101155.

[22] Gai C, Yu M, Li Z, et al. Acetaminophen sensitizing erastin-induced ferroptosis via modulation of Nrf2/heme oxygenase-1 signaling pathway in non-small-cell lung cancer[J]. Journal of Cellular Physiology, 2020, 235(4): 3329-3339.

[23] Tang X, Ding H, Liang M, et al. Curcumin induces ferroptosis in non-small-cell lung cancer via activating autophagy[J]. Thoracic Cancer, 2021, 12(8): 1219-1230.

[24] Wang Z, Ding Y, Wang X, et al. Pseudolaric acid B triggers ferroptosis in glioma cells via activation of Nox4 and inhibition of xCT[J]. Cancer Letters, 2018, 428: 21-33.

[25] Wan R J, Peng W, Xia Q X, et al. Ferroptosis-related gene signature predicts prognosis and immunotherapy in glioma[J]. CNS Neuroscience & Therapeutics, 2021, 27(8): 973-986.

[26] Llabani E, Hicklin R W, Lee H Y, et al. Diverse compounds from pleuromutilin lead to a thioredoxin inhibitor and inducer of ferroptosis[J]. Nature Chemistry, 2019, 11(6): 521-532.

[27] Liang C, Zhang X, Yang M, et al. Recent progress in ferroptosis inducers for cancer therapy[J]. Advanced Materials, 2019, 31(51): 1904197.

[28] Amreddy N, Babu A, Muralidharan R, et al. Recent advances in nanoparticle-based cancer drug and gene delivery[J]. Advances in Cancer Research, 2018, 137: 115-170.

[29] Wang S, Liao H, Li F, et al. A mini-review and perspective on ferroptosis-inducing strategies in cancer therapy[J]. Chinese Chemical Letters, 2019, 30(4): 847-852.

[30] Jiang Q, Wang K, Zhang X, et al. Platelet membrane-camouflaged magnetic nanoparticles for ferroptosis-enhanced cancer immunotherapy[J]. Small, 2020, 16(22): 2001704.

[31] Yu B, Choi B, Li W, et al. Magnetic field boosted ferroptosis-like cell death and responsive MRI using hybrid vesicles for cancer immunotherapy[J]. Nature Communications, 2020, 11(1): 3637.

[32] Yue L, Wang J, Dai Z, et al. pH-responsive, self-sacrificial nanotheranostic agent for potential *in vivo* and *in vitro* dual modal MRI/CT imaging, real-time, and in situ monitoring of cancer therapy[J]. Bioconjugate Chemistry, 2017, 28(2): 400-409.

[33] Zheng H, You J, Yao X, et al. Superparamagnetic iron oxide nanoparticles promote ferroptosis of ischemic cardiomyocytes[J]. Journal of Cellular and Molecular Medicine, 2020, 24(18): 11030.

[34] Zhang C, Bu W, Ni D, et al. Synthesis of iron nanometallic glasses and their application in cancer therapy by a localized Fenton reaction[J]. Angewandte Chemie International Edition, 2016, 55(6): 2101-2106.

[35] Meng X, Deng J, Liu F, et al. Triggered all-active metal organic framework: ferroptosis machinery contributes to the apoptotic photodynamic antitumor therapy[J]. Nano Letters, 2019, 19(11): 7866-7876.

[36] Wan X, Song L, Pan W, et al. Tumor-targeted cascade nanoreactor based on metal-organic frameworks for synergistic ferroptosis-starvation anticancer therapy[J]. ACS Nano, 2020, 14(9): 11017-11028.

[37] Wang D, Wu H, Lim W Q, et al. A mesoporous nanoenzyme derived from metal-organic frameworks with endogenous oxygen generation to alleviate tumor hypoxia for significantly enhanced photodynamic therapy[J]. Advanced Materials, 2019, 31(27): 1901893.

[38] Shen Z, Liu T, Li Y, et al. Fenton-reaction-acceleratable magnetic nanoparticles for ferroptosis therapy of orthotopic brain tumors[J]. ACS Nano, 2018, 12(11): 11355-11365.

[39] Zheng D W, Lei Q, Zhu J Y, et al. Switching apoptosis to ferroptosis: metal-organic network for high-efficiency anticancer therapy[J]. Nano Letters, 2017, 17(1): 284-291.

[40] Bao W, Liu X, Lv Y, et al. Nanolongan with multiple on-demand conversions for ferroptosis-apoptosis combined anticancer therapy[J]. Acs Nano, 2019, 13(1): 260-273.

[41] Liu Y, Wu T, White J C, et al. A new strategy using nanoscale zero-valent iron to simultaneously promote remediation and safe crop production in contaminated soil[J]. Nature Nanotechnology, 2021, 16(2): 197-205.

[42] Liang H, Wu X, Zhao G, et al. Renal clearable ultrasmall single-crystal Fe nanoparticles for highly selective and effective ferroptosis therapy and immunotherapy[J]. Journal of the American Chemical Society, 2021, 143(38): 15812-15823.

[43] Kim S E, Zhang L, Ma K, et al. Ultrasmall nanoparticles induce ferroptosis in nutrient-deprived cancer cells and suppress tumour growth[J]. Nature Nanotechnology, 2016, 11(11): 977-985.

[44] Xu S, Zheng H, Ma R, et al. Vacancies on 2D transition metal dichalcogenides elicit ferroptotic cell death[J]. Nature Communications, 2020, 11(1): 3484.

[45] Dev S, Babitt J L. Overview of iron metabolism in health and disease[J]. Hemodialysis International, 2017, 21: S6-S20.

[46] Zhang P, Hu L, Yin Q, et al. Transferrin-conjugated polyphosphoester hybrid micelle loading paclitaxel for brain-targeting delivery: synthesis, preparation and *in vivo* evaluation[J]. Journal of Controlled Release, 2012, 159(3): 429-434.

[47] Luo Y, Sun X, Huang L, et al. Artemisinin-based smart nanomedicines with self-supply of ferrous ion to enhance oxidative stress for specific and efficient cancer treatment[J]. ACS Applied Materials & Interfaces, 2019, 11(33): 29490-29497.

[48] Li Y, Chen M, Yao B, et al. Transferrin receptor-targeted redox/pH-sensitive podophyllotoxin prodrug micelles for multidrug-resistant breast cancer therapy[J]. Journal of Materials Chemistry B, 2019, 7(38): 5814-5824.

[49] Yin Y, Jiang T, Hao Y, et al. Cascade catalytic nanoplatform based on ions interference strategy for calcium overload therapy and ferroptosis[J]. International Journal of Pharmaceutics, 2021, 606: 120937.

[50] Cheng J, Zhu Y, Xing X, et al. Manganese-deposited iron oxide promotes tumor-responsive ferroptosis that synergizes the apoptosis of cisplatin[J]. Theranostics, 2021, 11(11): 5418.

[51] Wang S, Li F, Qiao R, et al. Arginine-rich manganese silicate nanobubbles as a ferroptosis-inducing agent for tumor-targeted theranostics[J]. ACS Nano, 2018, 12(12): 12380-12392.

[52] Bertrand R L. Iron accumulation, glutathione depletion, and lipid peroxidation must occur

simultaneously during ferroptosis and are mutually amplifying events[J]. Medical Hypotheses, 2017, 101: 69-74.

[53] Cao J Y, Dixon S J. Mechanisms of ferroptosis[J]. Cellular and Molecular Life Sciences, 2016, 73: 2195-2209.

[54] Lu S C. Glutathione synthesis[J]. Biochimica et Biophysica Acta (BBA), 2013, 1830(5): 3143-3153.

[55] Li H, Marshall Z M, Whorton A R. Stimulation of cystine uptake by nitric oxide: regulation of endothelial cell glutathione levels[J]. American Journal of Physiology-Cell Physiology, 1999, 276(4): C803-C811.

[56] Wang Y, Zhao Y, Wang H, et al. Histone demethylase KDM3B protects against ferroptosis by upregulating SLC7A11[J]. FEBS Open Bio, 2020, 10(4): 637-643.

[57] Wang Q, Guo Y, Wang W, et al. RNA binding protein DAZAP1 promotes HCC progression and regulates ferroptosis by interacting with SLC7A11 mRNA[J]. Experimental Cell Research, 2021, 399(1): 112453.

[58] Liu H, Schreiber S L, Stockwell B R. Targeting dependency on the GPX4 lipid peroxide repair pathway for cancer therapy[J]. Biochemistry, 2018, 57(14): 2059-2060.

[59] Conrad M, Friedmann Angeli J P. Glutathione peroxidase 4 (Gpx4) and ferroptosis: what's so special about it?[J]. Molecular & Cellular Oncology, 2015, 2(3): e995047.

[60] Brigelius-Flohé R, Maiorino M. Glutathione peroxidases[J]. Biochimica et Biophysica Acta (BBA), 2013, 1830(5): 3289-3303.

[61] Roh J L, Kim E H, Jang H J, et al. Induction of ferroptotic cell death for overcoming cisplatin resistance of head and neck cancer[J]. Cancer Letters, 2016, 381(1): 96-103.

[62] Jiang L, Kon N, Li T, et al. Ferroptosis as a p53-mediated activity during tumour suppression[J]. Nature, 2015, 520(7545): 57-62.

[63] Bansal A, Simon M C. Glutathione metabolism in cancer progression and treatment resistance[J]. Journal of Cell Biology, 2018, 217(7): 2291-2298.

[64] Jiang Y, Cheng J, Yang C, et al. An ultrasensitive fluorogenic probe for revealing the role of glutathione in chemotherapy resistance[J]. Chemical Science, 2017, 8(12): 8012-8018.

[65] Traverso N, Ricciarelli R, Nitti M, et al. Role of glutathione in cancer progression and chemoresistance[J]. Oxidative Medicine and Cellular Longevity, 2013, 2013(1): 972913.

[66] Gong F, Cheng L, Yang N, et al. Ultrasmall oxygen-deficient bimetallic oxide MnWOX nanoparticles for depletion of endogenous GSH and enhanced sonodynamic cancer therapy[J]. Advanced Materials, 2019, 31(23): 1900730.

[67] Xu Y, Han X, Li Y, et al. Sulforaphane mediates glutathione depletion via polymeric nanoparticles to restore cisplatin chemosensitivity[J]. ACS Nano, 2019, 13(11): 13445-13455.

[68] Sato M, Kusumi R, Hamashima S, et al. The ferroptosis inducer erastin irreversibly inhibits system xc⁻ and synergizes with cisplatin to increase cisplatin's cytotoxicity in cancer cells[J]. Scientific Reports, 2018, 8(1): 968.

[69] Xia X, Fan X, Zhao M, et al. The relationship between ferroptosis and tumors: a novel landscape for therapeutic approach[J]. Current Gene Therapy, 2019, 19(2): 117-124.

[70] Xu T, Ma Y, Yuan Q, et al. Enhanced ferroptosis by oxygen-boosted phototherapy based on a 2-in-1 nanoplatform of ferrous hemoglobin for tumor synergistic therapy[J]. ACS Nano, 2020, 14(3): 3414-3425.

[71] Kou L, Sun R, Xiao S, et al. Ambidextrous approach to disrupt redox balance in tumor cells

with increased ROS production and decreased GSH synthesis for cancer therapy[J]. ACS Applied Materials & Interfaces, 2019, 11(30): 26722-26730.

[72] Lachaier E, Louandre C, Godin C, et al. Sorafenib induces ferroptosis in human cancer cell lines originating from different solid tumors[J]. Anticancer Research, 2014, 34(11): 6417-6422.

[73] Louandre C, Ezzoukhry Z, Godin C, et al. Iron-dependent cell death of hepatocellular carcinoma cells exposed to sorafenib[J]. International Journal of Cancer, 2013, 133(7): 1732-1742.

[74] Louandre C, Marcq I, Bouhlal H, et al. The retinoblastoma (Rb) protein regulates ferroptosis induced by sorafenib in human hepatocellular carcinoma cells[J]. Cancer Letters, 2015, 356(2): 971-977.

[75] Shimada K, Skouta R, Kaplan A, et al. Global survey of cell death mechanisms reveals metabolic regulation of ferroptosis[J]. Nature Chemical Biology, 2016, 12(7): 497-503.

[76] Hassannia B, Wiernicki B, Ingold I, et al. Nano-targeted induction of dual ferroptotic mechanisms eradicates high-risk neuroblastoma[J]. The Journal of Clinical Investigation, 2018, 128(8): 3341-3355.

[77] Magtanong L, Ko P J, Dixon S J. Emerging roles for lipids in non-apoptotic cell death[J]. Cell Death & Differentiation, 2016, 23(7): 1099-1109.

[78] Das U N. Tumoricidal action of cis-unsaturated fatty acids and their relationship to free radicals and lipid peroxidation[J]. Cancer Letters, 1991, 56(3): 235-243.

[79] Gaschler M M, Stockwell B R. Lipid peroxidation in cell death[J]. Biochemical and Biophysical Research Communications, 2017, 482(3): 419-425.

[80] Kagan V E, Mao G, Qu F, et al. Oxidized arachidonic and adrenic PEs navigate cells to ferroptosis[J]. Nature Chemical Biology, 2017, 13(1): 81-90.

[81] Magtanong L, Ko P J, To M, et al. Exogenous monounsaturated fatty acids promote a ferroptosis-resistant cell state[J]. Cell Chemical Biology, 2019, 26(3): 420-432. e9.

[82] He Y J, Liu X Y, Xing L, et al. Fenton reaction-independent ferroptosis therapy via glutathione and iron redox couple sequentially triggered lipid peroxide generator[J]. Biomaterials, 2020, 241: 119911.

[83] Gao M, Deng J, Liu F, et al. Triggered ferroptotic polymer micelles for reversing multidrug resistance to chemotherapy[J]. Biomaterials, 2019, 223: 119486.

[84] Xie S, Sun W, Zhang C, et al. Metabolic control by heat stress determining cell fate to ferroptosis for effective cancer therapy[J]. ACS Nano, 2021, 15(4): 7179-7194.

[85] Porporato P E, Filigheddu N, Pedro J M B S, et al. Mitochondrial metabolism and cancer[J]. Cell Research, 2018, 28(3): 265-280.

[86] Dunn J D, Alvarez L A J, Zhang X, et al. Reactive oxygen species and mitochondria: A nexus of cellular homeostasis[J]. Redox Biology, 2015, 6: 472-485.

[87] Gao M, Yi J, Zhu J, et al. Role of mitochondria in ferroptosis[J]. Molecular Cell, 2019, 73(2): 354-363. e3.

[88] Neitemeier S, Jelinek A, Laino V, et al. BID links ferroptosis to mitochondrial cell death pathways[J]. Redox Biology, 2017, 12: 558-570.

[89] Yagoda N, Von Rechenberg M, Zaganjor E, et al. RAS-RAF-MEK-dependent oxidative cell death involving voltage-dependent anion channels[J]. Nature, 2007, 447(7146): 865-869.

[90] Yuan H, Li X, Zhang X, et al. CISD1 inhibits ferroptosis by protection against mitochondrial lipid peroxidation[J]. Biochemical and Biophysical Research Communications, 2016,

478(2): 838-844.

[91] Doll S, Proneth B, Tyurina Y Y, et al. ACSL4 dictates ferroptosis sensitivity by shaping cellular lipid composition[J]. Nature Chemical Biology, 2017, 13(1): 91-98.

[92] Fang X, Wang H, Han D, et al. Ferroptosis as a target for protection against cardiomyopathy[J]. Proceedings of the National Academy of Sciences, 2019, 116(7): 2672-2680.

[93] Paul B T, Manz D H, Torti F M, et al. Mitochondria and Iron: current questions[J]. Expert Review of Hematology, 2017, 10(1): 65-79.

[94] Stehling O, Lill R. The role of mitochondria in cellular iron-sulfur protein biogenesis: mechanisms, connected processes, and diseases[J]. Cold Spring Harbor Perspectives in Biology, 2013, 5(8): a011312.

[95] Skonieczna M, Cieslar-Pobuda A, Saenko Y, et al. The impact of DIDS-induced inhibition of voltage-dependent anion channels (VDAC) on cellular response of lymphoblastoid cells to ionizing radiation[J]. Medicinal Chemistry, 2017, 13(5): 477-483.

[96] Jia Y, Liu H, Zhuang Q, et al. Tumorigenicity of cancer stem-like cells derived from hepatocarcinoma is regulated by microRNA-145[J]. Oncology Reports, 2012, 27(6): 1865-1872.

[97] Proctor E, Waghray M, Lee C J, et al. Bmi1 enhances tumorigenicity and cancer stem cell function in pancreatic adenocarcinoma[J]. PloS One, 2013, 8(2): e55820.

[98] Phi L T H, Sari I N, Yang Y G, et al. Cancer stem cells (CSCs) in drug resistance and their therapeutic implications in cancer treatment[J]. Stem Cells International, 2018, 2018(1): 5416923.

[99] Steinbichler T B, Savic D, Dudás J, et al. Cancer stem cells and their unique role in metastatic spread[J]. Seminars in Cancer Biology, 2020, 60: 148-156.

[100] Zhao Y, Zhao W, Lim Y C, et al. Salinomycin-loaded gold nanoparticles for treating cancer stem cells by ferroptosis-induced cell death[J]. Molecular Pharmaceutics, 2019, 16(6): 2532-2539.

[101] Sang M, Luo R, Bai Y, et al. Mitochondrial membrane anchored photosensitive nano-device for lipid hydroperoxides burst and inducing ferroptosis to surmount therapy-resistant cancer[J]. Theranostics, 2019, 9(21): 6209.

[102] Yu Z, Sun Q, Pan W, et al. A near-infrared triggered nanophotosensitizer inducing domino effect on mitochondrial reactive oxygen species burst for cancer therapy[J]. ACS Nano, 2015, 9(11): 11064-11074.

[103] Gu Z, Liu T, Liu C, et al. Ferroptosis-strengthened metabolic and inflammatory regulation of tumor-associated macrophages provokes potent tumoricidal activities[J]. Nano Letters, 2021, 21(15): 6471-6479.

[104] Luo Y, Yan P, Li X, et al. pH-sensitive polymeric vesicles for GOx/BSO delivery and synergetic starvation-ferroptosis therapy of tumor[J]. Biomacromolecules, 2021, 22(10): 4383-4394.

[105] Han W, Duan X, Ni K, et al. Co-delivery of dihydroartemisinin and pyropheophorbide-iron elicits ferroptosis to potentiate cancer immunotherapy[J]. Biomaterials, 2022, 280: 121315.

[106] Kang R, Kroemer G, Tang D. The tumor suppressor protein p53 and the ferroptosis network[J]. Free Radical Biology and Medicine, 2019, 133: 162-168.

[107] Saint-Germain E, Mignacca L, Vernier M, et al. SOCS1 regulates senescence and ferroptosis by modulating the expression of p53 target genes[J]. Aging, 2017, 9(10): 2137.

[108] Jennis M, Kung C P, Basu S, et al. An African-specific polymorphism in the TP53 gene impairs p53 tumor suppressor function in a mouse model[J]. Genes & Development, 2016, 30(8): 918-930.

[109] Garcia-Bermudez J, Baudrier L, Bayraktar E C, et al. Squalene accumulation in cholesterol auxotrophic lymphomas prevents oxidative cell death[J]. Nature, 2019, 567(7746): 118-122.

[110] Moon S H, Huang C H, Houlihan S L, et al. p53 represses the mevalonate pathway to mediate tumor suppression[J]. Cell, 2019, 176(3): 564-580. e19.

[111] Tarangelo A, Magtanong L, Bieging-Rolett K T, et al. p53 suppresses metabolic stress-induced ferroptosis in cancer cells[J]. Cell Reports, 2018, 22(3): 569-575.

[112] Doll S, Freitas F P, Shah R, et al. FSP1 is a glutathione-independent ferroptosis suppressor[J]. Nature, 2019, 575(7784): 693-698.

[113] Bersuker K, Hendricks J M, Li Z, et al. The CoQ oxidoreductase FSP1 acts parallel to GPX4 to inhibit ferroptosis[J]. Nature, 2019, 575(7784): 688-692.

[114] Minetti G. Mevalonate pathway, selenoproteins, redox balance, immune system, Covid-19: Reasoning about connections[J]. Medical Hypotheses, 2020, 144: 110128.

[115] Moloney J N, Cotter T G. ROS signalling in the biology of cancer[J]. Seminars in Cell & Developmental Biology, 2018, 80: 50-64.

[116] von Mässenhausen A, Tonnus W, Linkermann A. Cell death pathways drive necroinflammation during acute kidney injury[J]. Nephron, 2018, 140(2): 144-147.

[117] Li C, Deng X, Xie X, et al. Activation of glutathione peroxidase 4 as a novel anti-inflammatory strategy[J]. Frontiers in Pharmacology, 2018, 9: 1120.

[118] Ubellacker J M, Tasdogan A, Ramesh V, et al. Lymph protects metastasizing melanoma cells from ferroptosis[J]. Nature, 2020, 585(7823): 113-118.

[119] Läsche M, Emons G, Gründker C. Shedding new light on cancer metabolism: a metabolic tightrope between life and death[J]. Frontiers in Oncology, 2020, 10: 409.

[108] Koren E, Kan S, et al. Autophagosomes me up ptth an ileut? gene...
prophyrin-based angiogenan function in redox...dative...cortex k 19. cogrepic...
2009, 8:1-1 S8.

[109] Gnu u Recanksep, Hendri sk. Reparbitty O, Zhar ... malic tis with...
Autophae response sytem bu oxidative cell death... Anzn, 2019. 7?????.

[110] Wang S E, Chang C D, modufien aC, D an oC? C...ri..se es ande nin.
m.Ban coucam.sin sescepty Catt, 2017, 770:...5...6..1?...

[111] Fongcasa A, Manomara G, leque..bomec..Parsm ...e..a... apen...se.
Padon:Amtmod te a cuter evet M? Fol...Inte gan, 2018, 5?:92,? 6.

[112] Lail S, Venhtus T, et htna B, ... Ciun B, ... La. ...c...ci...
Comantoma Ti, maning.stem.NHPK?...? 70.

[113] Preseeec S, Cesc.e..c L blnd...

[114] Fisch G, Rodheoin ...bm...nebar...siny...

[115] Aslancon IM, Kelle C...

[116] Duly on, Mawoshisal...A...

[117] Zhen Z, Chen...

[118] Buthhey T W, Remtn...

[119] Corein Se, Remtu Y...

第六章

基于铁死亡的抗肿瘤
纳米药物：多种疗法协同

细胞凋亡作为程序性细胞死亡（PCD）的基本过程，为纳米医学治疗肿瘤提供了广阔的前景。然而，由多种因素引发的凋亡抵抗，如凋亡信号的失调，会导致肿瘤的治疗失败或复发。铁死亡是一种新发现的程序性细胞死亡形式，它为杀灭癌细胞提供了一种不同于凋亡的新方式。单一疗法通常只能使部分肿瘤消退，导致治疗效果不佳，而联合治疗在许多临床应用中表现良好。铁死亡与凋亡性死亡途径的相关机制不同，但又有紧密联系，因此，铁死亡与凋亡协同治疗癌症近年来引起了广泛关注。在本章中，我们将总结纳米医学中联合利用铁死亡和凋亡等细胞死亡模式以增强肿瘤治疗效果的最新研究进展，重点概述由铁死亡介导的各类抗肿瘤疗法，并为未来的研究指明重点方向。

第一节 概 述

癌症是危害全球公共健康的主要重大疾病之一，发病率和死亡率均较高[1]。通常，癌症的治疗在临床上以手术切除为主，辅以化疗或放疗。尽管有许多新兴的治疗方式，如光热疗法（PTT）[2]、光动力学疗法（PDT）[3]、声动力学疗法（SDT）[4]、化学动力学疗法（CDT）[5]和饥饿疗法[6]等，但这些疗法大多依赖于诱导癌细胞发生半胱氨酸天冬氨酸蛋白酶（caspase）依赖性凋亡来实现肿瘤治疗。但是，在肿瘤发生和发展过程中，癌细胞会适应性地快速获得克服这种程序性细胞死亡的能力，这使得基于凋亡的治疗策略对癌症患者的疗效并不令人满意。

癌细胞可针对性地上调抗凋亡蛋白的表达，同时下调促凋亡蛋白，从而导致基于凋亡的治疗效果不佳[7]。此外，约30%的癌症存在 RAS 突变，这意味着癌细胞具有逃避凋亡的自我防御系统[8,9]。这些无法避免的障碍使得开发新型非凋亡治疗模式成为癌症医学领域的迫切需求。

近年来，铁死亡作为一种新型的非凋亡程序性细胞死亡模式得到了广泛的研究。Dixon 等在 2012 年发现并定义了铁死亡，该死亡模式与代谢密切相关，包括活性氧（ROS）和脂质过氧化物（LPO）的铁依赖性蓄积，并达到致死水平[10]。越来越多的证据表明，铁死亡在癌症治疗中具有巨大的应用潜力[11-13]。诱导铁死亡可使肿瘤细胞丧失线粒体功能，蓄积大量毒性 ROS，从而有效抑制肿瘤生长和增殖[14]。得益于高通量筛选技术的不断发展，越来越多的可靶向铁死亡通路的小分子药物被发现并应用于肿瘤治疗。然而，尽管其中一些铁死亡诱导剂已获得临床批准，但由于其溶解性差、非特异性蓄积和药理学性质不佳等局限性，通常很难获得理想的治疗效果。幸运的是，纳米技术的快速发展为铁死亡性癌症治疗带来了希望。纳米医学将纳米材料应用于医学领域，这类材料一般具有优异的生物学性能，如优良的溶解性和药代动力学性质、较低的毒性和较高的选择性、更低的药物剂量和更好的治疗效果等[15]。纳米材料独特的尺寸效应和靶向效应，即在实体瘤中增强的渗透和滞留（EPR）效应，有利于提高药物生物利用度和增强靶向递送的优势。纳米医学有望解决铁死亡性治疗中水溶性差、肿瘤递送效率低和全身毒性高等瓶颈问题。基于纳米技术的铁死亡诱导策略在癌症治疗中具有广泛的临床应用前景。纳米医学平台有望达到联合治疗的目的，从而有效弥补单一疗法不能取得满意疗效的缺陷。许多证据表明，将凋亡和铁死亡结合在抗癌领域是一种有重大价值的应用策略，能够产生协同作用以提高疗效并克服耐药性[12, 16, 17]。基于纳米药物或纳米递送系统的铁死亡-凋亡协同模式可使药物具有优异的药代动力学和生物分布特性，能更好地区分不同药物的特有靶点，从而最大限度地发挥联合治疗的优势，是一种更有效、更安全的治疗策略。此外，可以充分利用纳米平台的优势，巧妙地设计铁死亡联合型治疗策略，从而以肿瘤微环境响应的方式实现药物的精确释放并调节氧化应激。截至目前，对基于纳米药物的铁死亡-凋亡协同治疗的最新策略进行系统总结的介绍很少。接下来，本章将首先简要总结铁死亡的特点和机制，并详细概述纳米材料促进肿瘤细胞铁死亡的相关研究进展，主要侧重于介绍铁死亡协同凋亡并依托纳米平台在癌症治疗中的最新开发及应用。此外，本章还将评估并展望这种新型联合治疗策略的未来前景和挑战。

第二节　铁死亡的特征和机制

一、铁死亡的特征

作为一种新型细胞死亡模式,铁死亡在形态和生化性质方面与凋亡有显著不同(例如细胞皱缩、细胞核和细胞质凝聚、染色质断裂、质膜起泡和凋亡小体形成) [18]。由于铁死亡发生过程中脂质过氧化的持续存在，生物膜的结构会受损，这突出表现为线粒体的广泛性超微结构变化、膜密度增加以及线粒体嵴减少或消失[10, 19]。在生化水平上，铁死亡高度依赖于铁水平，通常细胞中二价铁含量明显升高。在细胞铁死亡过程中，氧化还原水平不平衡，谷胱甘肽（GSH）和烟酰胺腺嘌呤二核苷酸磷酸（NADPH）

含量显著降低，使抗氧化系统被破坏，大量 LPO 积聚，亲脂性抗氧剂铁抑素-1（ferrostatin-1）和铁螯合剂去铁胺可以逆转这种情况。此外，铁死亡和其他程序性细胞死亡模式（如凋亡、自噬、坏死、焦亡和铜死亡）在生化性质、形态学、基因通路和机制方面存在许多差异。

二、铁死亡的机制

铁死亡的细胞调节是一个复杂的网络系统，涉及三种平行机制：铁蓄积、脂质过氧化和抗氧化系统的丧失[20]。

1. 铁蓄积

铁的积累是触发铁死亡的先决条件。令人鼓舞的是，肿瘤细胞可上调转铁蛋白受体（TfR）的表达，以增强转铁蛋白（Tf）的摄取并维持高铁水平需求，这被称为"铁成瘾"[21]。铁蛋白是细胞内主要的铁储存蛋白，其降解和/或水解可以快速释放铁离子，增加细胞内铁水平，促进铁死亡发生。但是，储存在转铁蛋白或铁蛋白中的铁需要被释放并转化为游离铁，尤其是亚铁离子，以保证催化功能。肿瘤细胞中存在高水平的 GSH 和 STEAP3，这种游离铁会被高效地还原并排入不稳定铁库（LIP）[22]。这些亚铁离子不仅可以引发芬顿反应，使细胞多不饱和脂肪酸磷脂（PUFA-PL）过氧化，还可以作为花生四烯酸脂氧合酶（ALOX）和细胞色素 P450 氧化还原酶（POR）催化的辅因子，这意味着肿瘤细胞可以通过适当的方式变得对铁死亡敏感。此外，为了维持铁的稳态，细胞还可以通过脊椎动物中唯一的铁输出蛋白——膜铁转运蛋白（FPN）排泄出多余的铁。FPN 缺乏会使细胞对铁死亡更敏感，从而导致一系列铁超载性疾病。

2. 脂质过氧化

铁死亡发生的关键是 PUFA-PL 的过氧化，这可以被铁或酶催化。酰基辅酶 A 合成酶长链家族成员 4（ACSL4）和溶血磷脂酰胆碱酰基转移酶 3（LPCAT3）介导了 PUFA-PL 的合成，为铁死亡提供稳定的"燃料"。铁催化的芬顿反应产生的羟基自由基可以驱动 PUFA-PL 的过氧化。此外，ALOX 和 POR 是细胞中天然存在的酶，也可启动脂质过氧化[23, 24]。

3. 抗氧化系统

肿瘤细胞中有四种铁死亡防御系统：还原型 GSH/谷胱甘肽过氧化物酶 4（GPX4）系

统、铁死亡抑制蛋白 1 （FSP1）/泛醌（CoQH$_2$）系统、二氢乳清酸脱氢酶（DHODH）/CoQH$_2$ 系统和 GTP 环水解酶 1 （GCH1）/四氢生物蝶呤（BH$_4$）系统[25]。当肿瘤细胞发生氧化还原稳态失衡时，即促进铁死亡的生理活动远远超过细胞抵抗铁死亡的解毒能力，将导致大量脂质过氧化物蓄积和生物膜系统被破坏，这就意味着铁死亡的发生。GSH/GPX4 系统在细胞防御铁死亡的许多机制中起着至关重要的作用。GPX4 是哺乳动物中唯一可以催化磷脂氢过氧化物、将其转化为无毒磷脂醇的酶类，而 GSH 可以防止铁死亡发生[26]。GPX4 的功能可以通过抑制 GPX4 的合成或消耗 GSH 直接或间接地受到抑制。作为一种硒蛋白，有一种名为 RSL3 的铁死亡诱导剂，它可以在 GPX4 的活性位点与硒代半胱氨酸共价结合，从而抑制 GPX4 的活性[27]。鉴于 GSH 在肿瘤微环境（TME）中的异常积累，耗竭细胞内的 GSH 可能是诱导铁死亡的良好选择。GSH 是由谷氨酸、半胱氨酸和甘氨酸组成的三肽。由于半胱氨酸中巯基的存在，谷胱甘肽作为正常细胞生命周期中的解毒工具具有很强的还原性[28]。细胞内半胱氨酸主要通过细胞膜上的 Xc$^-$ 系统获得。由于游离半胱氨酸不稳定且易被氧化，细胞外摄取的主要是胱氨酸。Xc$^-$ 系统是一个 Na$^+$ 非依赖性胱氨酸/谷氨酸交换逆向转运蛋白，由两个亚基通过二硫键连接，一个是 SLC7A11（也称为 xCT），另一个是将 Xc$^-$ 系统锚定在细胞膜中的 SLC3A2[25,29]。直接靶向 Xc$^-$ 系统可以有效诱导铁死亡，例如使用 erastin、柳氮磺胺吡啶和索拉非尼[10,30-32]。此外，细胞外高谷氨酸浓度也会抑制 Xc$^-$ 系统的转运功能。随着胱氨酸进入细胞，GSH 可通过两步限速反应产生，该反应由 γ-谷氨酰半胱氨酸连接酶（GCL）和谷胱甘肽合成酶（GSS）控制。丁硫磷（BSO）可以通过抑制 GCL 的活性有效抑制 GSH 的合成，因此被广泛用于清除肿瘤中高浓度的 GSH[22]。

三、铁死亡与细胞凋亡的协同治疗策略

ROS 能够串联铁死亡和细胞凋亡，为联合治疗创造机会。一方面，芬顿反应产生的 ROS 可以促进癌细胞的脂质过氧化过程，从而诱导铁死亡；另一方面，它还能激活 caspase 依赖的凋亡通路，导致癌细胞死亡[20]。值得注意的是，p53 基因在铁死亡和细胞凋亡的协同治疗中也起着不可忽视的作用[33]。作为癌症进展过程中关键且复杂的 ROS 调节因子，p53 蛋白可诱导细胞内 ROS 水平的上调。有趣的是，上调的 ROS 还可以通过一系列复杂的机制增强 p53 基因的表达，这在基因水平上为铁死亡协同凋亡治疗提供了理论依据。此外，p53 蛋白可抑制 xCT 对细胞外胱氨酸的摄取，减少 GSH 的产生，从而破坏癌细胞氧化还原稳态并增强铁死亡易感性[34]。

多功能纳米复合材料输送系统具有以下特点：可提高生物利用度、对治疗剂进行

靶向递送和对肿瘤微环境响应性释放等。然而，许多多功能纳米共递送系统的设计结构复杂，构建过程烦琐，释药控制灵敏度低，极大地限制了其临床应用。将铁死亡和凋亡治疗的优势整合到纳米治疗策略中，以获得协同倍增型治疗效果，具体包括以下几个方面：

①芬顿反应增强型递送策略。如增加肿瘤微环境中 H_2O_2 浓度、增加铁离子蓄积、降低 pH、适当提高温度等策略可以加速芬顿反应速率，促进致死性 ROS 产生。

②切断肿瘤细胞中的还原系统。如前所述，肿瘤细胞中氧化还原稳态的破坏是诱导铁死亡的基础。此外，许多基于凋亡的治疗方法，如化疗、PDT、SDT 等，都与癌细胞中的大量还原性 GSH 和 NADPH 不相容。因此，关闭还原系统以选择性地放大肿瘤氧化应激将是一种更具成本效益的策略。而且肿瘤微环境中的 GSH 水平与正常组织有很大不同，这为设计氧化还原响应型纳米载体以实现药物精确释放提供了更好的选择性。

③级联增强策略。基于纳米平台的级联增强策略，特别是纳米酶的开发，已在推动癌症医学领域蓬勃发展。例如，谷胱甘肽氧化酶能够氧化谷胱甘肽并产生 H_2O_2，从而为随后的芬顿反应提供原料。具有谷胱甘肽过氧化物酶和芬顿催化活性双酶特性的纳米酶可以实现有效的级联增强治疗效果[35]。

然而，复杂的生理环境对级联策略提出了严峻的考验，这促使研究人员在进行系统开发时必须认真思考。与铁死亡和凋亡联合策略相关的潜在细胞信号通路已见文献报道。

第三节　纳米材料诱导肿瘤细胞铁死亡的研究进展

随着纳米技术的发展和对铁死亡研究的深入，越来越多的可诱导铁死亡的纳米材料被开发用于癌症治疗。靶向诱导铁死亡的纳米粒（NP）可分为铁基和非铁基两类。在本节中，我们将重点介绍这两类诱导铁死亡的纳米材料，并探讨它们的作用机制。已有文献详细概述了已开发用于诱导铁死亡的代表性 NP。

一、铁基 NP

由于铁在铁死亡中起着不可或缺的作用，铁基 NP 已成为研究最广泛的铁死亡纳米诱导剂。铁基 NP 可分为氧化铁 NP、铁基金属有机骨架（MOF）、铁掺杂型 NP 和铁基胶束。铁基 NP 可以在酸性肿瘤微环境中释放铁离子，直接引发芬顿反应，导致肿瘤细胞发生铁死亡[11, 12]。

二、非铁基 NP

非铁基 NP 诱导肿瘤细胞发生铁死亡的机制多种多样，包括调节代谢活动、破坏氧化还原稳态、增加 PUFA 含量和调节铁死亡相关蛋白的表达。常见的非铁基 NP 包括以下几种形式：

①负载有铁死亡诱导剂的 NP：通过直接负载铁死亡诱导物引发铁中毒。已有文献详细汇总了常见的铁死亡诱导剂。

②GSH 响应型 NP：此类纳米材料通过消耗肿瘤细胞中的 GSH 并灭活 GPX4 来破坏抗氧化系统。常见的设计包括二硫键断裂反应、铂基前药等。

③可介导光/声动力学型 NP：PDT/SDT 可以产生大量 ROS，严重破坏肿瘤细胞的氧化还原稳态，促进脂质过氧化过程，并增强铁死亡[12, 36]。

④富含 PUFA 的 NP：PUFA 的过度蓄积使肿瘤细胞更易发生铁死亡。

⑤可介导类芬顿反应的 NP：与铁基 NP（铜离子、锰离子等）的作用机制类似，此类纳米材料会导致 ROS 的蓄积和 GSH 的耗竭。

⑥负载铁死亡调节基因的 NP：这些纳米材料负载的基因药物可通过干扰或抑制与铁死亡防御相关的基因表达和蛋白质翻译，损害癌细胞中的铁死亡防御机制[37, 38]。

第四节　铁死亡协同增强抗肿瘤疗效策略

由于肿瘤细胞的复杂性、多样性和异质性，基于细胞凋亡的单一抗癌方法通常无法获得令人满意的治疗效果。结合铁死亡疗法可以有效地清除具有凋亡抗性的肿瘤细胞，正如谚语所说"条条大路通罗马"，其中涉及许多新兴的治疗方法。

本节将重点讨论并阐明铁死亡和基于凋亡的治疗方式的协同作用，包括化疗、放疗、光热疗法、光/声动力学疗法、化疗动力学疗法、饥饿疗法、气体疗法和基因疗法等，介绍这些策略的挑战和未来前景。对于铁死亡协同增强型疗法在抗癌中的优势将通过一些代表性的研究来进行强调和展示。

一、化疗与铁死亡

目前，化疗仍是临床上治疗癌症首选的非手术方法。然而，肿瘤细胞存在肿瘤内异质性，即一些对药物敏感，而另一些则具有耐药性。药物敏感性细胞很容易被化疗药物杀死，但占比更高的耐药性细胞仍会存活，导致传统的癌症化疗方案失败。大多数化疗药物通过诱导凋亡杀死癌细胞，但多药耐药性（MDR）的出现阻碍了这种策略的效果发挥，并导致预后不良[39]。恶性肿瘤细胞多药耐药性最突出的特征是，它们可以依赖 ABC 转运蛋白（ATP-binding cassette transporters），尤其是 P-糖蛋白、多药耐药性相关蛋白 2 和乳腺癌耐药性蛋白的过度表达来介导化疗药物的外排[40, 41]。此外，约 30% 的表达突变型 RAS 蛋白的癌症，如胰腺癌、结直肠癌和肺癌等，能够在基因水平上使肿瘤细胞逃避化疗的作用[8, 42, 43]。

许多化疗药物已在临床上得到应用，尤其是铂衍生物，如顺铂、奥沙利铂、卡铂。铂衍生物通过引起 DNA 交联和激活细胞凋亡来抗肿瘤。值得注意的是，以顺铂为代表的化疗药物在进入细胞后容易激活 NADPH 氧化酶（NOX）[44]。活化的 NOX 可将 NADPH 氧化为 $NADP^+$，并将释放的电子转移到氧分子上以产生 $O_2^{\cdot-}$，$O_2^{\cdot-}$ 被超氧化物歧化酶（SOD）进一步歧化以产生 H_2O_2[45]，生成的 H_2O_2 则可通过涉及 Fe^{2+}/Fe^{3+} 的芬顿反应被有效地用于诱导铁死亡。这一过程推动了化疗和铁死亡的协同治疗。由于癌细胞中谷胱甘肽硫转移酶（GST）的过表达，GSH 可以快速与铂结合，加速铂的外排[46, 47]。GSH 响应性铂(Ⅳ)[Pt(Ⅳ)]前药能通过消耗细胞内 GSH 来根除实体瘤，有望成为解决这一问题的有效策略。一旦进入细胞，GSH 可以触发惰性 Pt(Ⅳ)前药还原为毒性 Pt(Ⅱ)，然后杀死癌细胞[48, 49]。

基于上述特征，Ma 等通过涂覆聚乙烯亚胺（PEI）外壳制备了氧化铁纳米粒（NP），再与聚乙二醇（PEG）修饰的顺铂（Ⅳ）前药（FePt-NP2）反应[50]。在 FePt-NP2 被内化进入肿瘤细胞后，一方面，顺铂（Ⅳ）前药被细胞内高水平的 GSH 还原为细胞毒性顺铂，这抑制了肿瘤细胞中的核酸复制并诱导了凋亡；另一方面，FePt-NP2 在酸性微环境中降解并释放大量 Fe^{3+}，同时，顺铂可以激活细胞中的 NOX 并产生大量的 $O_2^{\cdot-}$，再被下游的 SOD 催化产生 H_2O_2。释放的 Fe^{2+}/Fe^{3+} 可以参与芬顿反应，产生丰富的 ·OH，导致脂质、蛋白质和 DNA 损伤，从而诱导细胞凋亡和铁死亡。然而，这种策略主要受到递送过程中金属离子不可控释放的限制，这导致了非选择性芬顿反应的发生，并不可避免地损害了正常组织。

近年来开发的 GSH 响应性纳米药物递送系统可以将化疗药物精准地输送到肿

瘤部位。许多研究表明，GSH 耗竭会导致 GPX4 失活，这为铁死亡的发生提供了机会[51, 52]。Jiang 等制备了由聚乙二醇-二硫键-聚乙烯亚胺-1,2-二硬脂酰基磷脂酰乙醇胺（mPEG-SS-PEI-DSPE）链组成的纳米载体（P-B-D NP），并负载了由多柔比星（DOX）与 DNA 配体形成的配合物（DOX-Duplex）和 BAY-876[53]。一旦 P-B-D NP 被肿瘤细胞内化，大量的细胞内 GSH 将被降解片段中的二硫键（S—S）消耗，导致 GPX4 的表达显著降低。为了应对肿瘤细胞内显著升高的 ATP 水平，DOX-Duplex 能够耗尽 ATP 并释放 DOX，DOX 最终蓄积在细胞核中诱导凋亡并抑制肿瘤细胞代谢。同时，释放的 BAY-876 可以抑制 Glut1 对葡萄糖的转运，进一步增强对肿瘤能量代谢的抑制作用。这种策略能极大地抑制肿瘤的生长和代谢，从而增强化疗和铁死亡的协同效果。

总的来说，铁死亡和化疗结合可产生显著的治疗效果，这依赖于铁死亡清除化疗耐药细胞，从而提高治疗效率。铁死亡和化疗的有效结合与纳米平台诱导的肿瘤微环境重塑密不可分。例如中断 P-糖蛋白依赖性化疗药物外排所需的 ATP 供应，充分利用铂类药物提高细胞内 H_2O_2 水平，这为增强铁死亡抗肿瘤疗效奠定了充分的基础。

二、放射治疗与铁死亡

放射治疗（RT）是癌症治疗的一种非常常见的形式，通过向肿瘤区域靶向输送电离辐射来破坏癌细胞。RT 大致分为两类，即外部放射治疗和内部放射治疗。RT 产生的辐射可以直接损伤细胞内 DNA，诱导细胞周期阻滞，并通过水的辐射电离产生大量 ROS，进而损伤细胞结构，最终导致肿瘤细胞凋亡[54, 55]。鉴于 RT 的治疗机制，特别是治疗过程中·OH 等 ROS 的产生以及照射后细胞出现铁死亡的典型特征，研究人员自然而然地试图探索 RT 与铁死亡之间的联系。其中，Lei 的团队在探明 RT 与铁死亡的关系方面做出了许多贡献[56, 57]。RT 产生的过量 ROS 可以有效地清除细胞内 GSH，从而防御 GPX4 介导的铁死亡抑制。此外，RT 能够上调 ACSL4 的表达，促进 PUFA-PL 的合成，为脂质过氧化提供"燃料"[57]。值得注意的是，有两个看似矛盾的结论：Lang 等提出，RT 通过抑制 xCT 对细胞外胱氨酸的摄取来阻碍细胞内 GSH 的合成，从而促进铁死亡[58]；而 Lei 等揭示了 RT 可以导致肿瘤细胞中 xCT 的高表达，以阻止铁死亡发生[57]。这两种观点进一步说明，在将 RT 与铁死亡相结合时，需要平衡不同细胞之间的照射剂量、照射时间和敏感性差异等。

由于放疗的广谱杀伤作用，如何降低辐射引起的非特异性毒性和副作用已成为放疗临床研究的重点。与化疗类似，只有一部分肿瘤细胞对放疗敏感，而大多数肿瘤细胞对化疗不敏感，因此，提高肿瘤细胞对放疗的敏感性（即放射增敏）正成为该疗法临床应用的前沿研究。此外，由于铁死亡可以绕过凋亡途径损伤肿瘤，诱导铁死亡能够补偿性地杀灭未被杀死的放射治疗抗性细胞。考虑到 RT 导致肿瘤细胞中 GPX4 表达上调，从而限制了铁死亡的发生，Liang 等构建了一种新的肿瘤微环境激活型金属有机骨架（AuFCSP MOF）[59]。简言之，该方法将铁和铜两种离子通过二硫键桥接，使用 PEG 进行表面修饰后使金纳米粒在原位生长，高效诱导铁死亡并形成协同效应，从而实现高-Z 元素增强放疗效果，用于治疗乳腺癌。AuFCSP MOF 可以通过 EPR 效应在肿瘤组织中蓄积，并在肿瘤内 GSH 的作用下发生二硫键的断裂，引起特异性降解，从而释放出 Au 纳米粒和铁/铜离子。由于 Au 纳米粒具有可模拟葡萄糖氧化酶的纳米酶功能，它们可以消耗细胞内的葡萄糖来产生 H_2O_2，H_2O_2 与 MOF 降解后产生的铁和铜离子发生芬顿/类芬顿反应，释放出致死量的·OH。同时，GSH 的耗竭使 GPX4 失活，这共同增强了铁死亡效应。在 X 射线照射下，AuFCSP MOF 在 4T1 型荷瘤 Balb/c 小鼠中取得了显著的抗肿瘤效果，并伴有细胞凋亡和铁死亡。

巧合的是，Li 等开发了与局部放疗相结合的 pH 响应超顺磁性氧化铁纳米团簇（SPIONC），用于治疗肺癌。气管内给药途径可以有效改善 SPIONC 的肺滞留和黏液纤毛屏障穿透效果[60]。此外，SPIONC 在酸性肿瘤微环境中可解离成更小的纳米簇，这有利于细胞摄取、对肿瘤的深度穿透，并在溶酶体中降解为 Fe^{3+}，为引发芬顿反应和铁死亡提供了充足的铁源。在体内，使用单剂量 X 射线治疗小鼠仅具有部分肿瘤抑制作用，仅对小鼠给予 SPIONC 治疗在肿瘤生长抑制方面也没有差异，而 SPIONC+RT 表现出最有效的肿瘤消除作用，即处理后的瘤重最低，肿瘤生长抑制率最高。综上所述，X 射线照射和铁超载会增强肿瘤细胞的脂质过氧化水平，这意味着可以诱导凋亡和铁死亡，为 RT 和铁死亡的协同治疗提供了一种新方法。

简言之，放射治疗作为一种常见的癌症治疗方法，可以通过靶向递送电离辐射直接诱导癌细胞发生凋亡和铁死亡，这是一种非常复杂的信号通路，会引发多种细胞效应。值得注意的是，铁死亡在增强肿瘤的放射敏感性方面起着重要作用，利用纳米材料递送铁死亡诱导剂可以促进 RT 诱导的铁死亡，从而大大增强 RT 的效果。然而，目前关于铁死亡联合放射治疗的研究大多基于 X 射线，这极大地限制了相关应用和发展。探索铁死亡联合质子治疗的策略可能在未来的研究与开发中具有巨大的潜力。

三、PTT 与铁死亡

光热疗法（PTT）通过利用光热剂吸收附近红外光使局部产生高温，能够以非侵入性的方式根除肿瘤[61]。作为一种时空可控的治疗方法，PTT 具有微创、高选择性和低成本等优点。

PTT 可以直接在原位消融肿瘤并阻止其向附近淋巴结转移，尽管这也取决于光线的穿透深度。一般来说，只有近红外光（750～1700 nm）照射光敏剂才能有效产生光热效应，包括第一近红外窗口（NIR-Ⅰ，750～1000 nm）和第二近红外窗口（NIR-Ⅱ，1000～1700 nm）[62]。要实施 PTT，通常需要寻找光热转换效率高的光敏剂（材料），以便在短时间照射后肿瘤部位的温度可以迅速升高。PTT 通常需要 50 ℃以上的温度才能根除肿瘤[63]。根据 Arrhenius 方程，外源性热能可以作为加速化学反应的驱动力，这会大大提高芬顿反应的效率[64]。这一现象也表明 PTT 对铁死亡具有促进作用。

He 等构建了一种铁螯合型半导体多聚复合物纳米粒（SPFeN），以协同增强 PTT 和铁死亡，获得高抗肿瘤活性[65]。SPFeN 由两亲性半导体多聚物自组装形成，能与 Fe^{3+} 螯合，并且具有优异的光热转换效率。在尾静脉注射后，SPFeN 可以通过 EPR 效应在肿瘤部位富集。在弱酸性 TME 中，Fe^{3+} 被 GSH 和抗坏血酸还原为 Fe^{2+}。近红外激光辐照诱导的 SPFeN 的热效应增强了 Fe^{2+} 催化的芬顿反应，实现了光热-铁死亡疗法协同抗肿瘤。基于聚合物的纳米载体具有高度可修饰性，通过调节聚合物的性质，如成分构成、稳定性、响应性和表面电荷，可使载体具备多种功能。但是，复杂而耗时的化学合成过程可能会阻碍其进一步的大规模生产和应用。尤为重要的是，过高的温度不仅会消融肿瘤组织，还会对正常组织造成极大的损伤，并可能增加复发和转移的风险。如果将 PTT 的实施控制在相对适中的温度范围（38～45 ℃）内，则可在有限的范围内避免这些副作用发生。不幸的是，肿瘤细胞可上调热休克蛋白（HSP）的表达，以抵消 PTT 作用，从而削弱了温和温度下的肿瘤治疗效果[66]。HSP 是一类在哺乳动物和细菌中普遍存在的热应激蛋白，当细胞暴露在高温下时，热休克蛋白会被大量合成以激活自我保护途径。研究人员已经开发了许多 HSP 抑制剂（如藤黄酸、雷公藤甲素）来增强温和温度下 PTT 的治疗效果[67]。然而，这些 HSP 抑制剂存在许多问题，如水溶性差和潜在的全身毒性，这极大地限制了其临床应用。许多研究表明，过量的 ROS 和 LPO 会导致 HSP 的切割作用失活，这为铁死亡和 PTT 的结合提供了机会[68, 69]。Chang 等开发了一种聚乙二醇化的单原子钯纳米酶（SAzyme），用于在温和温度下介导实施铁死亡增强型 PTT[70]。SAzyme 具有过氧化物酶（POD）和谷胱甘肽氧化酶（GSHOx）的双重模拟活性，可导致肿瘤细胞中 ROS 和 LPO 的大量蓄积，从而灭活 HSP 并引起铁死亡。

此外，适度的高温可以诱导一系列应激反应和肿瘤全基因组重编程，使肿瘤细胞更易发生铁死亡。Xie 等构建了一种肿瘤特异性热触发式铁死亡纳米药物递送平台

(GBP@Fe₃O₄)，其使用 PLGA-PEG 包裹 Fe₃O₄ 纳米粒和 1*H*-全氟戊烷（1*H*-PFP），再用异二聚体多肽进行表面修饰以靶向前列腺癌细胞[71]。在 808 nm 激光照射下，1*H*-PFP 发生相变使肿瘤部位产生中等热量（45 ℃），导致在 TME 中大量释放 Fe₃O₄ 纳米粒，参与 Fenton 反应并产生致死量的 ROS。当使用 GBP@Fe₃O₄+激光照射处理 C4-2 荷瘤小鼠后，ROS 水平显著上调而 GSH 显著降低。作为对比，仅用 GBP@Fe₃O₄ 或仅使用激光（45 ℃照射 15 分钟）时，与 PBS 组相比，引起的 ROS 生成量较低且 GSH 耗竭度较弱。这些结果表明 GBP@Fe₃O₄ 结合适度的高温能够特异性地触发肿瘤中的氧化还原稳态被破坏，加重氧化损伤。此外，热应激效应还抑制了肿瘤细胞的抗氧化途径，诱导脂质代谢重编程，并增强了铁死亡的治疗效果。

综上所述，铁死亡和 PTT 的联合策略可以高特异性和高效地根除肿瘤细胞，达到优异的协同治疗效果。PTT 产生的热效应可以大大提高肿瘤微环境中的抑制效率，同时激活强大的铁死亡效应。另一方面，铁死亡带来的大量 LPO 和 ROS 可以抑制 HSP 的表达，使癌细胞丧失快速修复热损伤的自我保护途径。利用 NIR-Ⅱ 在体内远程激活光热效应和增强铁死亡的策略将有可能成为未来癌症治疗的一个有前景的方向。

四、PDT&SDT 与铁死亡

光动力学疗法（PDT）和声动力学疗法（SDT）作为新兴的非侵入性癌症治疗策略，能够保护患者正常组织的生物学功能。光敏剂（或声敏化剂）产生的单线态氧和其他活性氧（ROS）的毒性会破坏细胞膜结构或细胞内生物大分子，如 DNA 和蛋白质[72, 73]。细胞凋亡已被公认为是 PDT 和 SDT 的主要机制，主要形态特征为细胞皱缩和核碎裂。考虑到铁死亡引起的 ROS 细胞毒性与 PDT 和 SDT 触发的毒性非常相似，利用铁死亡增强 PDT/SDT 的效果将有助于改善因凋亡逃逸/抗性引起的癌症治疗失败。

1. PDT

PDT 涉及生物分子的光敏氧化。一般来说，根据生成 ROS 的类型，PDT 可分为 Ⅰ 型和 Ⅱ 型两种[72]。Ⅰ 型途径主要通过电子转移（自由基机制）直接产生超氧自由基、羟基自由基、过氧化氢等，引发自由基链式反应，对生物分子造成损伤。Ⅱ 型途径通过将能量传递给氧分子来产生高亲电性单线态氧，这反过来会损伤生物膜、蛋白质和核酸，并促进细胞凋亡。

但是，PDT 通常通过 Ⅱ 型途径表现出氧依赖性治疗作用，这降低了 PDT 在缺氧肿瘤微环境中的治疗效率。迄今为止，氧非依赖性光敏剂（Ⅰ型）的开发引起了广泛关注。Yuan 等构建了新的光敏化环金属化 Ir^Ⅲ复合物 IrL1 和 MitoIrL2，通过 PDT 诱导铁死亡[74]。MitoIrL2 可以通过三苯基膦（TPP）在线粒体中选择性蓄积，通过Ⅰ型 PDT 过程驱动特定的凋亡途径，并在肿瘤细胞中引起光激活性铁死亡。光照后，升高的 ROS 浓度可诱导肿瘤细胞发生由 IrL1 和 MitoIrL2 引起的铁死亡。此外，MitoIrL2 还可以通过辐射触发细胞凋亡，与 IrL1 相比，在铁死亡和凋亡的协同作用、ATP 生成抑制和更明显的线粒体形态改变等方面表现出了更好的效果。通过 PDT 和铁死亡作用，该化合物可有效杀灭对经典抗癌药物不敏感的抗凋亡性胰腺癌细胞和三阴性乳腺癌细胞。需要注意的是，这项工作没有在体内得到验证。铱络合物的暗毒性强、水溶性较差，且具有固有的短激发波长，导致其体内组织穿透深度有限和严重的光学组织损伤，这些缺点严重阻碍了其临床应用。

需要考虑的是，细胞内 GSH 和 GPX4 使肿瘤细胞具有维持氧化还原稳态的能力，可保护细胞免受 ROS 和脂质过氧化物的损伤。GSH 耗竭可被用作细胞凋亡和铁死亡之间的连接点。Meng 等构建了一种全活性金属有机骨架纳米载体（Ce6@MOF），该载体由含二硫化物的咪唑配体与锌配位组成，并包裹光敏剂二氢卟吩 e6（Ce6）[36]。咪唑在酸性条件下的电离引发了"质子海绵效应"，使溶酶体破裂，这赋予了 Ce6@MOF 从溶酶体中逃逸的能力。释放的具有二硫键的咪唑可以通过二硫键-巯基交换反应耗尽细胞内的 GSH，导致 GPX4 失活。在光照条件下，Ce6 可以产生单线态氧，从而增加 GSH 的消耗。在这种双管齐下的方法中，Ce6@MOF 在乳腺癌小鼠模型中有效地抑制了肿瘤生长并提高了动物存活率，从而实现了铁死亡增强 PDT 治疗效果。令人印象深刻的是，PDT 产生的 ROS 可以直接过氧化 PUFA 并启动脂肪自氧化，这一作用与 ACSL4 和 ALOX 无关，这为开发原发型可增强 PDT 效果的铁死亡疗法提供了另一种策略。尤其是这项研究表明，PDT 诱导的铁死亡对潜伏期癌细胞具有很强的杀伤作用，此类细胞具有转移、扩散和逃避免疫反应的能力，因此，该策略在逆转耐药性和预防癌症复发方面非常有应用前景。

总之，PDT 增强型铁死亡疗法具有强效的肿瘤抑制和抗转移作用，可以作为开发纳米药物递送系统的有效策略。研究人员已经开发了大量的光敏剂，但它们的长期安全性问题仍然阻碍着其临床应用。此外，提高光穿透深度、ROS 产量、光敏剂的稳定性，解决肿瘤缺氧等问题都是不可忽视的因素，解决这些问题将有助于实现 PDT 和铁死亡更高效的结合。目前一致认为，考察 PDT 在体内引发脂质过氧化的作用，并从分子机制层面探索 PDT 和铁死亡的联合策略，将推动开发出一种安全有效的组合疗法。

2. SDT

SDT 起源于不断探索的 PDT 疗法，PDT 为 SDT 提供了理论和技术基础。尽管 NIR-II 光可以实现更强的组织穿透，但仍无法到达深部肿瘤，这极大地限制了 PDT 的临床应用。此外，光活化和光毒性问题也给患者带来了极大的痛苦和困扰。超声波可以有效地穿透深层组织，甚至聚焦在靶点区域以激活声敏化剂，因此 SDT 具有高效、非侵入性地治疗特定部位疾病的潜力。超声作用下的声热作用、声空化和声化学过程是 SDT 杀死肿瘤细胞的主要机制，其中声敏化剂起着不可或缺的作用[75]。超声波可以聚焦到病理组织中，穿透深度高达数十厘米，并通过三种潜在机制杀死肿瘤细胞：ROS 的产生、超声波诱导的机械损伤和热效应[73]。事实上，大多数光敏剂都可用作声敏化剂，这有助于探索 SDT，但 PDT 的局限性和缺点也可能出现在 SDT 过程中，这一问题仍有待解决。Lin 等使用单步多级法制备了自组装凝聚微泡（Fe^{3+}/ICG@MB），用于介导有效的 SDT[76]。吲哚菁绿（ICG）是一种经 FDA 批准的诊疗用染料，能与 Fe^{3+} 配位结合并被包封在脂质的 MB 系统中。Fe^{3+}/ICG@MB 通过增强非共价连接之间的声能传递来增加 ROS 的生成量，并提高了 SDT 对深部肿瘤的治疗效果。值得注意的是，癌细胞可通过负调控铁死亡来适应 ROS 介导的氧化应激，因此铁死亡的激活反过来有效地增强了癌细胞对 ROS 的敏感性。Zhou 等通过共负载声敏化剂原卟啉IX（PpIX）和补铁剂 Ferumoxytol，合成了一种复杂的脂质纳米系统（Lipo-PpIX@Ferumoxytol），该系统可同时诱导细胞凋亡和铁死亡[77]。作为一种经临床批准的补铁剂，Ferumoxytol 可以促进 ROS 的蓄积并提高肿瘤部位的游离铁水平。在超声波的触发下，PpIX 产生了大量的 $^1O_2$ 自由基，有效地启动了凋亡-声动力学治疗。同时，这些 ROS 使肿瘤细胞能够降解铁蛋白并增加 LIP，这使得肿瘤细胞对铁死亡持续敏感。值得注意的是，铁死亡的诱导和调节最终使具有凋亡抗性的癌细胞对 SDT 更加敏感。这种靶向诱导铁死亡、增敏声动力疗效的策略实现了耐药肿瘤的"混合"式死亡，显示出巨大的临床转化潜力。

先前的研究表明，双氢青蒿素（DHA）可以通过产生 ROS 和降解铁蛋白诱导铁死亡发生[78]。Bai 等设计了一种简单有效的方案，制备出表达转基因转铁蛋白的细胞膜纳米囊泡，再包载上 IR820-DHA 以获得 Tf@IR820-DHA，用于增强肿瘤细胞的氧化应激效应[79]。由于转铁蛋白受体在癌细胞表面的选择性过度表达，Tf 纳米囊泡显示出优异的肿瘤靶向性，并在 TME 中提供了充足的铁，这是触发铁死亡所必需的。囊泡负载的 Fe^{3+} 介导引发的 DHA 和 GSH 耗竭可以被利用以催化生成大量 ROS。同时，IR820 能够在超声波的作用下产生 ROS 并增强 SDT，从而提高了 SDT 和铁死亡联合治疗的抗癌效果。

　　总之，作为 PDT 的衍生疗法，尽管 SDT 以其非侵入性和强大的组织穿透能力克服了光对组织穿透性差的问题，但 SDT 仍存在 PDT 的其他缺陷，如生物利用度低、肿瘤富集差和过度代谢等。目前，SDT 的开发还处于早期阶段，其如何有效提高联合铁死亡治疗效果的相关机制仍有待进一步研究。

五、CDT 与铁死亡

　　化学动力学疗法（CDT）被定义为通过芬顿反应或类芬顿反应使内源性 H_2O_2 歧化，产生有毒的·OH，从而使蛋白质失活并损伤 DNA，然后诱导肿瘤细胞凋亡[80, 81]。CDT 克服了 PDT 和 SDT 在穿透深度有限和肿瘤缺氧等方面的不足，在癌症临床治疗领域引起了广泛关注。芬顿反应主要涉及 Fe^{2+} 和 H_2O_2 在酸性条件下的歧化反应，具体如下：

$$Fe^{2+} + H_2O_2 \longrightarrow Fe^{3+} + \cdot OH + OH^-$$

$$Fe^{3+} + H_2O_2 \longrightarrow Fe^{2+} + \cdot OOH + H^+$$

　　尽管 TME 中的 H_2O_2 含量高于正常组织，但这仍不足以产生足够的·OH。此外，芬顿反应的最适 pH 为 3～4，这使得它不适合在弱酸性的肿瘤微环境中发生[82]。人们认为，铁死亡中的铁代谢和脂质过氧化可以弥补这一缺陷。越来越多的证据表明，铁超载可以通过诱导芬顿反应的发生导致铁死亡，表明铁死亡和 CDT 具有协同作用[83, 84]。在肿瘤细胞中，不稳定铁库的存在可以用来产生·OH 以诱导 CDT，但这些铁通常还不够。许多铁基纳米材料被设计用于在肿瘤细胞中实现铁超载，从而调节有效的芬顿反应和铁死亡。Yang 等开发了一种新型的纳米杂化物（A@P/uLDH），将 PEG 包封的青蒿素（a@P）负载在超薄 MgFe 层状双氢氧化物（uLDH）上，用于触发铁死亡增强型 CDT[85]。在肿瘤的弱酸性环境中，uLDH 纳米片可以被特异性降解，产生·OH 用于 CDT。产生的 Fe^{3+} 可以被肿瘤细胞中高浓度的 GSH 还原为 Fe^{2+}，随后不仅参与了与 H_2O_2 一起发生的芬顿反应，还激活了青蒿素产生大量自由基。ROS 的过度蓄积和 GSH 的耗竭进一步诱导了铁死亡，增强了 CDT 的治疗效果。

　　然而，过量使用芬顿型重金属可能会导致相对较大的毒副作用。因此，合理利用细胞内的内源性铁以催化芬顿反应和铁死亡非常重要。Lin 等开发了一种 pH/LIP 级联响应型聚合物纳米粒（Era-MLH 胶束），其携带铁死亡诱导剂（erastin，Era）和亚油酸甲酯氢过氧化物（MLH），以实现增强的 CDT 和铁死亡[86]。通过模拟细胞中过氧化物的代谢过程，他们发现氢过氧化物（R'OOH）与 Fe^{2+} 快速反应并产生自由基，而 GSH/GPX4 则缓慢清除该条件下产生的自由基。一旦被细胞内化，释放的 Era 可以提高细胞内的 LIP 水平，从而通过芬顿反应引发无毒的 R'OOH 转化为有毒的 RO·。具体而言，MLH 与 Era 的组合对降低肿瘤细胞的存活力显示出显著的协同作用，联合指数为 0.82。这项工作减少了外源性引入大量过渡金属元素对健康造成的危害，为合理利用细胞内源性 LIP 增强 CDT 和铁死亡提供了优秀范例。

尽管过氧化氢在肿瘤组织中的滞留量高于正常组织，但仍无法满足羟基自由基的产生条件，以达到足够的致死量。有两种主要的策略可以用来增加肿瘤细胞内 H_2O_2 的浓度：放大内源性 H_2O_2 的生成量或外源性递送 H_2O_2。肿瘤细胞能通过一系列代谢活动产生 H_2O_2，因此可以通过增加底物浓度或增强相应的代谢活动来促进 H_2O_2 生成。此外，许多酶的代谢产物同样是 H_2O_2，如葡萄糖氧化酶、NADPH 氧化酶和乳酸氧化酶。值得注意的是，铁氧化还原对（Fe^{2+}/Fe^{3+}）可在没有过氧化氢参与的条件下直接促进脂质过氧化，这为铁死亡和 CDT 的结合提供了确凿的证据。He 等报道了一种新型的 GSH 和铁氧化还原偶联序列触发的 LPO 发生器（LPOgener），用于进行不依赖于芬顿反应的铁死亡和 CDT[87]。使用柠檬酸铁铵（FAC）和富含不饱和脂质的磷脂酰胆碱，通过脂质体（Lip）挤出法成功制备了 LPOgener。在细胞内高浓度 GSH 条件下，LPOgener 包封的 Fe^{3+} 可被有效地还原为 Fe^{2+}，形成的铁氧化还原对能够触发不饱和脂质的过氧化，介导不依赖于芬顿反应铁死亡。尤其是低浓度的 LPOgener 即对耐药癌细胞表现出较强的杀伤能力。LPOgener 对 MCF-7/ADR 细胞的半数最大抑制浓度（IC_{50}）比 MCF-7 细胞低约 7 倍，比 L-02 细胞低约 9 倍。在体内，与生理盐水组相比，FAC 和 Lip 均未抑制肿瘤生长，这表明肿瘤生长不受单纯铁死亡作用的影响。相比之下，经 LPOgener 处理的肿瘤在治疗期间表现出最慢的生长速度和最小的体积。这种设计规避了芬顿反应的局限性，为开发具有高生物相容性的多功能协同型 CDT 和铁死亡诱导剂开辟了新的途径。

总之，CDT 增强型铁死亡策略在癌症治疗方面取得了实质性进展和突破，为高效抗癌纳米药物的设计提供了模型。促进芬顿/类芬顿反应的策略可以同时增强 CDT 和铁死亡的治疗效果，这取决于对理论机制的进一步合理设计和探索。肿瘤微环境中相对较低的 H_2O_2 水平、弱酸性和高浓度的 GSH 严重阻碍了肿瘤内芬顿/类芬顿反应的触发，这是铁死亡-CDT 协同治疗策略中需要解决的问题和挑战。此外，对于 CDT 增强型铁死亡治疗的临床应用而言，对高效纳米酶的开发和体内芬顿/类芬顿反应产生 ROS 机制的深入探索将具有明确的指导意义。

六、饥饿疗法与铁死亡

癌症的一个标志是细胞代谢异常，这意味着癌细胞与正常细胞相比，更需要各种营养物质（如糖、氨基酸和脂质）和能量来维持恶性增殖和生长。因此，切断癌细胞吸收营养的途径是一种癌症治疗的选择，也被称为饥饿疗法。铁死亡似乎依赖于脂质过氧化的爆发，脂质饥饿可能不利于诱导铁死亡的发生。然而，铁死亡通常伴随着脂质饥饿，尤其是 PUFA，这也会引发细胞凋亡或自噬[88]，而其他营养素的饥饿可能对诱导铁死亡具有极好的协同作用。以下将讨论葡萄糖饥饿、乳酸饥饿和氨基酸饥饿与铁死亡联合的抗癌机制和应用。

1. 葡萄糖饥饿

肿瘤细胞极度需要高浓度的葡萄糖来供应其高负荷的糖酵解过程。一般来说，正常细胞通过氧化磷酸化作用获得大部分能量，因此葡萄糖几乎不用于糖酵解。然而，即使在有足够氧的条件下，肿瘤细胞也更倾向于通过糖酵解途径提供能量来维持其快速增殖，这种现象被称为瓦博格效应。因此，切断肿瘤细胞的葡萄糖来源或抑制其对葡萄糖的利用可以实现肿瘤组织的葡萄糖饥饿。可用于实现葡萄糖饥饿的方法有很多，主要分为以下三类：①抑制肿瘤血管生成、破坏肿瘤血管和阻断肿瘤血管运输（如颈动脉栓塞）[89-92]；②肿瘤部位葡萄糖的快速消耗（例如葡萄糖氧化酶及其模拟物的作用）[93,94]；③使用葡萄糖类似物（例如 2-DG）[95]。葡萄糖氧化酶（GOx）是一种典型的天然酶，可在氧存在条件下催化葡萄糖氧化反应生成细胞毒性 H_2O_2 和葡萄糖酸，导致细胞内葡萄糖被消耗。这些产生的 H_2O_2 将与 Fe^{2+} 发生芬顿反应，最终导致产生致死量的 ROS。Wan 等报道了一种仿生级联纳米反应器，可用于癌症治疗中葡萄糖饥饿和铁死亡的高效结合[96]。简言之，通过将 GOx 封装在癌细胞膜包覆的铁基 MOF 中（NMIL-100@GOx@C），TME 中高浓度的 GSH 可促进 MOF 发生结构破裂并释放 GOx，随后将 Fe^{3+} 还原为 Fe^{2+}，显著增加了不稳定铁库的铁水平。释放的 GOx 可以催化葡萄糖氧化生成 H_2O_2，H_2O_2 进一步被 Fe^{2+} 催化产生羟基自由基，并通过芬顿反应促进铁死亡，导致肿瘤细胞同时发生凋亡和铁死亡。与 PBS 组相比，单独给予 NMIL-100@C 或 SiO_2-GOx@C 可在体内诱导铁死亡或饥饿，在早期对肿瘤生长有抑制作用，但肿瘤很快复发。而铁死亡-饥饿联合治疗组（即给予 NMIL-100@GOx@C）显示出最强的肿瘤生长抑制作用，即使在治疗后期也没有出现复发，表明协同治疗增强了抗癌效果。需要注意的是，天然 GOx 在生理条件下容易降解，失去活性，且制备和纯化过程复杂，极大地限制了其在生物医学领域的应用。因此，使用化学方法人工合成 GOx 模拟酶并将其准确地递送到肿瘤部位以发挥其功能尤为重要。

2-脱氧-D-葡萄糖（2-DG）作为一种葡萄糖类似物，可以有效阻断肿瘤糖酵解，诱导肿瘤细胞内质网应激发生。2-DG 也是一种细胞内 NADPH 补充剂[97]。肿瘤细胞吸收的 2-DG 可以参与戊糖磷酸途径并产生 NADPH。过量的 NADPH 会耗竭 ROS，进而抑制细胞凋亡和铁死亡。基于上述情况，如何提高肿瘤细胞中 NOX 的活性将是引起细胞发生大规模铁死亡的关键。值得注意的是，Fantin 等观察到，当某些肿瘤细胞中的糖酵解被阻断时，细胞氧化磷酸化水平会升高以进行能量补偿[98]。因此，对于葡萄糖饥饿疗法，能同时抑制糖酵解和氧化磷酸化过程的手段值得认真考虑。

2. 乳酸饥饿

在糖酵解过程中，肿瘤细胞会产生大量的乳酸，这加剧了肿瘤微环境的酸性。过去，乳酸被认为是一种代谢废物，应该被清除[99, 100]。然而，越来越多的研究表明，在葡萄糖饥饿的情况下，高浓度的乳酸可被用作维持正常代谢的燃料[101-103]。同时，乳酸可以促进肿瘤血管生成，引发随后的侵袭和转移[104, 105]。Zhao 等发现，富含乳酸的人肝癌细胞（HCC）对铁死亡诱导剂表现出较强的抵抗力，而切断乳酸的摄入可以大大增加对铁死亡的敏感性[106]。在此背景下，研究人员提出了乳酸饥饿的概念，通过切断能量来源增强癌细胞的铁死亡敏感性。例如，乳酸氧化酶（LOD）可以耗竭 TME 中的乳酸并产生 H_2O_2，通过芬顿反应进一步增强细胞凋亡和铁死亡[107, 108]。此外，乳酸脱氢酶是细胞内产生乳酸的关键酶，可以作为抑制乳酸产生的靶点[109]。乳酸从 TME 进入细胞依赖于单羧酸转运蛋白（MCT），因此，MCT 抑制剂可用于阻断乳酸流入细胞[110]。因此，对乳酸的新理解扩展了寻求更有效的癌症饥饿治疗的途径，同时促使其与葡萄糖饥饿疗法相结合。

3. 氨基酸饥饿

氨基酸是肿瘤细胞中除葡萄糖之外另一种不可或缺的营养素，肿瘤的旺盛代谢离不开各种氨基酸的参与。尽管肿瘤细胞可以自行合成许多非必需氨基酸，但这些氨基酸远未达到其所需的水平[111]。诱导氨基酸饥饿的主要方法有三种：①抑制相关氨基酸转运受体的合成或功能；②阻断相关氨基酸的合成途径；③加速细胞内氨基酸的消耗。大量证据表明，谷氨酰胺耗竭可诱导 MYC-依赖性细胞凋亡，抑制肿瘤生长[112]。值得一提的是，谷氨酰胺分解可促进铁死亡的发生。谷氨酰胺分解产生的谷氨酸可以进入线粒体 TCA，这有助于随后的 ROS 和可氧化脂质的生成，从而促进铁死亡的进展[113]。此外，精氨酸缺乏可诱导自噬和凋亡[111]。肿瘤细胞中的精氨酸缺失降低了 S 期和 G2/M

期的比例，阻断了 G1/G0 期的细胞周期积累，导致肿瘤细胞生长不平衡，并激活了凋亡信号通路[114,115]。有趣的是，精氨酸的代谢产物一氧化氮可被进一步代谢为活性氮，这使得肿瘤细胞更容易发生铁死亡。

鉴于 GSH 在铁死亡中的关键作用，靶向半胱氨酸代谢是一种有前景的治疗方式。半胱氨酸是一种含硫氨基酸，为多种细胞生命活动基本过程所必需，如蛋白质合成、促进细胞增殖和维持细胞氧化还原稳态。甲硫氨酸合成半胱氨酸有一种内源性代谢途径，称为转硫途径。然而，由于癌细胞的高氧化应激水平和快速增殖特性，通过转硫途径提供的半胱氨酸通常不足以保持癌细胞的活力[116]。因此，大多数癌细胞都依赖于半胱氨酸的外源性供应。减少肿瘤细胞对半胱氨酸的摄取需要抑制 xCT 功能。此外，随着基因治疗的兴起，递送 siRNA 或基因编辑工具来沉默或敲除 SLC7A11 基因也在诱导铁死亡方面发挥了积极作用。Li 等制备了一种基于介孔二氧化硅（SiO_2）的药物递送系统，该系统共负载 FePt NP 和抗 xCT 的 siRNA，用于消耗半胱氨酸，以诱导乳腺癌细胞发生铁死亡[117]。首先通过改进的阴离子辅助方法合成了具有大孔穴的树枝状 SiO_2，并在其孔内原位合成了 FePt NP。随后，通过静电吸附负载上抗 xCT 的 siRNA，即得到 siRNA@FePt@SiO_2（sSFP）NP。SiO_2 壳可以有效防止 siRNA 降解和 FePt-NP 在血液循环中的释放。通过 EPR 效应，sSFP 在肿瘤部位富集，并在酸性微环境中释放 siRNA 和 FePt NP。释放的 siRNA 引起的 xCT 基因沉默作用可以抑制肿瘤细胞对细胞外半胱氨酸的摄取，从而导致 GSH 氧化还原系统和 TXN 氧化还原系统之间的不平衡，使肿瘤细胞更易发生铁死亡。FePt NP 优异的芬顿反应特性可以产生大量的·OH 来触发铁死亡，并伴有 CDT 诱导的细胞凋亡。4T1 荷瘤小鼠的体内抗肿瘤结果显示，sSFP 组的肿瘤抑制率最高，为 97%，而 sSiO_2 和 SFP 组分别为 61% 和 75%。但是，由于网状内皮系统的摄取，sSFP 在健康的肝脏和肾脏中也有大量分布，因此该系统的肿瘤特异性递送能力仍需进一步提高。

此外，生物系统中还存在半胱氨酸消耗机制。胱硫醚-γ-裂解酶（CSE）和胱硫醚-β-合成酶（CBS）系统能够消耗半胱氨酸并产生硫化氢。Badgley 等研究发现，使用半胱氨酸酶切断半胱氨酸供应可以诱导胰腺癌细胞发生铁死亡，这为临床转化提供了可行的途径[118]。

总之，精心设计的铁死亡联合饥饿疗法可以削弱肿瘤细胞在恶劣环境下的自我保护能力，提高抗肿瘤效果。肿瘤细胞的快速增殖依赖于大量的营养物质，这使得饥饿疗法能有效减缓肿瘤组织的生长。然而，大多数营养供应中断的肿瘤组织依赖于自噬为分裂提供能量和营养物质，这在治疗的早期是一个不利但不可避免的过程。幸运的是，铁死亡的协同作用可以破坏癌细胞的自我保护过程，从而缓解早期饥饿治疗的缺陷。此外，可进一步开发和设计基于肿瘤特异性治疗的纳米级联反应器，从而更有效和精确地提高铁死亡联合饥饿疗法的抗癌能力。

七、气体疗法与铁死亡

气体疗法作为一种新兴且有前景的治疗方式，其特点是通过各种气体分子治疗肿瘤，如一氧化氮（NO）[119]、一氧化碳（CO）[120]、二氧化碳（CO_2）[121]、硫化氢（H_2S）[122]、二氧化硫（SO_2）[123]、氢气（H_2）[124]和氧气（O_2）[125]。作为重要的生理信使分子，它们在维持体内平衡方面表现出许多必要的药理活性，并在许多疾病中发挥着重要作用，尤其是在癌症治疗方面。例如，高浓度的 NO、CO 和 H_2S 可以抑制肿瘤细胞的线粒体呼吸和能量代谢，并诱导其发生凋亡[126]。

CO 是一种普遍存在的有害气体分子，在哺乳动物体内主要由血红素氧合酶降解血红素产生。越来越多的研究表明，高浓度的 CO 可以在肿瘤细胞生物膜之间自由扩散，引发细胞呼吸加速，促进氧气、ATP 的大量消耗和 ROS 的过量产生，从而诱导肿瘤细胞凋亡[120, 125-127]。此外，CO 通过多种途径使肿瘤细胞对化疗药物敏感，如减少细胞内 ATP 的产生、抑制胱硫醚-β-合成酶的表达和使药物转运蛋白"失能"等，所有这些都可在一定程度上缓解化疗耐药性问题[128, 129]。2002 年，Motterlini 等首次提出使用过渡金属羰基配合物作为 CO 载体的想法[130]。从那时起，许多研究证实，过渡金属羰基配合物可在组织中释放 CO[131-134]。然而，这些过渡金属羰基配合物不稳定，在空气或潮湿环境中容易分解[135]。低浓度的 CO 能够促进肿瘤生长，而高浓度的 CO 如果在正常组织中扩散，会导致 CO 中毒。因此，CO 在肿瘤部位的定位、可控释放已成为限制过渡金属羰基配合物应用的主要挑战。羰基铁在近红外光的照射下可被特异性活化和分解，产生 CO 和铁，这为铁死亡的发生提供了极好的条件。因此，Yao 等构建了一种多功能肿瘤治疗纳米平台，用于诱导癌细胞发生凋亡和铁死亡[136]。他们使用介孔碳纳米粒（MCN）作为近红外响应性药物载体，包封 DOX 和十二羰基三铁以释放 CO。经过巧妙设计，该系统（FeCO-DOX@MCN）可以吸收近红外光并将其转化为足够的热能，从而在酸性肿瘤微环境中从十二羰基三铁中同时释放 CO。结果发现，释放的 CO 使癌细胞对化疗药物的敏感性增加。在该研究中，证实了 CO 通过降低胱硫醚-β-合成酶的表达来下调 GPX4 的活性，随后破坏氧化还原稳态，从而导致铁死亡发生。但是，如何使释放的 CO 在肿瘤部位蓄积，需要进一步设计和探索。

肿瘤缺氧，以及肿瘤细胞中氧气补充和消耗之间的不平衡，已被发现是大多数实体瘤的主要病理生理特征[137,138]。由于新生血管形成、血流不良和肿瘤细胞快速增殖，实体瘤中的氧浓度通常很低。同时，在实体瘤的一些内部区域，氧气含量极低。因此，缺氧对癌症治疗提出了严峻挑战，会导致肿瘤增殖和转移。缺氧可减少细胞中的游离铁，增加铁蛋白表达，并抑制脂质过氧化过程，这对铁死亡的发生是非常不利的[139]。An 等用磷酸钙杂化纳米载体（CaP-Fe/RSL3@Lip）涂覆 Fe^{3+} 和 RSL3（一种 GPX4 抑制剂），再与抗坏血酸（Asc）协同作用，以提高肿瘤部位的羟基自由基和氧气水平[140]。Asc 可以在肿瘤细胞外液中产生过氧化氢，随后铁离子催化过氧化氢产生氧气，从而缓解肿瘤缺氧现象。被吸收进入细胞的铁离子可被 STEAP3 还原为亚铁离子，并参与随后的芬顿反应。芬顿反应产生的羟基自由基和过氧化氢分解获得的氧气可以共同催化 PUFA 的过氧化，从而导致肿瘤细胞发生铁死亡。值得注意的是，一些先进的治疗策略需要消耗氧气，当它们与铁死亡治疗相结合时，需要考虑不同治疗剂的比例，以获得最大的治疗效益。

此外，等离子体，尤其是大气压冷等离子体（CAP），作为一种新兴的气体疗法，在肿瘤治疗中受到了广泛关注[141]。等离子体处理的治疗气体可以有效地产生大量的 ROS 和活性氮（RNS），它们是诱导肿瘤细胞脂质过氧化的强力工具，能最终介导凋亡和铁死亡的发生。

总之，铁死亡和气体疗法相结合是一种非常有前景的抗癌治疗策略，可以提高肿瘤部位的氧化应激水平。然而，需要解决的关键科学问题仍然存在。基于纳米技术的靶向气体输送和可控气体释放等手段仍然缺乏，需要进一步开发和探索。解决体内循环系统中有毒气体的泄漏问题，实现有毒气体在肿瘤部位的定位和长期供应，减少有毒气体对正常组织的损伤等也是研究人员关注的重点。此外，气体疗法和铁死亡的联合作用机制仍缺乏研究，需要更深入的探索。

八、基因疗法与铁死亡

基因疗法是癌症治疗的一种独特方法，该方法能够影响多种功能的执行和表现，如通过核酸递送或靶向作用于信号通路而上调、下调和校正相关基因[142]。癌症源于未修复基因突变的积累，使癌细胞能够突破免疫监测，获得生存优势。基因治疗分为两类：①直接递送外源性遗传物质；②使用基因编辑工具修饰癌细胞基因组[143,144]。在肿瘤细胞的各种突变中，p53 突变占一半以上。作为一种转录因子，p53 可以激活或抑制下游靶基因，以调节各种细胞反应，包括细胞周期阻滞、凋亡、DNA 修复和代谢[145]。许多研究表明，p53 还可以通过调节代谢诱导肿瘤细胞发生铁死亡。一些研究人员发现，p53 可以在转录水平上抑制 xCT 的表达，增加细胞 ROS 应激水平，从而间接激活脂氧合酶 ALOX12 的功能，促进铁死亡的发生[34, 146]。脂氧合酶可以催化 PUFA 的过氧化过程，并作为细胞发生铁死亡的天然起始酶起作用。哺乳动物脂氧合酶家族包括分别催化不同底物的六种蛋白质异构体（ALOXE3、ALOX5、ALOX12、ALOX12B、ALOX15 和 ALOX15B）。此外，p53 还被证明可以通过诱导亚精胺/精胺 N^1-乙酰基转移酶 1（SAT1）的表达来增强铁死亡，从而促进 ALOX15 的过度激活[146,147]。Zheng 等合成了一种包封 p53 质粒（MON-p53）的金属有机网络（MON），作为一种新型纳米药物，通过铁死亡/凋亡联合协同用于癌症治疗[38]。作为铁基纳米材料，MON-p53 一旦进入癌细胞被内化，释放的铁离子会催化产生过量的 ROS，从而提高细胞内 LPO 水平。同时，产生的 p53 蛋白不仅抑制了 SLC7A11 的表达，还减弱了细胞 GSH 的合成，这些作用共同诱导了铁死亡。令人鼓舞的是，MON-p53 表现出"旁观者效应"，即通过 MON-p53 治疗获得的氧化应激增强可以增加癌细胞对铁死亡的敏感性。除了星形分子 p53，靶向铁死亡相关通路的基因治疗也逐渐成为研究热点。

核转录因子κB（NF-κB）是一种序列特异性 DNA 结合转录因子，在几乎所有肿瘤中都被过度激活。NF-κB 的持续激活可以显著抑制肿瘤细胞凋亡，促进血管生成，这与肿瘤转移密切相关[148]。为了灭活该蛋白，Gao 等构建了一种转基因载体（DMP-mRNA），该载体可以表达一种人工 microRNA，该 microRNA 能够在 NF-κB-特异性启动子的控制下通过靶向 NF-κB RELA/P65 抑制细胞内铁离子的输出[149]。DMP-mRNA 能有效下调 FPN 和 LCN2 两个铁代谢基因的表达，而且在多种临床前肿瘤模型中，DMP-mRNA 与 Fe_3O_4 NP 联合治疗可以有效促进铁死亡和细胞凋亡。

此外，可调节 GSH/GPX4 通路和 NADPH 表达的基因治疗也能诱导铁死亡。亚甲基四氢叶酸脱氢酶 2（MTHFD2）在各种肿瘤细胞中高表达，能够调节叶酸代谢和 NADPH 合成[150]。Yang 等报道了一种基于基因治疗的平台（^{TK}PF NP），使用硫缩酮交联氟化聚乙烯亚胺（^{TK}PF）共递送 shMTHFD2 和 shGPX4 质粒，再以透明质酸（HA）进行包覆，诱导肿瘤细胞发生凋亡和铁死亡[37]。由于 CD44 受体在肿瘤细胞中的高表达，^{TK}PF NP 表面修饰的 HA 可以特异性靶向肿瘤部位并增加肿瘤细胞对纳米粒的摄取。在被肿瘤细胞吞噬后，^{TK}PF 的高阳离子密度伯胺和氟效应使其很容易逃脱溶酶体的清除，随后在 ROS 的作用下介导 shMTHFD2 和 shGPX4 质粒的释放。这两种质粒能够导致 GSH 的耗竭和 GPX4 的下调，从而引发细胞凋亡和铁死亡。尽管这项研究在体外能够提高对肿瘤细胞的杀伤力，但如何增强 ^{TK}PF NPs 在肿瘤区域的富集，避免其被肿瘤微环境和溶酶体降解，仍然需要考虑。

综上所述，新型基因疗法可以从根本上灵活地调节肿瘤抑制基因/原癌基因的表达，能更好地优化铁死亡诱导途径，使许多对铁死亡不敏感的肿瘤也获得良好的治疗效果。将基因疗法和铁死亡结合，在基因水平上调节肿瘤细胞的氧化还原途径更具挑战性，而且具有临床应用的潜力。需要注意的是，如何精准调控基因表达，减少脱靶副作用和附带损害，实现癌症的个体化治疗，还需要进一步的研究和探索。

九、总结

凋亡-铁死亡联合疗法是癌症治疗的一种新兴策略。一方面，它拓宽了未来研究者的抗癌思路，显著提高了肿瘤治疗有效率和整体生存率；另一方面，它可以弥补或减轻肿瘤细胞的耐药性问题，解决单一疗法的局限性。通常，凋亡诱导的 ROS 等细胞内循环物质可被征用，这进一步增强了铁死亡治疗的抗癌效果，并显著提高了癌细胞对各种治疗剂的敏感性。在抗癌领域，使用纳米疗法将凋亡与铁死亡结合，可以在很大程度上增强对肿瘤的氧化损伤，并通过融合-协同的方式切断癌细胞在严重损伤应激下的自我保护途径。

然而，目前可用于在体内调节铁死亡的策略通常效率低下，其治疗潜力也非常有限。例如，癌细胞中 GPX4 和 FSP1 的双重抗氧化机制通常会阻断铁死亡的发生，这也是铁死亡治疗中必须考虑和不可避免的棘手问题。一些癌细胞对铁死亡不敏感，例如上皮癌细胞。在这种情况下，基因疗法有助于逆转铁死亡抑制环境，从而增强对铁死亡的敏感性并抑制肿瘤生长。此外，升高的 ROS 水平也能逆转肿瘤细胞对铁死亡的抵抗力，这为开发基于铁死亡的癌症疗法提供了强有力的策略。值得关注的是，铁死亡诱导剂可以使一些具有凋亡抗性的肿瘤恢复对常规疗法的敏感性[25]。例如，铁死亡诱导剂 erastin 增强了急性髓系白血病细胞对化疗药物（如阿糖胞苷和多柔比星）的敏感性[151]。这些发现有力地证实了铁死亡和凋亡治疗的协同增强效果，从而提高了临床转化的可行性。

由于复杂的生理环境、诱导剂的低活性与不可控的释放行为，以及后续的非选择性相互作用等问题的存在，如何构建有效的纳米药物平台来系统地触发铁死亡仍然是一个巨大的挑战。首先，铁死亡和凋亡联合治疗策略中使用的单一治疗剂（或纳米结构载体）本身应具有抗肿瘤活性，而共同递送则可以产生显著的联合治疗效果。其次，递送过程应能实现治疗剂在肿瘤部位的受控和程序化释放，且每种治疗剂的肿瘤杀伤机制应相互补充，实现协同增强，产生协同超加效应，达到长期抑制肿瘤生长、复发和转移的效果。然而，这需要不断探索和优化不同成分的比例，以达到最佳的治疗效果。此外，纳米药物平台应易于合成、修饰和工程化，以满足未来大规模生产和临床应用的需求。最后，需要更加关注肿瘤的异质性和针对患者量身定制的个性化治疗方案。据设想，铁死亡和凋亡协同治疗的互补优势将实现最大的治疗效果和最小的副作用。

第五节 总结与展望

绝大多数传统的癌症治疗策略是通过细胞凋亡实现的；然而，由于耐药性的出现，治疗效果往往不尽如人意。因此，需要新的思维和策略来满足临床需求。作为一种铁依赖性细胞死亡模式，铁死亡可以很容易地绕过凋亡途径，这为癌症治疗提供了一种替代途径。将铁死亡与基于凋亡的抗癌方法相结合被认为在临床上具有极大优越性，近年来得到了广泛的研究。铁离子增强凋亡疗法能有效杀死具有凋亡抗性的癌细胞，跨越癌症治疗中的多药耐药屏障，显著提高抗肿瘤效果。本章概述了铁死亡-凋亡协同治疗的最新进展，这些进展证明该协同疗法具有理想的应用前景。纳米材料的蓬勃发展为铁死亡和凋亡的结合提供了机会，近年来取得了很大进展。本章简要介绍了铁死亡的特点和机制，并总结了可促进肿瘤细胞发生铁死亡的纳米材料/递送系统的最新进展，还系统地梳理并描述了多种纳米药物功能化疗法中铁死亡与凋亡相结合的策略与案例，包括铁死亡-化疗、铁死亡-放疗、铁死亡-PTT、铁死亡-PDT/SDT、铁死亡-CDT、铁死亡-饥饿疗法、铁死亡-气体疗法、铁死亡-基因疗法等。

芬顿反应/类芬顿反应是连接细胞凋亡和铁死亡的关键枢纽。过氧化氢在酸性肿瘤微环境中过量产生，为驱动芬顿反应提供了丰富的底物。由于铁依赖性成瘾的存在，与正常细胞相比，肿瘤细胞对铁的摄取能力显著增强。这些事实都表明肿瘤细胞对铁死亡具有较强的敏感性。更重要的是，正如在前文中指出的那样，各种基于凋亡的疗法可以巧妙地加速铁死亡的发生。化疗药物可以激活 NOX 的活性，使下游产物过氧化氢参与芬顿反应。放射治疗可以同时诱导细胞凋亡和铁死亡，达到抗肿瘤的目的，随着进一步的研究，对此方面会有更深入的理解。PTT 产生的热效应可以加速 Fenton 反应的效率，促进铁死亡，铁死亡所需的活性氧也能抑制 HSP 的活性，从而增强 PTT 的效果。合理利用由 PDT、SDT 和 CDT 产生的大量 ROS 破坏生物膜结构，诱导脂质过氧化，进而获得非常强大的治疗效果。饥饿疗法可以诱导代谢重编程，气体疗法能够提高癌细胞对铁死亡的敏感性，基因疗法可在基因水平上实现联合治疗。随着新的途径和机制不断被发现,基于纳米药物开发铁死亡增强型治疗策略的前景越来越清晰。

尽管如此，仍有一些技术问题和科学挑战有待解决。

第一，必须逐一打破纳米医学临床应用面临的障碍。啮齿动物和人类在生理特性方面自然存在一些无法克服的差异，这使得纳米材料的 EPR 效应在人类身上的效果要差得多。因此，增强肿瘤靶向性对于基于纳米药物的铁死亡协同型癌症治疗策略至关重要。目前，越来越多的肿瘤细胞特异性表面标志物已得到筛选和鉴定，这为纳米材料主动靶向肿瘤细胞提供了可用工具，这一点已被证明具有很好的临床应用前景。此外，人类和动物在非凋亡细胞死亡模型的具体表现方式上存在差异，这需要进一步的科学研究来弥合。纳米药物及其代谢产物的毒副作用也引起了广泛关注。许多难降解纳米材料的局部蓄积会引发慢性炎症反应，大大增加肝脏和肾脏的负担。开发可生物降解型或超小型纳米材料将有利于解决其潜在的生物毒性问题，加快临床应用的步伐。

第二，必须深入研究铁死亡的机制及其与凋亡等死亡模式的协同途径。进一步探索新型的铁死亡分子（诱导剂）或作用通路能够优化基于铁死亡的联合治疗方案，以克服剂量依赖性和耐药性问题。还需要付出相当大的努力来剖析铁死亡与凋亡等死亡模式相互增强的机制，这将有助于开发更高效的铁死亡联合治疗策略，并为临床应用提供指导。

第三，合理利用肿瘤微环境，增强疗效，以毒攻毒。缺氧、弱酸性和高氧化还原水平是肿瘤微环境的主要特征。各种 TME 响应性药物系统的设计不仅解决了纳米药物对正常组织的脱靶毒性问题，还改善了不利于治疗的微环境。此外，高水平的过氧化氢为触发芬顿反应提供了天然底物，大大提高了铁死亡的治疗效果。

第四，在纳米平台上合理结合铁死亡和各种基于凋亡的治疗模式，可以提高相容性和协同作用，实现理想的联合治疗效果。这就要求设计不能是简单的混合式组合，而是要使每个组成部分都发挥出自身独特而不可或缺的价值，才能达到"1+1>2"的目的。

作为一种新颖且极有前景的抗癌策略，基于铁死亡的联合疗法在纳米医学领域成功地展示了其优异的性能和广阔的临床应用前景。铁死亡抗癌的基础研究和临床转化仍存在许多障碍和挑战，这需要来自多学科背景的研究人员的通力合作和不懈努力。可以预见，铁死亡及其协同治疗策略将在癌症医学发展中发挥更突出的作用，为临床治疗提供更多的理论指导和解决方案。

参考文献

[1] Siegel R L, Miller K D, Fuchs H E, et al. Cancer statistics, 2022[J]. CA: A Cancer Journal for Clinicians, 2022, 72(1): 7-33.

[2] Pérez-Hernández M, Del Pino P, Mitchell S G, et al. Dissecting the molecular mechanism of apoptosis during photothermal therapy using gold nanoprisms[J]. ACS Nano, 2015, 9(1): 52-61.

[3] Oleinick N L, Morris R L, Belichenko I. The role of apoptosis in response to photodynamic therapy: what, where, why, and how[J]. Photochemical & Photobiological Sciences, 2002, 1(1): 1-21.

[4] Zhang S Q, Jiang T, Li M, et al. Exome sequencing identifies MVK mutations in disseminated superficial actinic porokeratosis[J]. Nature Genetics, 2012, 44(10): 1156-1160.

[5] Wang Y N, Song D, Zhang W S, et al. Enhanced chemodynamic therapy at weak acidic pH based on g-C$_3$N$_4$-supported hemin/Au nanoplatform and cell apoptosis monitoring during treatment[J]. Colloids and Surfaces B: Biointerfaces, 2021, 197: 111437.

[6] Yu S, Chen Z, Zeng X, et al. Advances in nanomedicine for cancer starvation therapy[J]. Theranostics, 2019, 9(26): 8026.

[7] Pistritto G, Trisciuoglio D, Ceci C, et al. Apoptosis as anticancer mechanism: function and dysfunction of its modulators and targeted therapeutic strategies[J]. Aging, 2016, 8(4): 603.

[8] Fernández-Medarde A, Santos E. Ras in cancer and developmental diseases[J]. Genes & Cancer, 2011, 2(3): 344-358.

[9] Davis M J, Ha B H, Holman E C, et al. RAC1P29S is a spontaneously activating cancer-associated GTPase[J]. Proceedings of the National Academy of Sciences, 2013, 110(3): 912-917.

[10] Dixon S J, Lemberg K M, Lamprecht M R, et al. Ferroptosis: an iron-dependent form of nonapoptotic cell death[J]. Cell, 2012, 149(5): 1060-1072.

[11] Shan X, Li S, Sun B, et al. Ferroptosis-driven nanotherapeutics for cancer treatment[J]. Journal of Controlled Release, 2020, 319: 322-332.

[12] Raza F, Zafar H, Ma S, et al. Recent progress on nanomedicine-induced ferroptosis for cancer therapy[J]. Biomaterials Science, 2021, 9(15): 5092–5115.

[13] Shen Z, Song J, Yung B C, et al. Emerging strategies of cancer therapy based on ferroptosis[J]. Advanced Materials, 2018, 30(12): 1704007.

[14] Gao M, Yi J, Zhu J, et al. Role of mitochondria in ferroptosis[J]. Molecular Cell, 2019, 73(2): 354-363. e3.

[15] Patra J K, Das G, Fraceto L F, et al. Nano based drug delivery systems: recent developments and future prospects[J]. Journal of Nanobiotechnology, 2018, 16: 1-33.

[16] Lee Y S, Lee D H, Choudry H A, et al. Ferroptosis-induced endoplasmic reticulum stress: cross-talk between ferroptosis and apoptosis[J]. Molecular Cancer Research, 2018, 16(7): 1073-1076.

[17] Zeng Q, Ma X, Song Y, et al. Targeting regulated cell death in tumor nanomedicines[J]. Theranostics, 2022, 12(2): 817.

[18] Mou Y, Wang J, Wu J, et al. Ferroptosis, a new form of cell death: opportunities and challenges in cancer[J]. Journal of Hematology & Oncology, 2019, 12: 1-16.

[19] Stockwell B R, Angeli J P F, Bayir H, et al. Ferroptosis: a regulated cell death nexus linking metabolism, redox biology, and disease[J]. Cell, 2017, 171(2): 273-285.

[20] Chen X, Kang R, Kroemer G, et al. Broadening horizons: the role of ferroptosis in cancer[J]. Nature Reviews Clinical Oncology, 2021, 18(5): 280-296.

[21] Rodriguez R, Schreiber S L, Conrad M. Persister cancer cells: iron addiction and vulnerability to ferroptosis[J]. Molecular Cell, 2022, 82(4): 728-740.

[22] Hassannia B, Vandenabeele P, Berghe T V. Targeting ferroptosis to iron out cancer[J]. Cancer Cell, 2019, 35(6): 830-849.

[23] Zou Y, Li H, Graham E T, et al. Cytochrome P450 oxidoreductase contributes to phospholipid peroxidation in ferroptosis[J]. Nature Chemical Biology, 2020, 16(3): 302-309.

[24] Yang W S, Kim K J, Gaschler M M, et al. Peroxidation of polyunsaturated fatty acids by lipoxygenases drives ferroptosis[J]. Proceedings of the National Academy of Sciences, 2016, 113(34): e4966-e4975.

[25] Lei G, Zhuang L, Gan B. Targeting ferroptosis as a vulnerability in cancer[J]. Nature Reviews Cancer, 2022, 22(7): 381-396.

[26] Yang W S, SriRamaratnam R, Welsch M E, et al. Regulation of ferroptotic cancer cell death by GPX4[J]. Cell, 2014, 156(1/2): 317-331.

[27] Ingold I, Berndt C, Schmitt S, et al. Selenium utilization by GPX4 is required to prevent hydroperoxide-induced ferroptosis[J]. Cell, 2018, 172(3): 409-422. e21.

[28] Aquilano K, Baldelli S, Ciriolo M R. Glutathione: new roles in redox signaling for an old antioxidant[J]. Frontiers in Pharmacology, 2014, 5: 196.

[29] Koppula P, Zhang Y, Zhuang L, et al. Amino acid transporter SLC7A11/xCT at the crossroads of regulating redox homeostasis and nutrient dependency of cancer[J]. Cancer Communications, 2018, 38: 1-13.

[30] Wang W, Green M, Choi J E, et al. CD8[+] T cells regulate tumour ferroptosis during cancer immunotherapy[J]. Nature, 2019, 569(7755): 270-274.

[31] Garcia-Bermudez J, Baudrier L, Bayraktar E C, et al. Squalene accumulation in cholesterol auxotrophic lymphomas prevents oxidative cell death[J]. Nature, 2019, 567(7746): 118-122.

[32] Louandre C, Marcq I, Bouhlal H, et al. The retinoblastoma (Rb) protein regulates ferroptosis induced by sorafenib in human hepatocellular carcinoma cells[J]. Cancer Letters, 2015, 356(2): 971-977.

[33] Liu Y, Gu W. The complexity of p53-mediated metabolic regulation in tumor suppression[J]. Seminars in cancer biology, 2022, 85: 4-32.

[34] Jiang L, Kon N, Li T, et al. Ferroptosis as a p53-mediated activity during tumour suppression[J]. Nature, 2015, 520(7545): 57-62.

[35] Meng X, Li D, Chen L, et al. High-performance self-cascade pyrite nanozymes for apoptosis–ferroptosis synergistic tumor therapy[J]. ACS Nano, 2021, 15(3): 5735-5751.

[36] Meng X, Deng J, Liu F, et al. Triggered all-active metal organic framework: ferroptosis machinery contributes to the apoptotic photodynamic antitumor therapy[J]. Nano Letters, 2019, 19(11): 7866-7876.

[37] Yang S, Wong K H, Hua P, et al. ROS-responsive fluorinated polyethyleneimine vector to co-deliver shMTHFD2 and shGPX4 plasmids induces ferroptosis and apoptosis for cancer therapy[J]. Acta Biomaterialia, 2022, 140: 492-505.

[38] Zheng D W, Lei Q, Zhu J Y, et al. Switching apoptosis to ferroptosis: metal–organic network for high-efficiency anticancer therapy[J]. Nano Letters, 2017, 17(1): 284-291.

[39] Wu Q, Yang Z, Nie Y, et al. Multi-drug resistance in cancer chemotherapeutics: mechanisms and lab approaches[J]. Cancer Letters, 2014, 347(2): 159-166.

[40] Nobili S, Lapucci A, Landini I, et al. Role of ATP-binding cassette transporters in cancer initiation and progression[J]. Seminars in cancer biology, 2020, 60: 72-95.

[41] Zhang H, Xu H, Ashby Jr C R, et al. Chemical molecular-based approach to overcome multidrug resistance in cancer by targeting P-glycoprotein (P-gp)[J]. Medicinal Research

Reviews, 2021, 41(1): 525-555.

[42] Bournet B, Buscail C, Muscari F, et al. Targeting KRAS for diagnosis, prognosis, and treatment of pancreatic cancer: hopes and realities[J]. European Journal of Cancer, 2016, 54: 75-83.

[43] Saeed O, Lopez-Beltran A, Fisher K W, et al. RAS genes in colorectal carcinoma: pathogenesis, testing guidelines and treatment implications[J]. Journal of Clinical Pathology, 2019, 72(2): 135-139.

[44] Kim H J, Lee J H, Kim S J, et al. Roles of NADPH oxidases in cisplatin-induced reactive oxygen species generation and ototoxicity[J]. Journal of Neuroscience, 2010, 30(11): 3933-3946.

[45] Itoh T, Terazawa R, Kojima K, et al. Cisplatin induces production of reactive oxygen species via NADPH oxidase activation in human prostate cancer cells[J]. Free Radical Research, 2011, 45(9): 1033-1039.

[46] Shen D W, Pouliot L M, Hall M D, et al. Cisplatin resistance: a cellular self-defense mechanism resulting from multiple epigenetic and genetic changes[J]. Pharmacological Reviews, 2012, 64(3): 706-721.

[47] Townsend D M, Tew K D. The role of glutathione-S-transferase in anti-cancer drug resistance[J]. Oncogene, 2003, 22(47): 7369-7375.

[48] Ang W H, Khalaila I, Allardyce C S, et al. Rational design of platinum (Ⅳ) compounds to overcome glutathione-S-transferase mediated drug resistance[J]. Journal of the American Chemical Society, 2005, 127(5): 1382-1383.

[49] Wilson J J, Lippard S J. Synthetic methods for the preparation of platinum anticancer complexes[J]. Chemical Reviews, 2014, 114(8): 4470-4495.

[50] Ma P, Xiao H, Yu C, et al. Enhanced cisplatin chemotherapy by iron oxide nanocarrier-mediated generation of highly toxic reactive oxygen species[J]. Nano Letters, 2017, 17(2): 928-937.

[51] Sun Y, Zheng Y, Wang C, et al. Glutathione depletion induces ferroptosis, autophagy, and premature cell senescence in retinal pigment epithelial cells[J]. Cell Death & Disease, 2018, 9(7): 753.

[52] Forcina G C, Dixon S J. GPX4 at the crossroads of lipid homeostasis and ferroptosis[J]. Proteomics, 2019, 19(18): 1800311.

[53] Jiang W, Luo X, Wei L, et al. The sustainability of energy conversion inhibition for tumor ferroptosis therapy and chemotherapy[J]. Small, 2021, 17(38): 2102695.

[54] Azzam E I, Jay-Gerin J P, Pain D. Ionizing radiation-induced metabolic oxidative stress and prolonged cell injury[J]. Cancer Letters, 2012, 327(1-2): 48-60.

[55] Balcer-Kubiczek E K. Apoptosis in radiation therapy: a double-edged sword[J]. Experimental Oncology, 2012, 34(3): 277-285.

[56] Lei G, Mao C, Yan Y, et al. Ferroptosis, radiotherapy, and combination therapeutic strategies[J]. Protein & Cell, 2021, 12(11): 836-857.

[57] Lei G, Zhang Y, Koppula P, et al. The role of ferroptosis in ionizing radiation-induced cell death and tumor suppression[J]. Cell Research, 2020, 30(2): 146-162.

[58] Lang X, Green M D, Wang W, et al. Radiotherapy and immunotherapy promote tumoral lipid oxidation and ferroptosis via synergistic repression of SLC7A11[J]. Cancer Discovery, 2019, 9(12): 1673-1685.

[59] Liang Y, Peng C, Su N, et al. Tumor microenvironments self-activated cascade catalytic

nanoscale metal organic frameworks as ferroptosis inducer for radiosensitization[J]. Chemical Engineering Journal, 2022, 437: 135309.

[60] Li Y, Yang J, Gu G, et al. Pulmonary delivery of theranostic nanoclusters for lung cancer ferroptosis with enhanced chemodynamic/radiation synergistic therapy[J]. Nano Letters, 2022, 22(3): 963-972.

[61] Liu Y, Bhattarai P, Dai Z, et al. Photothermal therapy and photoacoustic imaging via nanotheranostics in fighting cancer[J]. Chemical Society Reviews, 2019, 48(7): 2053-2108.

[62] Lyu Y, Li J, Pu K. Second near-infrared absorbing agents for photoacoustic imaging and photothermal therapy[J]. Small Methods, 2019, 3(11): 1900553.

[63] Huang L, Li Y, Du Y, et al. Mild photothermal therapy potentiates anti-PD-L1 treatment for immunologically cold tumors via an all-in-one and all-in-control strategy[J]. Nature Communications, 2019, 10(1): 4871.

[64] Jiang Y, Zhao X, Huang J, et al. Transformable hybrid semiconducting polymer nanozyme for second near-infrared photothermal ferrotherapy[J]. Nature Communications, 2020, 11(1): 1857.

[65] He S, Jiang Y, Li J, et al. Semiconducting polycomplex nanoparticles for photothermal ferrotherapy of cancer[J]. Angewandte Chemie International Edition, 2020, 59(26): 10633-10638.

[66] Deng X, Shao Z, Zhao Y. Solutions to the drawbacks of photothermal and photodynamic cancer therapy[J]. Advanced Science, 2021, 8(3): 2002504.

[67] Gao G, Sun X, Liang G. Nanoagent-promoted mild-temperature photothermal therapy for cancer treatment[J]. Advanced Functional Materials, 2021, 31(25): 2100738.

[68] Zeng F, Tang L, Zhang Q, et al. Coordinating the mechanisms of action of ferroptosis and the photothermal effect for cancer theranostics[J]. Angewandte Chemie, 2022, 134(13): e202112925.

[69] Ying W, Zhang Y, Gao W, et al. Hollow magnetic nanocatalysts drive starvation–chemodynamic–hyperthermia synergistic therapy for tumor[J]. ACS Nano, 2020, 14(8): 9662-9674.

[70] Chang M, Hou Z, Wang M, et al. Single-atom Pd nanozyme for ferroptosis-boosted mild-temperature photothermal therapy[J]. Angewandte Chemie International Edition, 2021, 60(23): 12971-12979.

[71] Xie S, Sun W, Zhang C, et al. Metabolic control by heat stress determining cell fate to ferroptosis for effective cancer therapy[J]. ACS Nano, 2021, 15(4): 7179-7194.

[72] Li X, Lovell J F, Yoon J, et al. Clinical development and potential of photothermal and photodynamic therapies for cancer[J]. Nature Reviews Clinical Oncology, 2020, 17(11): 657-674.

[73] Li D, Yang Y, Li D, et al. Organic sonosensitizers for sonodynamic therapy: from small molecules and nanoparticles toward clinical development[J]. Small, 2021, 17(42): 2101976.

[74] Yuan H, Han Z, Chen Y, et al. Ferroptosis photoinduced by new cyclometalated iridium (III) complexes and its synergism with apoptosis in tumor cell inhibition[J]. Angewandte Chemie, 2021, 133(15): 8255-8262.

[75] Wang X, Zhong X, Gong F, et al. Newly developed strategies for improving sonodynamic therapy[J]. Materials Horizons, 2020, 7(8): 2028-2046.

[76] Lin H, Li S, Wang J, et al. A single-step multi-level supramolecular system for cancer sonotheranostics[J]. Nanoscale Horizons, 2018, 4(1): 190-195.

[77] Zhou L, Dong C, Ding L, et al. Targeting ferroptosis synergistically sensitizes apoptotic sonodynamic anti-tumor nanotherapy[J]. Nano Today, 2021, 39: 101212.

[78] Du J, Wang T, Li Y, et al. DHA inhibits proliferation and induces ferroptosis of leukemia cells through autophagy dependent degradation of ferritin[J]. Free Radical Biology and Medicine, 2019, 131: 356-369.

[79] Bai S, Lu Z, Jiang Y, et al. Nanotransferrin-based programmable catalysis mediates three-pronged induction of oxidative stress to enhance cancer immunotherapy[J]. ACS Nano, 2021, 16(1): 997-1012.

[80] Tang Z, Liu Y, He M, et al. Chemodynamic therapy: tumour microenvironment-mediated Fenton and Fenton-like reactions[J]. Angewandte Chemie, 2019, 131(4): 958-968.

[81] Zhang C, Bu W, Ni D, et al. Synthesis of iron nanometallic glasses and their application in cancer therapy by a localized Fenton reaction[J]. Angewandte Chemie International Edition, 2016, 55(6): 2101-2106.

[82] Ma B, Wang S, Liu F, et al. Self-assembled copper–amino acid nanoparticles for in situ glutathione "AND" H_2O_2 sequentially triggered chemodynamic therapy[J]. Journal of the American Chemical Society, 2018, 141(2): 849-857.

[83] Zhang S, Xin W, Anderson G J, et al. Double-edge sword roles of iron in driving energy production versus instigating ferroptosis[J]. Cell Death & Disease, 2022, 13(1): 40.

[84] Dixon S J, Stockwell B R. The role of iron and reactive oxygen species in cell death[J]. Nature Chemical Biology, 2014, 10(1): 9-17.

[85] Yang X, Guo S, Wang L, et al. Function toggle of tumor microenvironment responsive nanoagent for highly efficient free radical stress enhanced chemodynamic therapy[J]. Nano Research, 2022, 15(9): 8228-8236.

[86] Lin L, Wang S, Deng H, et al. Endogenous labile iron pool-mediated free radical generation for cancer chemodynamic therapy[J]. Journal of the American Chemical Society, 2020, 142(36): 15320-15330.

[87] He Y J, Liu X Y, Xing L, et al. Fenton reaction-independent ferroptosis therapy via glutathione and iron redox couple sequentially triggered lipid peroxide generator[J]. Biomaterials, 2020, 241: 119911.

[88] Rabinowitz J D, White E. Autophagy and metabolism[J]. Science, 2010, 330(6009): 1344-1348.

[89] Shojaei F. Anti-angiogenesis therapy in cancer: current challenges and future perspectives[J]. Cancer Letters, 2012, 320(2): 130-137.

[90] Bergers G, Hanahan D. Modes of resistance to anti-angiogenic therapy[J]. Nature Reviews Cancer, 2008, 8(8): 592-603.

[91] Lin W H, Yeh S H, Yeh K H, et al. Hypoxia-activated cytotoxic agent tirapazamine enhances hepatic artery ligation-induced killing of liver tumor in HBx transgenic mice[J]. Proceedings of the National Academy of Sciences, 2016, 113(42): 11937-11942.

[92] Tozer G M, Kanthou C, Baguley B C. Disrupting tumour blood vessels[J]. Nature Reviews Cancer, 2005, 5(6): 423-435.

[93] Fu L H, Qi C, Lin J, et al. Catalytic chemistry of glucose oxidase in cancer diagnosis and treatment[J]. Chemical Society Reviews, 2018, 47(17): 6454-6472.

[94] Wang M, Wang D, Chen Q, et al. Recent advances in glucose-oxidase-based nanocomposites for tumor therapy[J]. Small, 2019, 15(51): 1903895.

[95] Lee H Y, Itahana Y, Schuechner S, et al. Ca^{2+}-dependent demethylation of phosphatase

PP2Ac promotes glucose deprivation–induced cell death independently of inhibiting glycolysis[J]. Science Signaling, 2018, 11(512): eaam7893.

[96] Wan X, Song L, Pan W, et al. Tumor-targeted cascade nanoreactor based on metal–organic frameworks for synergistic ferroptosis–starvation anticancer therapy[J]. ACS Nano, 2020, 14(9): 11017-11028.

[97] Xi H, Kurtoglu M, Lampidis T J. The wonders of 2-deoxy-d-glucose[J]. IUBMB Life, 2014, 66(2): 110-121.

[98] Fantin V R, St-Pierre J, Leder P. Attenuation of LDH-A expression uncovers a link between glycolysis, mitochondrial physiology, and tumor maintenance[J]. Cancer Cell, 2006, 9(6): 425-434.

[99] Faubert B, Li K Y, Cai L, et al. Lactate metabolism in human lung tumors[J]. Cell, 2017, 171(2): 358-371. e9.

[100] Martínez-Reyes I, Chandel N S. Waste not, want not: lactate oxidation fuels the TCA cycle[J]. Cell Metabolism, 2017, 26(6): 803-804.

[101] Colegio O R, Chu N Q, Szabo A L, et al. Functional polarization of tumour-associated macrophages by tumour-derived lactic acid[J]. Nature, 2014, 513(7519): 559-563.

[102] Hui S, Ghergurovich J M, Morscher R J, et al. Glucose feeds the TCA cycle via circulating lactate[J]. Nature, 2017, 551(7678): 115-118.

[103] Rabinowitz J D, Enerbäck S. Lactate: the ugly duckling of energy metabolism[J]. Nature Metabolism, 2020, 2(7): 566-571.

[104] Goetze K, Walenta S, Ksiazkiewicz M, et al. Lactate enhances motility of tumor cells and inhibits monocyte migration and cytokine release[J]. International Journal of Oncology, 2011, 39(2): 453-463.

[105] De la Cruz-López K G, Castro-Muñoz L J, Reyes-Hernández D O, et al. Lactate in the regulation of tumor microenvironment and therapeutic approaches[J]. Frontiers in Oncology, 2019, 9: 1143.

[106] Zhao Y, Li M, Yao X, et al. HCAR1/MCT1 regulates tumor ferroptosis through the lactate-mediated AMPK-SCD1 activity and its therapeutic implications[J]. Cell Reports, 2020, 33(10)108487.

[107] Gao F, Tang Y, Liu W L, et al. Intra/extracellular lactic acid exhaustion for synergistic metabolic therapy and immunotherapy of tumors[J]. Advanced Materials, 2019, 31(51): 1904639.

[108] Tian Z, Yang K, Yao T, et al. Catalytically selective chemotherapy from tumor-metabolic generated lactic acid[J]. Small, 2019, 15(46): 1903746.

[109] Xie H, Hanai J, Ren J G, et al. Targeting lactate dehydrogenase-a inhibits tumorigenesis and tumor progression in mouse models of lung cancer and impacts tumor-initiating cells[J]. Cell Metabolism, 2014, 19(5): 795-809.

[110] Yu J, Wei Z, Li Q, et al. Advanced cancer starvation therapy by simultaneous deprivation of lactate and glucose using a MOF nanoplatform[J]. Advanced Science, 2021, 8(19): 2101467.

[111] Butler M, Van der Meer L T, van Leeuwen F N. Amino acid depletion therapies: starving cancer cells to death[J]. Trends in Endocrinology & Metabolism, 2021, 32(6): 367-381.

[112] Yuneva M, Zamboni N, Oefner P, et al. Deficiency in glutamine but not glucose induces MYC-dependent apoptosis in human cells[J]. The Journal of Cell Biology, 2007, 178(1): 93-105.

[113] Gao M, Monian P, Quadri N, et al. Glutaminolysis and transferrin regulate ferroptosis[J]. Molecular Cell, 2015, 59(2): 298-308.

[114] Missiaen R, Anderson N M, Kim L C, et al. GCN2 inhibition sensitizes arginine-deprived hepatocellular carcinoma cells to senolytic treatment[J]. Cell Metabolism, 2022, 34(8): 1151-1167. e7.

[115] Patil M D, Bhaumik J, Babykutty S, et al. Arginine dependence of tumor cells: targeting a chink in cancer's armor[J]. Oncogene, 2016, 35(38): 4957-4972.

[116] Cramer S L, Saha A, Liu J, et al. Systemic depletion of L-cyst (e) ine with cyst (e) inase increases reactive oxygen species and suppresses tumor growth[J]. Nature Medicine, 2017, 23(1): 120-127.

[117] Li Z H, Chen Y, Zeng X, et al. Ultra-small FePt/siRNA loaded mesoporous silica nanoplatform to deplete cysteine for enhanced ferroptosis in breast tumor therapy[J]. Nano Today, 2021, 38: 101150.

[118] Badgley M A, Kremer D M, Maurer H C, et al. Cysteine depletion induces pancreatic tumor ferroptosis in mice[J]. Science, 2020, 368(6486): 85-89.

[119] Fan W, Bu W, Zhang Z, et al. Inside back cover: X-ray radiation-controlled NO-release for on-demand depth-independent hypoxic radiosensitization (Angew. Chem. Int. Ed. 47/2015)[J]. Angewandte Chemie International Edition, 2015, 54(47): 14191-14191.

[120] Motterlini R, Otterbein L E. The therapeutic potential of carbon monoxide[J]. Nature Reviews Drug Discovery, 2010, 9(9): 728-743.

[121] Qi C, He J, Fu L H, et al. Tumor-specific activatable nanocarriers with gas-generation and signal amplification capabilities for tumor theranostics[J]. ACS Nano, 2020, 15(1): 1627-1639.

[122] Li J, Xie L, Li B, et al. Engineering a hydrogen-sulfide-based nanomodulator to normalize hyperactive photothermal immunogenicity for combination cancer therapy[J]. Advanced Materials, 2021, 33(22): 2008481.

[123] Li S, Liu R, Jiang X, et al. Near-infrared light-triggered sulfur dioxide gas therapy of cancer[J]. ACS Nano, 2019, 13(2): 2103-2113.

[124] Zhao P, Jin Z, Chen Q, et al. Local generation of hydrogen for enhanced photothermal therapy[J]. Nature Communications, 2018, 9(1): 4241.

[125] Yu L, Hu P, Chen Y. Gas-generating nanoplatforms: material chemistry, multifunctionality, and gas therapy[J]. Advanced Materials, 2018, 30(49): 1801964.

[126] Wang Y, Yang T, He Q. Strategies for engineering advanced nanomedicines for gas therapy of cancer[J]. National Science Review, 2020, 7(9): 1485-1512.

[127] Wegiel B, Gallo D, Csizmadia E, et al. Carbon monoxide expedites metabolic exhaustion to inhibit tumor growth[J]. Cancer Research, 2013, 73(23): 7009-7021.

[128] Kim J, Yung B C, Kim W J, et al. Combination of nitric oxide and drug delivery systems: tools for overcoming drug resistance in chemotherapy[J]. Journal of Controlled Release, 2017, 263: 223-230.

[129] Li Y, Dang J, Liang Q, et al. Thermal-responsive carbon monoxide (CO) delivery expedites metabolic exhaustion of cancer cells toward reversal of chemotherapy resistance[J]. ACS Central Science, 2019, 5(6): 1044-1058.

[130] Motterlini R, Clark J E, Foresti R, et al. Carbon monoxide-releasing molecules: characterization of biochemical and vascular activities[J]. Circulation Research, 2002, 90(2): e17-e24.

[131] He Q, Kiesewetter D O, Qu Y, et al. NIR-responsive on-demand release of CO from metal carbonyl-caged graphene oxide nanomedicine[J]. Advanced Materials (Deerfield Beach, Fla.), 2015, 27(42): 6741.

[132] Li W P, Su C H, Tsao L C, et al. Controllable CO release following near-infrared light-induced cleavage of iron carbonyl derivatized prussian blue nanoparticles for CO-assisted synergistic treatment[J]. ACS Nano, 2016, 10(12): 11027-11036.

[133] Meng J, Jin Z, Zhao P, et al. A multistage assembly/disassembly strategy for tumor-targeted CO delivery[J]. Science Advances, 2020, 6(20): eaba1362.

[134] Kawahara B, Moller T, Hu-Moore K, et al. Attenuation of antioxidant capacity in human breast cancer cells by carbon monoxide through inhibition of cystathionine β-synthase activity: implications in chemotherapeutic drug sensitivity[J]. Journal of Medicinal Chemistry, 2017, 60(19): 8000-8010.

[135] Faizan M, Muhammad N, Niazi K U K, et al. CO-releasing materials: an emphasis on therapeutic implications, as release and subsequent cytotoxicity are the part of therapy[J]. Materials, 2019, 12(10): 1643.

[136] Yao X, Yang P, Jin Z, et al. Multifunctional nanoplatform for photoacoustic imaging-guided combined therapy enhanced by CO induced ferroptosis[J]. Biomaterials, 2019, 197: 268-283.

[137] Gatenby R A, Gillies R J. A microenvironmental model of carcinogenesis[J]. Nature Reviews Cancer, 2008, 8(1): 56-61.

[138] Harris A L. Hypoxia—a key regulatory factor in tumour growth[J]. Nature Reviews Cancer, 2002, 2(1): 38-47.

[139] Fuhrmann D C, Mondorf A, Beifuß J, et al. Hypoxia inhibits ferritinophagy, increases mitochondrial ferritin, and protects from ferroptosis[J]. Redox Biology, 2020, 36: 101670.

[140] An Y, Zhu J, Liu F, et al. Boosting the ferroptotic antitumor efficacy via site-specific amplification of tailored lipid peroxidation[J]. ACS Applied Materials & Interfaces, 2019, 11(33): 29655-29666.

[141] Yan D, Sherman J H, Keidar M. Cold atmospheric plasma, a novel promising anti-cancer treatment modality[J]. Oncotarget, 2016, 8(9): 15977.

[142] Amer M H. Gene therapy for cancer: present status and future perspective[J]. Molecular and Cellular Therapies, 2014, 2: 1-19.

[143] Song X, Liu C, Wang N, et al. Delivery of CRISPR/Cas systems for cancer gene therapy and immunotherapy[J]. Advanced Drug Delivery Reviews, 2021, 168: 158-180.

[144] Liu C, Zhang L, Zhu W, et al. Barriers and strategies of cationic liposomes for cancer gene therapy[J]. Molecular Therapy Methods & Clinical Development, 2020, 18: 751-764.

[145] Mantovani F, Collavin L, Del Sal G. Mutant p53 as a guardian of the cancer cell[J]. Cell Death & Differentiation, 2019, 26(2): 199-212.

[146] Liu Y, Gu W. p53 in ferroptosis regulation: the new weapon for the old guardian[J]. Cell Death & Differentiation, 2022, 29(5): 895-910.

[147] Ou Y, Wang S J, Li D, et al. Activation of SAT1 engages polyamine metabolism with p53-mediated ferroptotic responses[J]. Proceedings of the National Academy of Sciences, 2016, 113(44): e6806-e6812.

[148] Xia Y, Shen S, Verma I M. NF-κB, an active player in human cancers[J]. Cancer Immunology Research, 2014, 2(9): 823-830.

[149] Gao J, Luo T, Wang J. Gene interfered-ferroptosis therapy for cancers[J]. Nature

基于新型细胞死亡机制的抗肿瘤纳米药物

Communications, 2021, 12(1): 5311.

[150] Zhu Z, Leung G K K. More than a metabolic enzyme: MTHFD2 as a novel target for anticancer therapy?[J]. Frontiers in Oncology, 2020, 10: 658.

[151] Yu Y, Xie Y, Cao L, et al. The ferroptosis inducer erastin enhances sensitivity of acute myeloid leukemia cells to chemotherapeutic agents[J]. Molecular & Cellular Oncology, 2015, 2(4): e1054549.

第七章
基于铜死亡的抗肿瘤纳米药物

铜死亡是一种涉及铜的程序性细胞死亡，不同于其他细胞死亡方式，如凋亡、坏死和铁死亡。新兴的纳米材料技术推动了基于铜死亡的抗肿瘤纳米药物的发展。铜死亡的发现系统地阐明了铜引发细胞死亡的分子机制，从而在纳米医学领域开创了协同利用铜死亡用于抗肿瘤治疗的新时代。本章将简要介绍铜在人体中的生理作用，特别强调了影响细胞对铜死亡敏感性的相关机制和因素；随后概述抗肿瘤纳米药物平台诱导铜死亡的主要策略；此外，详细阐述多种铜死亡协同型抗肿瘤治疗策略的最新进展，包括化疗、免疫疗法、光动力学疗法、光热疗法、化学动力学疗法、声动力学疗法，以及各种调节性细胞死亡和多模式疗法的融合使用。总之，本章内容为可诱导铜死亡的纳米药物平台的前瞻性发展提供有价值的见解，通过对相关策略的理论和技术进行总结，能够为基于铜死亡的纳米药物在抗肿瘤应用中的研究和转化做出积极贡献。

第一节　概　述

细胞死亡是生命中必不可少的过程，在生物体的生长发育、体内平衡和受损细胞的清除中起着至关重要的作用。它可分为意外性细胞死亡（ACD）和调节性细胞死亡（RCD）[1]。RCD 由细胞自身自主控制，代表了一种自我调节、自主的死亡过程，对于维持内部环境稳定至关重要，生理性 RCD 通常也被称为程序性细胞死亡（PCD）[2]。目前已知的 RCD 类型包括细胞凋亡、坏死性凋亡、溶酶体依赖性细胞死亡（LDCD）、自噬依赖性细胞死亡（ADCD）、免疫原性细胞死亡（ICD）、细胞焦亡、线粒体通透性转换（MPT）驱动型坏死、细胞侵入性死亡、网状细胞死亡、细胞内碱化死亡、PARP1依赖性细胞死亡（Parthanatos）、铁死亡、活性氧（ROS）诱导的死亡（Oxeiptosis）以及最近被发现的铜死亡[3, 4]。

利用细胞死亡的破坏性潜力来损伤肿瘤细胞的治疗方法凸显了 RCD 在抗肿瘤方面的重要意义[5]。凋亡和 ADCD 在维持细胞稳态方面起着至关重要的作用，可以独立地或以互补型方式促进细胞死亡[6]。通过药物诱导的凋亡和 ADCD 调节肿瘤细胞死亡的作用已经得到充分证实[7, 8]。铁死亡是一种铁依赖型 RCD，具有独特的形态学和分子机制，已成为治疗具有凋亡抗性肿瘤的有效替代疗法。当与纳米药物结合时，铁死亡表现出显著的抗肿瘤作用，为肿瘤治疗提供了新的可能性[9-11]。铜离子和其他金属离子一样，在之前的研究中已被发现可以诱导细胞死亡，而铜死亡相关机制的发现则为其应用提供了必要的理论依据。在铜离子诱导的类芬顿反应过程中，与 Fe^{2+} 相比，Cu^{2+}/Cu^+ 在催化活性和 pH 适应性范围方面具有显著优势。因此，铜死亡作为一种铜依赖性的 RCD 形式，也因其在抗肿瘤治疗中的巨大潜在价值而受到关注。

在癌症患者的组织和血清中经常观察到铜的浓度升高，并且发现过量的铜会诱导肿瘤细胞死亡。基于大量研究证实的铜在促进肿瘤细胞增殖和导致细胞死亡方面的作用，研究人员提出了使用铜离子载体和铜螯合剂作为抗肿瘤药物。但是，铜导致细胞死亡的内在机制尚不清楚[12]。2022 年，Tsvetkov 等[4]发现了一种与凋亡、坏死、铁死亡等完全不同的细胞死亡模式，并将其命名为铜死亡。他们提出，过量的 Cu^+ 会促进酰化蛋白的聚集，破坏 Fe-S 簇蛋白的稳定性，导致蛋白质毒性应激，最终引起细胞死亡。铜死亡在抗肿瘤过程中显示出巨大的潜力，为开发新型抗肿瘤疗法提供了新的机遇。由于在肿瘤靶向和药物递送方面的独特优势，纳米医学/纳米药物在抗肿瘤治疗方面显示出巨大的潜力和前景[13]。纳米医学的发展为诱导 RCD 用于抗肿瘤治疗提供了新的视角和手段，合理的纳米材料设计能够提供诸多益处，如降低生物毒性、增强靶向性、克服耐药性、RCD 调节和协同多策略治疗等，为抗肿瘤治疗开辟了新思路和新方法。基于铜死亡的纳米药物也为抗肿瘤治疗提供了更多的可能性和选择。

在本章中，首先将阐明铜在人体中的作用、铜死亡的发生机制和影响因素，总结了目前设计纳米药物诱导铜死亡的方法，并介绍利用可诱导铜死亡的纳米药物用于抗肿瘤治疗的最新进展。其次，将根据铜死亡的特点和机制，明确基于铜死亡的纳米药物开发在抗肿瘤治疗中遇到的问题与挑战。最后，对未来的药物开发进行合理的展望，旨在为基于铜死亡的抗肿瘤纳米药物的研究和转化提供有价值的理论指导。

第二节　铜的生理功能及铜死亡的研究进展

一、铜稳态紊乱与疾病

铜是人体必需的微量元素，维持铜的稳态对发挥正常细胞功能至关重要。铜离子浓度维持在特定的范围内，人类细胞才能表现出最佳生理活性。在男性中，血清中游离铜的正常范围为 $11.0 \sim 22.0 \, \mu mol/L$（$70 \sim 140 \, \mu g/dL$），而在女性中，其正常范围为 $12.6 \sim 24.3 \, \mu mol/L$（$80 \sim 155 \, \mu g/dL$）[14]。这种窄范围的铜浓度是维持最佳细胞活性所必需的。铜代谢的紊乱与许多疾病的发生和进展密切相关[15-17]。门克斯病中 ATP7A 基因的突变会引起全身性铜缺乏，导致新生儿出现致命的产后发育缺陷，如生长迟缓、智力障碍和一系列神经退行性病变异常[18-20]。肝豆状核变性中 ATP7B 基因突变导致铜排泄异常，引起肝脏中出现铜超载和大脑中出现铜蓄积，最终导致肝脏和神经系统症状[21, 22]。铜缺乏症也存在于一系列疾病中，如阿尔茨海默病、帕金森病、非酒精性脂肪肝、糖尿病、肥胖症，并在癌症发生中起着重要作用[23, 24]。此外，人们在各种肿瘤中均观察到铜浓度升高，而且血清中铜水平升高与癌症患者预后不良密切相关[25-27]。

二、铜稳态紊乱与 RCD

铜的过度蓄积会导致一系列意想不到的生物效应。20 世纪 80 年代，研究人员发现铜可以诱导各种形式的 RCD。细胞凋亡是真核细胞中 RCD 的主要形式[28]。当细胞内环境发生干扰时，如 DNA 复制错误或损伤、内质网应激、氧化应激或对外部刺激做出反应，就会触发内在或外在的细胞凋亡[4,29]。铜已被确定为凋亡的诱导剂，这主要归因于应激诱导的细胞器损伤，尤其是在线粒体和内质网内[30]。铜触发细胞凋亡的机制主要包括内质网未折叠蛋白反应、内质网应激和氧化应激。Wu 等[31]证明，使用 $CuSO_4$ 处理小鼠肝细胞会导致与 CHOP、JNK 和 caspase-12 通路相关的分子 mRNA 和蛋白质水平升高，从而激活这些通路以增强肝细胞凋亡。Liu 等[32]证实了这些发现，表明暴露于高剂量的 Cu^{2+} 会增加活性氧和蛋白质羰基化水平，降低谷胱甘肽（GSH）含量，导致氧化应激，线粒体膜去极化，使促凋亡蛋白水平升高，抗凋亡蛋白水平降低，最终诱导细胞发生凋亡。此外，Luo 等[33]证实，$CuSO_4$ 可以提高小鼠单核细胞-巨噬细胞线粒体中的活性氧水平，诱导自噬和自噬体生成，最终导致细胞发生凋亡。

坏死性凋亡（坏死）是一种 RCD，其形态与坏死相似，特征是细胞膜完整性丧失、细胞质透明性升高、细胞体积增大和细胞器肿胀[34]。铜通过 ROS 依赖性 DNA 损伤诱导坏死性凋亡和毒性损伤。铜离子在细胞核中含量很高，用 $CuCl_2$ 处理后，Cu^{2+} 可以穿透细胞核，与 DNA 结合并导致 DNA 断裂。Cu^{2+} 可以改变线粒体膜的通透性，诱导 DNA 损伤，导致细胞器肿胀，最终引起坏死性细胞死亡。这一过程可以通过 Nec-1 或 z-VAD-FMK 等坏死性凋亡抑制剂来缓解[35]。由铜化合物组装而成的铜基纳米材料被广泛用于诱导肿瘤细胞坏死。例如，用于磁共振成像的硫化铜-硫化锰（$CuS-MnS_2$）和硫化铜-硫化镍（$CuS-NiS_2$）纳米花材料（一种纳米复合材料）可以通过光热疗法（PTT）/光动力学疗法（PDT）引发肿瘤细胞发生坏死[36,37]。

铁死亡是一种铁依赖型 RCD，主要与铁代谢紊乱有关，其特征是不受控制的脂质过氧化和膜损伤[38,39]。谷胱甘肽过氧化物酶 4 （GPX4）通过消除磷脂氢过氧化物在预防铁死亡中起着关键作用[40]。研究表明，铜稳态失调会影响细胞氧化还原状态和脂质过氧化[41]。研究人员已经发现，用铜螯合剂治疗胰腺导管腺癌可以抑制铁死亡。铜可以直接与 GPX4 蛋白结合，导致 GPX4 聚集和随后的自噬降解，从而促进铁死亡[41]。此外，已经发现铜结合剂或其铜络合物，如双硫仑铜和氯喹啉铜，能破坏线粒体稳态并诱导氧化应激，从而促进肿瘤细胞发生铁死亡[42,43]。

焦亡是一种由炎症小体激活引发的 RCD，由半胱氨酸天冬氨酸蛋白酶（caspase）家族蛋白的激活驱动[44,45]。先前的研究表明，铜可以通过诱导 ROS 的产生和内质网应激来促进焦亡，导致核苷酸结合寡聚结构域样受体蛋白 3 （NLRP3）炎症小体和膜孔通过成孔蛋白 D （GSDMD）形成[46-48]。总之，铜稳态的失衡可导致各种类型的 RCD 发生。

三、铜稳态紊乱与铜死亡

在铜毒性的研究中，研究人员揭示了铜离子载体发挥抗肿瘤作用的潜力，如伊利司莫（elesclomol，ES）和双硫仑（DSF）[49-51]。研究发现，铜死亡与线粒体代谢高度相关，铜对线粒体的作用可导致 ROS 产生，从而引起细胞死亡。2012 年的一项研究表明，ES 可转运铜，导致线粒体相关蛋白水平降低，ROS 水平增加，并抑制肿瘤细胞增殖[52]。2016 年，另一项研究表明，ES 作用于线粒体呼吸链，通过 ROS 介导的机制增加细胞内活性氧水平并引发细胞死亡。同样，DSF 也能将铜运输到细胞中，作用于线粒体呼吸链，并增加 ROS 水平[53,54]。然而，ROS 抑制剂不能完全消除铜的细胞毒性作用[52]。在这些相互矛盾的实验结果中，铜诱导细胞死亡的机制变得难以被准确阐明[50,55,56]。

直到 2022 年，Tsvetkov 等[4]揭示了铜死亡是一种独立的细胞死亡形式，与线粒体呼吸活性和蛋白质脂酰化（LA）高度相关。它促进酰化蛋白的聚集，破坏 Fe-S 簇蛋白的稳定性，导致蛋白质毒性应激，最终引起细胞死亡（图 7-1）。作为 RCD 发现领域的一个新里程碑，铜死亡为铜细胞毒性研究提供了一个系统的理论框架，有助于进一步深入研究。实验结果表明，铜直接与三羧酸循环相互作用，而不是与电子传递链（ETC）复合物或 ATP 生成组分相互作用。在正常情况下，细胞通过高亲和力铜转运蛋白 1 （CTR1，又名 SLC31A1）调节 Cu^+ 的进入，并通过铜转运磷酸化 ATP 酶（Cu-ATPases）（ATP7A 和 ATP7B）调节 Cu^+ 的输出，以此来调控细胞内 Cu^+ 水平。此外，Cu^{2+} 可以通过非特异性二价金属转运蛋白 1 （DMT1）进入细胞。铁氧化还原蛋白 1

（FDX1）和 LA 蛋白是铜离子载体诱导的铜死亡中的关键调节因素[4, 57]。FDX1 可将 Cu^{2+} 还原为毒性更大的 Cu^+，促进 LA 和参与线粒体 TCA 调节的酶发生聚集/寡聚作用，尤其是二氢硫酰胺 S-乙酰转移酶（DLAT）。此外，FDX1 还可诱使 Fe-S 簇蛋白变得不稳定。LA 是一种蛋白质翻译后的修饰，仅在四种酶中被观察到，调节进入 TCA 碳进入点的代谢复合物。这些酶包括二氢硫酰胺支链转酰酶 E2（DBT）、甘氨酸裂解系统蛋白 H（GCSH）、二氢硫酰胺 S-琥珀酰转移酶（DLST）和 DLAT，后者是丙酮酸脱氢酶（PDH）复合物的关键组分[58-60]。在铜死亡的机制被揭示后，其与肿瘤的关系也引起了更多的关注[61]。

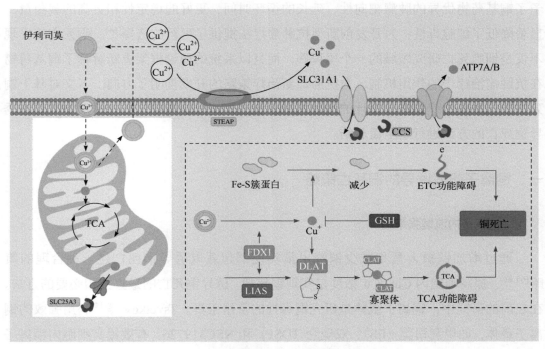

图 7-1　铜死亡分子机制示意图

　　细胞对铜死亡的敏感性受到各种因素的调节和影响。首先，铜死亡取决于 Cu^+ 介导的巯基蛋白寡聚化和 Fe-S 簇蛋白缺失，这最终会导致 RCD。细胞内 Cu^{2+}/Cu^+ 浓度的增加是发生铜死亡的先决条件。细胞内 GSH 作为一种含硫的铜螯合剂，可以与 Cu^+ 结合，降低细胞对铜死亡的敏感性。此外，已经观察到铜死亡与线粒体呼吸活性之间的密切关联，缺氧条件和对线粒体呼吸的抑制降低了对铜死亡的敏感性。依赖糖酵解作用获取能量的细胞对铜死亡的反应较弱[62]。

第三节　抗肿瘤治疗中诱导铜死亡的铜基纳米药物开发策略

传统的抗肿瘤疗法，如化疗和放疗，不可避免地会对正常细胞造成损伤，这使得开发创新型抗肿瘤治疗方式势在必行[63]。在正常的细胞环境中，铜离子的允许浓度范围（生理安全范围）是有限的，过高的浓度对肿瘤和正常细胞具有不加选择的细胞毒性。因此，这种局限性限制了其在抗肿瘤治疗中的进一步应用。纳米医学/纳米技术赋予了铜基药物优异的肿瘤靶向性、延长的循环时间、更好的稳定性和更高的载药量，显著降低了细胞毒性，为开发创新型抗肿瘤疗法提供了可行的选择[64]。铜死亡的发现不仅是细胞死亡研究领域的一个里程碑，而且以系统的理论框架重新解释了铜基药物在抗肿瘤治疗中的作用机制，为抗肿瘤新治疗策略的开发指明了方向。下文对基于铜死亡的抗肿瘤治疗策略、设计的各种纳米系统的作用机制及纳米药物研发中常用的诱导铜死亡的方法进行了全面总结。

一、铜离子超载诱导的铜死亡策略

1. 铜离子内流增强策略

通过增加铜摄入量和减少铜流出量实现铜超载以诱导铜死亡是一种合理的策略[65,66]。提高细胞内 Cu^{2+}/Cu^+ 浓度是实现铜超载、诱导铜死亡的最直接和必要的方法。在之前的研究中，铜离子载体是研究铜毒性的常用工具。Tsvetkov 等[4]利用强效的铜离子载体，如伊利司莫（ES）、双硫仑（DSF）和 NSC319726，有效提高细胞内铜离子浓度，诱导细胞死亡。但是，这些铜离子载体在使用过程中表现出较差的靶向性和固有的细胞毒性，在临床研究中没有显示出显著的实用价值。利用纳米材料负载传统的铜离子载体或将纳米药物用作新型铜离子载体能够有效地解决这些问题，在肿瘤细胞中实现靶向铜离子超载。

ES 是一种高度亲脂性的 Cu^{2+}结合分子，在细胞外环境中与 Cu^{2+}以 1∶1 的比例形成可渗透的复合物，将铜运输到线粒体。Guo 等[67]设计了一种两亲性生物可降解聚合物（PHPM）来包封 ES 和 Cu，克服了 ES 循环稳定性差和靶向性不足的缺点。通过结合免疫疗法，该系统有效地诱导了铜死亡。DSF 是一种用于酒精解毒的药物，具有抗肿瘤活性。作为铜离子载体，它与 Cu^{2+}反应生成具有细胞毒性的双（二乙基二硫代氨基甲酸酯）铜（CuET）[68, 69]。Zhou 等[70]通过将 DSF 负载到铜掺杂的 Au@MSN 纳米平台上，实现了对 DSF 和 Cu^{2+} 的靶向肿瘤递送，促进原位反应和 CuET 的生成。这一平台解决了 CuET 的水溶性和细胞毒性差的问题，成功诱导了铜死亡。Ni 等[71]利用聚酰胺-PAMAM 树枝状聚合物上的丰富氨基进行有效的铜离子负载，设计了 CSTD-Cu(Ⅱ)@DSF。Tian 等[72]开发了一种纳米级金属有机骨架（MTO-Cu），即 CS/MTO-Cu@AMI 铜基纳米复合物，通过 pH/GSH 双重响应机制释放 Cu^{2+}。通过配位相互作用和共价有机骨架（COF）材料的优越性，一些铜基金属-有机配合物中可能存在稳定的 Cu^+。基于这一事实，Li 等[73]通过 Cu^{2+} 和 Cu^+ 之间的价态转换，在 COF-TpAz 上配位 Cu^{2+}，从而实现在 Cu-COF 中同时负载 Cu^{2+} 和 Cu^+。

2. 铜离子外流抑制策略

ATP7A 和 ATP7B 蛋白是同源的铜转运磷酸化 ATP 酶（Cu-ATP 酶），通过 ATP 水解将铜转移到细胞膜上的小囊泡中。随后，在细胞膜融合时，Cu^+ 通过胞吐作用被排出[74, 75]。抑制铜离子的流出会加速铜超载，诱导铜介导的细胞死亡。

线粒体功能障碍可导致 ATP 水平降低，从而影响细胞内铜外流，同时还会影响 Cu-ATP 酶的活性[4, 76]。研究表明，具有两个正电荷（TBP-2）的聚集诱导发射（AIE）光敏剂（PS）具备Ⅰ型和Ⅱ型光动力治疗能力。TBP-2 表现出优异的水溶性和肿瘤细胞膜靶向性。治疗过程中产生的大量 ROS 导致膜蛋白变性和脂质过氧化[77-79]。因此，Ning 等[80]利用光照期间细胞内降解后锚定在细胞膜上的 TBP-2 的特性，有效地降低了细胞内 ATP 水平和 Cu-ATP 酶活性。这抑制了细胞内铜的外流，显著提高了细胞内 Cu^+ 浓度。

作为一种关键的内源性生物信号分子，硫化氢（H_2S）通过与铜离子形成硫化物产物来抑制 ATP7A 蛋白的表达[81, 82]。Zhao 等[83]利用结直肠癌肿瘤微环境（TME）中的高 H_2S 水平成功抑制了癌细胞中铜的外流，从而提高了细胞内铜水平。同样，Zhang 等[84]通过开发铜基金属有机骨架（Cu-MOF）纳米递送平台，实现了对 siATP7A 的靶向递送，选择性沉默肿瘤细胞中的 ATP7A，有效阻断了铜外流。

二、铜死亡的增敏策略

1. 谷胱甘肽耗竭

研究表明，丁硫醚磺酰亚胺（BSO）是 D,L-丁硫醚的衍生物，通过消耗内源性铜螯合剂 GSH 来增强细胞对铜介导的细胞死亡的敏感性。作为铜的天然细胞内伴侣，线粒体 GSH 通过抑制脂质化和促进 DLAT 寡聚化来延缓铜依赖性细胞死亡[4, 62]。与正常细胞相比，肿瘤细胞在追求细胞内稳态的过程中会产生大量的 GSH 以消除细胞内高水平的 ROS，从而降低对铜介导的细胞死亡的敏感性，并抑制这种死亡的发生。此外，GSH 与肿瘤化疗耐药性、免疫抑制性肿瘤微环境的建立，以及 CDT、PDT、SDT 等治疗方法的疗效之间的相互作用是显而易见的。因此，在铜介导的抗肿瘤纳米药物设计中，GSH 耗竭已成为促进铜死亡和提高治疗效果的关键因素。

在弱酸性甚至中性 pH 条件下，铜介导的类芬顿反应的速率远远超过铁介导的芬顿反应（Fe^{2+}: 76/（M·s）vs Cu^{2+}: 460/（M·s）vs. Cu^+: 1×10^4/（M·s））[85-87]。因此，在弱酸性 TME（pH 4.5～6.5）中，Cu^{2+}/Cu^+在产生 ROS 方面表现出明显的优势。二价态的铜离子可导致 GSH 的直接与间接耗竭，同时维持 Cu^+的产生。细胞内 H_2O_2 水平限制了 ROS 的生成量。Yu 等[88]构建的 ZIF-8-Cu_2O-DNA 通过剪切与过氧化氢酶(CAT)相关的 RNA 并随后上调细胞内 H_2O_2 水平来耗竭肿瘤细胞内的 GSH。这一过程会产生充足的 ROS，维持 Cu^{2+}/Cu^+循环，实现肿瘤细胞内 GSH 的耗竭，增强细胞对铜介导的死亡的敏感性，并有效诱导铜死亡。Wang 等[89]设计的纳米复合材料 AuPt@Cu-PDA 具有过氧化物酶（POD）/CAT/氧化酶（OXD）样活性，可有效地消耗 GSH，破坏细胞内氧化还原稳态，加剧氧化应激，使肿瘤细胞更容易发生铜介导的死亡。大多数化疗药物的疗效均与 ROS 有关。没食子酸（GA）是一种多酚类天然化学治疗药物，由于其对铜离子具有强配位螯合作用，Zhao 等[90]建立了用于化学/化学动力学协同治疗的金属-酚网络药物递送系统（Cu-GA NP），有效地消耗了 GSH，破坏细胞内氧化还原平衡，减少不必要的 ROS 消耗，以及涉及 GSH 的铜离子螯合作用。鉴于 GSH 是化疗耐药性的关键因素，Cu^{2+}/Cu^+对 GSH 的消耗也能克服化疗耐药性。葡萄糖氧化酶(GOx)在消耗葡萄糖的同时可提高细胞内 H_2O_2 水平，增强 Cu^+介导的类芬顿反应，产生更多的 ROS，促进肿瘤细胞内 GSH 的消耗。Xu 等[91]利用无孔 Cu(tz)通过生物相容性矿化作用原位包封 GOx 分子，构建了 GOx@[Cu(tz)]纳米复合材料。

此外，为了减轻纳米药物体内循环过程中的脱靶细胞毒性，pH/GSH 响应性设计已成为一种可行的解决方案。在实现精确释放的同时，纳米药物成功地消耗了肿瘤细胞内的 GSH，从而提高了对铜介导的细胞死亡的敏感性[72, 92]。

2. 线粒体呼吸增强和糖酵解抑制

先前的研究表明，依赖线粒体呼吸的细胞对铜离子载体的敏感性比参与糖酵解的细胞高近 1000 倍[4]。因此，在以线粒体代谢增强为特征的肿瘤（如黑色素瘤、乳腺癌、白血病和特异性化疗耐药肿瘤）中，由于其对铜死亡的敏感性增强，使用可诱导铜死亡的纳米药物能够获得显著的治疗效果[93-97]。瓦博格效应（Warburg effect），即肿瘤细胞依赖糖酵解获得能量，是其具有恶性增殖潜力的一个关键原因。基于这些前提，增强线粒体呼吸或抑制糖酵解可能被证明是提高细胞对铜死亡敏感性的可行方法。此外，考虑到缺氧条件（$1\% O_2$）对铜死亡敏感性的影响，解决肿瘤细胞内的缺氧环境应该作为材料设计的重点。在最近的一项研究中，Jin 等[98]采用湿化学方法制备了过氧化钙纳米粒（CaO_2-NP）作为产氧材料，合成出可介导铜死亡的免疫治疗纳米反应器——CaO_2@Cu-SS/JQ-1@DSPE-PEG-FA（CCJD-FA）。在 pH 5.6 的条件下，CCJD-FA 迅速产生溶解的 O_2，对乳酸的产生具有强烈的抑制作用，并与 CCJD-FA 上负载的 JQ-1 以协同方式对糖酵解产生联合抑制作用，从而增强了 CT26 肿瘤细胞对铜死亡的敏感性。此外，Chen 等[99]将含氧全氟化碳（PFC）和光敏剂 Ce6 负载于 Cu@ZIF-8 中，构建了一种多功能纳米复合材料——Cu@ZIF-8@Ce6@PFC/O_2（ZCuCeP）。ZCuCeP 在缺氧条件下取得了与常规供氧同等的抗肿瘤效果，并有效诱导了铜死亡，克服了肿瘤缺氧治疗的障碍。

第四节　基于铜死亡的新型纳米药物和抗肿瘤疗法

增强肿瘤细胞对细胞死亡的敏感性有助于提高抗肿瘤治疗的效果。本节汇总介绍了目前基于铜死亡的协同抗肿瘤纳米药物研究的典型案例，并详细阐述了其潜在作用机制。

一、铜死亡与化疗的结合

化疗和放疗是最常用的临床治疗方法，可抑制肿瘤生长，延长癌症患者的生存期。然而，内在和获得性肿瘤耐药性，以及治疗过程中的严重副作用，给临床治疗带来了不可避免的挑战[100]。纳米药物/纳米制剂具有靶向递药、增加辐射蓄积和降低毒性等优点。它们还有助于调节 RCD 以提高疗效[101]。铂类化疗药物具有广谱抗肿瘤活性，在治疗过程中经常出现全身毒副作用。肿瘤细胞内高浓度 GSH 诱导的铂类药物耐药性也削弱了其在使用中的有效性[102-104]。CuET 是一种有效的抗肿瘤药物，其药效依赖于螯合型几何结构和强大的 Cu—S 键合力。即使在富含 GSH 的细胞环境中，CuET 也能保持抗肿瘤活性，展现出作为新型化疗药物的潜力[68,105]。与传统化疗药物顺铂相比，CuET 具有较低的平均还原电位和峰值还原电位（–0.6535 V vs. 0.0315 V；–0.488 V vs. 0.092 V），因此具有更稳定的抗肿瘤活性。CuET 对肿瘤细胞的半数最大抑制浓度通常低于正常细胞，表现出潜在的选择性抗肿瘤活性，并减少了细胞的外源性金属物质毒性，以达到最佳疗效。由于 CuET 的疏水特性，Lu 等[106]采用牛血清白蛋白（BSA）作为载体，从而提高了其水溶性，同时赋予了其优异的生物相容性和丰富的金属结合功能。由此制得的 CuET 纳米粒（NP）显著提高了 A549 和 A549/DDP 两种肿瘤细胞内的 Cu^{2+}水平，并诱导了铜死亡，该研究表明铜基有机复合物可以克服铂类药物耐药性，为化疗提供了一种新的选择。

考虑到 TME 的缺氧和高 GSH 特性，常规化疗具有明显的局限性。大量研究已经证明，将化疗药物与 CDT、PDT 和 PTT 联合使用来增强抗肿瘤作用具有可行性[107,108]。二价态的铜离子使铜基纳米药物成为用于 CDT 的合适选择，反应过程中 Cu$^+$的大量生成也会诱导铜死亡。Zhao 等[90]在聚乙烯吡咯烷酮（PVP）的碱性溶液中通过自组装合成了与 Cu^{2+}和 GA 配位的铜-没食子酸纳米粒（Cu-GA NP）。Cu-GA NP 的铜含量约为 20%（即总样品量的 20%），显示出良好的单分散性和长期稳定性。基于 GSH 响应的金属酚醛网络，Cu-GA NP 可降解产生高浓度的 Cu$^+$，消耗 GSH，并促进 Cu$^+$介导的更强效的类芬顿反应[Cu^{2+}为 460/（M·s），Cu$^+$为 1×10^4/（M·s）]。作为一种有效的氧化还原稳态干扰物，它增强了羟基自由基（·OH）对肿瘤细胞的致死性。体外和体内试验证明，Cu-GA NP 具有良好的生物相容性和优异的抗肿瘤作用，可实现由高 GSH 水平引发的药物活化，对肿瘤细胞产生高 H$_2$O$_2$ 的依赖性，以及介导由 GSH 耗竭和 ROS 生成激活的肿瘤化疗和化学动力学疗法的协同，有效诱导了铜死亡。

化疗和免疫治疗的结合仍然是临床实践中的主要抗肿瘤策略。然而，克服肿瘤细胞在治疗过程中表现出的化疗耐药性和对免疫疗法的不敏感性势在必行。研究表明，在抗代谢化疗和免疫治疗期间，肿瘤细胞可以依靠巨胞饮作用和细胞内共生细菌来实现化疗耐药性。携带大量细胞内 PD-L1 的肿瘤衍生型外泌体有助于免疫逃逸，并促进由肿瘤相关巨噬细胞（TAMs）异常极化介导的免疫抑制性微环境形成。针对这些特征，Tian 等巧妙地设计了一种铜基纳米佐剂(CS/MTO-Cu@AMI)，用于增强肿瘤化学-免疫治疗的效果[52]。通过 CD44 与 MTO-Cu@AMI 的亲和力，CS/MTO-Cu@AMI 中的硫酸软骨素（CS）实现了特异性受体介导的细胞内化，并可在透明质酸酶的作用下释放。MTO-Cu@AMI 进一步通过 pH/GSH 双重响应在肿瘤细胞中迅速降解，释放 Cu^{2+}、MTO 和 AMI。铜离子作为天然抗菌剂，抑制了细胞内共生细菌的生长，扰乱 TCA，导致线粒体损伤，切断外泌体释放所需的巨胞饮途径和能量供应，并激活 AMPK 通路介导的 PD-L1 蛋白降解，有效克服了化疗耐药性，增强抗肿瘤免疫响应。巨胞饮与外泌体分泌抑制剂阿米洛利（AMI）与 Cu^{2+} 协同作用，增强了 MTO 的化学增敏作用。在荷瘤小鼠中，CS/MTO-Cu@AMI 实现了高达 95% 的肿瘤抑制率，在肿瘤切片中观察到细胞凋亡水平升高，证明了其良好的生物安全性。此外，AMI 重新编程了肿瘤相关巨噬细胞（TAMs）的极化，从而逆转免疫抑制性微环境。类芬顿反应引起的 ROS 蓄积可诱导 DNA 损伤，通过 cGAS-STING 通路激活先天免疫反应。同样，Xia 等[109]通过离子交换和透明质酸（HA）的表面吸附将 5-氟尿嘧啶（5-FU）嵌入铜-铝层状双氢氧化物（CuAl-LDH）中，制备了 LDH/HA/5-FU 纳米片。该纳米系统实现了化疗-CDT 的协同作用，并重塑了 TME 以激活免疫反应。

二、铜死亡与放射疗法的结合

放射疗法是一种利用放射线治疗肿瘤的局部治疗方法。放射治疗通过产生 ROS 诱导 ICD。Wang 等在 2021 年的一项研究中[110]，使用了具有混合价态（Cu^+/Cu^{2+}）的铜基纳米配位聚合物（Cu-NCP）。Cu-NCP 通过类芬顿反应产生大量的 ROS，以弥补 X 射线辐射下 ROS 的不足。同时，Cu^{2+} 被消耗转化为 Cu^+，促进 $CD8^+T$ 细胞浸润，增强了抗肿瘤作用。尽管目前还没有关于联合放疗与铜死亡用于协同抗肿瘤方面的研究，但 Cu-NCP 为未来的研究提供了有价值的参考。

三、铜死亡与免疫疗法的结合

免疫疗法可重新启动并维持肿瘤免疫循环，恢复机体正常的抗肿瘤免疫反应，以控制和消除肿瘤细胞。尤其是免疫检查点阻断（ICB）在临床实践中取得了显著进展，引领了抗肿瘤医学的革命性潮流。重要的是，长期免疫记忆的建立将会使大量出现复发性转移的癌症患者大大受益。然而，由于免疫原性低、T 细胞浸润有限和存在免疫抑制性 TME 等因素，一些患者无法从免疫治疗中受益。T 细胞浸润对于 ICB 的成功至关重要，根据 T 细胞浸润的程度，肿瘤可被分为"冷"或"热"两种类型[111, 112]。"热"肿瘤对 ICB 治疗的响应率更高。研究表明，增强 ICD 是促进 $CD8^+T$ 细胞浸润的有效方法[113, 114]。垂死的肿瘤细胞会在其表面释放或暴露内源性损伤相关特征分子（DAMP），主要包括 ATP、高迁移率族蛋白 B1（HMGB1）、白细胞介素-1β（IL-1β）、白介素-6（IL-6）、线粒体 DNA（mDNA）、钙网蛋白（CRT）和热休克蛋白 70/90

（HSP70/90），从而增强免疫原性[115,116]。因此，人们致力于探索各种治疗模式，包括化疗、放疗和基于 ROS 的治疗，以增强癌细胞的免疫原性。近年来，纳米材料的发展为开发免疫疗法提供了新的解决方案，例如通过促进细胞凋亡、焦亡、自噬、铁死亡或其他途径，为提高免疫治疗效果提供了更多可行性手段[111]。目前，对铜死亡和免疫机制的研究主要集中在生物信息学分析上。尽管铜死亡与免疫疗法相互关联的具体机制尚不完全清楚，但不可否认的是，通过对基于铜死亡的纳米药物研究，在提高免疫治疗效果方面取得了可喜的进展[117-120]。Li 等[73]使用修饰型铜配位共价有机骨架（COF），合成了负载 Cu^{2+} 和 Cu^+ 的 Cu-COF。该系统可催化细胞中的过量 H_2O_2 分解，产生·OH 和 $^1O_2$，诱导强效的 ICD，并增强了免疫治疗的效果。PD-L1 免疫检查点抗体（αPD-L1）自 2016 年以来已被 FDA 批准用于治疗膀胱癌。然而，在"冷"肿瘤中缺乏响应性和 PD-L1 表达的个体差异削弱了这种治疗剂的有效性[121-123]。先前的一项研究表明，肿瘤内的铜离子水平会影响 PD-L1 的表达，铜超载可导致铜死亡。因此，铜离子载体和免疫治疗剂 αPD-L1 的组合可能是癌症治疗的可行方法[124]。Guo 等[67]设计了一种 ROS 敏感的两亲性生物可降解聚合物（PHPM），通过静电相互作用将 ES-Cu 包裹在纳米粒中（NP@ESCu）。NP@ESCu 可在小鼠膀胱癌肿瘤中选择性蓄积。在高 ROS 条件下，PHPM 的硫缩酮键迅速断裂，释放 ES 和 Cu^{2+}。Cu^{2+} 被转运到线粒体中，与 FDX1 反应并产生 Cu^+，而 ES 流出后可螯合细胞外的 Cu^{2+}，再重新进入细胞，实现 Cu^+ 在线粒体中的蓄积。治疗期间肿瘤细胞内铜含量的持续增加导致表面 PD-L1 表达上调，增强 αPD-L1 的功效，诱导树突状细胞（DC）成熟，促进 $CD8^+T$ 细胞浸润，并刺激 TAM 从免疫抑制 M2 表型转化为免疫刺激 M1 表型。在基于 MB49 细胞的皮下肿瘤模型中，经 NP@ESCu＋αPD-L1 处理的小鼠平均瘤重为 0.08 g，而用 PBS、αPD-L1 和 NP@ESCu 处理的小鼠瘤重分别为 1.20 g、0.94 g 和 0.52 g。NP@ESCu＋αPD-L1 为"冷"肿瘤的铜死亡和 αPD-Ll 联合免疫协同治疗提供了范例，显示出巨大的临床应用潜力。基于铜死亡与免疫反应之间的直接相关性，Jin 等[98]设计的 CCJD-FA 可在 GSH 和酸性条件下通过类芬顿反应释放 Cu^+，这有效地抑制了糖酵解和 ATP 的产生，介导 ATP7B 阻断，促进了铜死亡，诱导 CT26 肿瘤细胞释放肿瘤相关抗原（TAA）和损伤相关特征分子（DAMP），从而引发免疫反应，并重塑了免疫抑制性 TME。Liu 等[125]设计了一种仿生系统（CuX-P），使用过表达程序性细胞死亡蛋白 1（PD-1）的膜包裹型 T 细胞 MXene 负载 DSF/Cu^{2+}。CuX-P 可在细胞内诱导铜死亡和 ICD；而在外部，CuX-P 表面的 PD-1 识别肿瘤细胞内 DSF/Cu^{2+} 诱导的过表达 PD-L1，促进肿瘤细胞对其内化[126-128]。基于反馈回路的材料设计能有效提高免疫治疗的效果。MXene 本身在激光照射下即可产生光热效应。因此，CuX-P 实现了免疫治疗、光热治疗和铜死亡的有效整合。此外，为了克服胶质母细胞瘤治疗中遇到的血脑屏障，Huang 等[129]设计了一种铜基纳米平台（BCMD）用于鼻腔给药，以调节铜诱导的免疫治疗。BCMD 介导的铜死亡可诱导 ICD，有效逆转了免疫抑制性 TME。结合 αPD-L1，BCMD 显著提高了 ICB 抗肿瘤治疗的效率。

四、铜死亡与 PDT 的结合

PDT 是一种利用光敏剂吸收光能并产生 ROS，从而选择性破坏肿瘤细胞的治疗方法。有限的作用范围使 PDT 能够最大限度地减少对周围健康组织的副作用，使其成为一种潜在的癌症微创治疗方法，也是传统放疗和化疗的替代方法[130,131]。但是，由于光的穿透深度有限，PDT 在治疗深部肿瘤方面表现不佳。针对这一问题，纳米医学提出了各种策略来提高 PDT 的疗效[132]。

GOx 在有氧存在下催化葡萄糖的氧化，产生 H_2O_2，破坏对肿瘤细胞的葡萄糖供应，通过饥饿疗法抑制其生长。副产物 H_2O_2 可以通过芬顿或类芬顿反应转化为毒性更大的羟基自由基，从而实现协同治疗[133,134]。尽管 PDT 经常与饥饿疗法配合使用以提高治疗效果，但 GOx 的工程化复合材料在体内循环过程中会引起严重的全身毒性，限制了其治疗实用性[135-137]。

配位聚合物（CP）通过金属离子/簇和有机桥联配体的配位作用制备。多孔 CP 通常被称为金属有机骨架（MOF），在饥饿治疗过程中的原位包封期间会遇到 GOx 过早暴露的问题。作为物理屏障，无孔支架阻碍了血糖和 O_2 的扩散，从而限制了 GOx 与循环中产生的 H_2O_2 发生反应，这显著降低了脱靶毒性。基于这一概念，Xu 等[91]开发了一种用 GOx 工程化修饰制备的无孔铜（I）1,2,4-三唑盐（[Cu(tz)]）CP 纳米平台，称为 GOx@[Cu(tz)]。在生理条件下，与游离 GOx、GOx@ZIF-8 和 GOx@MAF-2 相比，GOx@[Cu(tz)]表现出显著降低的底物亲和力和催化活性，以及对蛋白酶和有机溶剂的稳定性，验证了无孔支架的保护作用。GOx@[Cu(tz)]的催化活性仅在高水平 GSH 刺激的肿瘤细胞中被"激活"，导致葡萄糖耗竭。H_2O_2 水平的升高显著增强了 GOx@[Cu(tz)]的 I 型 PDT 效应，通过 Cu^{2+}/Cu^+ 介导的类芬顿反应产生大量·OH，促进 GSH 耗竭并诱导铜死亡。GOx@[Cu(tz)]通过其无孔结构降低了 GOx 的全身毒性，有效地协同饥饿疗法和 PDT，诱导铜死亡，并在体内试验中实现了 92.4%的肿瘤生长抑制率。

Ning 等[80]设计了一种血小板膜包覆的 Cu_2O/TBP-2 铜死亡致敏系统（PTC），在

PTC 被肿瘤细胞内化后，导致其降解并释放铜离子。在白光照射下，TBP-2 被释放并迅速锚定在细胞膜上，产生羟基自由基。通过使用给予铜基药物和抑制铜外流的策略来实现铜离子超载，成功诱导了铜死亡的发生，从而抑制了肿瘤的生长和转移。

五、铜死亡与 PTT 的结合

PTT 利用光热剂在近红外光下进行光热转换，诱导肿瘤消融，为肿瘤根除提供了一种微创方法[131, 138]。由于其微创性、高时空分布和可远程控制等特性，PTT 具有巨大的临床应用潜力。然而，治疗过程中的热量分布不均和组织穿透有限等缺陷，导致了 PTT 在实现完全根除肿瘤方面难以取得理想效果[139]。

先前的研究提出了一种协同方法，将 PTT 与 RCD 相结合，取得了优异的结果[140, 141]。铜死亡是最近发现的一种 RCD，与 PTT 联合使用时显示出良好的效果。在诱导铜死亡时，需要认真设计方案以实现铜离子蓄积，同时避免循环过程中非靶向蓄积引起的全身毒性。CuET 已被探索用于肿瘤消融，但其细胞毒性和较差的水溶性限制了实际应用[50, 66, 142]。DSF 是一种潜在的抗肿瘤候选药物，能够通过与 Cu^{2+} 结合形成 CuET。在 Wu 等于 2020 年进行的一项研究中[143]，DSF 被封装在 pH 响应和具有高效光热转换能力的纳米药物 PVP/Cu-HMPB 中，实现了 DSF 和 Cu^{2+} 原位转化为 CuET。

Zhou 等[70]首先制备了表面包覆介孔二氧化硅的金纳米棒(Au@MSN)，其具有优异的光热性能和高效药物递送能力，再使用 Au@MSN 开发出光热可控释放的铜掺杂纳米药物平台——Au@MSN-Cu/PEG/DSF。该平台有效地负载了 DSF 和 Cu^{2+}，并通过 PEG 修饰增强了在体内循环中的稳定性[144]。该平台表现出优异的光热转换效率（η为 56.32%）和良好的光热触发降解性能。这种设计有效地提高了治疗效果并降低了脱靶毒性[145]。Au@MSN-Cu/PEG/DSF 通过增强的渗透和滞留（EPR）效应在肿瘤区域有效蓄积。在近红外光照射下，它诱导光热效应，释放 DSF 和 Cu^{2+}，这一过程引发了细胞凋亡，生成 Cu^+，并诱导肿瘤细胞发生铜死亡[4, 70, 146]。Zhou 等[70]证实了该纳米平台在体外和体内诱导细胞凋亡/铜死亡/PTT 协同作用的有效性和安全性，在皮下移植瘤模型动物中实现了 80.9% 的肿瘤生长抑制率。

在另一项研究中，Wang 等[89]开发了 AuPt@Cu-PDA 纳米复合材料，其展现出优异的光热和光声成像（PTI/PAI）能力，能引起铜死亡以增强纳米催化治疗（NCT）效果，并与 PTT 发挥协同作用。

六、铜死亡与 CDT 的结合

CDT 是一种基于芬顿或类芬顿反应的新兴治疗策略，具有特异性强、效率高、副作用小等优点[138]。CDT 利用 TME 中的弱酸性环境催化内源性 H_2O_2，产生剧毒的 ROS 以实现抗肿瘤作用[147]。随着纳米医学的发展，以单原子酶为代表的一系列纳米催化剂已被用于抗肿瘤治疗。在 CDT 领域，研究主要集中在金属离子的催化效率和细胞内 H_2O_2 浓度上，这二者会限制 ROS 的产生[148-150]。

铜离子以介导类芬顿反应而闻名，具有较高的催化效率$[k_{Cu}=1.0×10^4/ （M·s） vs k_{Fe}=76/（M·s）]$和更有利的 pH 范围。$Cu^+$ 可诱导铜死亡，Cu^{2+}/Cu^+ 的循环则能耗尽 GSH。铜基纳米药物在结合铜死亡和 CDT 方面天然地具有优势[41, 151]。增加肿瘤细胞中 H_2O_2 的浓度可有效增强 CDT。利用 DNA 酶切割 CAT 相关 RNA，从而上调细胞内 H_2O_2 浓度，已被证明是一种有效的细胞调节手段[152]。

在 ZIF-8 的基础上，Yu 等[88]设计了一个纳米级系统 ZIF-8-Cu₂O-DNA，该系统可实现 Cu^+ 和 DNA 酶的协同作用。ZIF-8-Cu₂O-DNA 在弱酸性环境中降解，其中 DNA 酶和 Zn^{2+} 形成升级型 DNA 酶以切割 CAT，增强 Cu^{2+}/Cu^+ 介导的类芬顿反应，消耗细胞内 GSH。这种组合强化了 CDT 和铜死亡，提高了肿瘤细胞消融的治疗效果。使用 ZIF-8-Cu₂O-DNA 治疗降低了 PANC-1 细胞中 FDX1 和 LIAS 的表达水平，在移植瘤模型小鼠肿瘤部位表现出有效的选择性蓄积，并具有生长抑制作用。

聚酰胺胺（PAMAM）树枝状大分子被广泛应用于构建癌症诊断和治疗用纳米平台，可通过丰富的氨基螯合作用有效负载铜离子。Ni 等[71]使用葡萄糖和苯硼酸（PBA）修饰型树枝状聚合物，合成了一种基于苯基硼酸酯键的核-壳结构聚合物纳米平台（CSTD）。将其用于制备 CSTD-Cu(Ⅱ)@DSF，其不仅能够介导铜死亡和 CDT，实现协同抗肿瘤，而且增强了细胞凋亡。此外，由于过量的铜诱导铜死亡及其在外轨道中的未配对电子使其具备优异的 T1 加权磁共振成像能力，使其成为潜在的 T1 加权 MR 造影剂。

针对小细胞肺癌的脑转移问题，Zhang 等[84]设计了一种铜基金属有机骨架（Cu-MOF），表面包覆上用梅毒类似物 TP0751 肽修饰的干细胞膜（TP-M-Cu-MOF），合成出了 TP-M-Cu-MOFs/siATP7a 纳米粒。该纳米粒可以穿透血脑屏障，靶向抑制铜外流以诱导铜死亡，通过类芬顿反应产生 ROS[153,154]。Li 等[155]使用白蛋白作为生物矿化的模板，模拟天然含铜矿物孔雀石的生成，合成了 CuCH-NC。CuCH-NC 表现出 pH 触发的响应性 Cu^{2+} 释放，GSH 介导 Cu^{2+} 还原为 Cu^+，催化 H_2O_2 产生羟基自由基。使用这种组合型纳米系统 CuCH-NC/DSF/aPD-L1，对具有高度侵袭性的三阴性乳腺癌（TNBC）实现了高效的 CDT、化疗和免疫体内协同治疗。

七、铜死亡与 SDT 的结合

SDT 是一种非侵入性的超声治疗手段，由声敏化剂、氧和低强度超声组成，将氧气转化为细胞毒性单线态氧（$^1O_2$），选择性地根除肿瘤。超声波优异的组织穿透性赋予了 SDT 在深度肿瘤消融方面独特的优势和卓越的疗效[156-158]。但是，固有的肿瘤异质性、耐药性、TME 中缺氧导致的活性氧产生有限，以及声敏化剂递送困难导致的缺点，如低转移效率和潜在毒性，限制了 SDT 的有效性[159]。纳米医学的发展有效地提高了 SDT 的治疗效果[160-162]。铜死亡在克服传统治疗耐药性方面显示出巨大的前景，使其成为 SDT 的理想辅助疗法。由免疫细胞膜制成的仿生纳米系统在肿瘤靶向治疗中具有显著优势。沸石咪唑骨架-8（ZIF-8）是一种高效的药物载体，具有 pH 响应性和可控的药物释放性能。Chen 等[99]使用原位工艺制备了掺杂铜的 ZIF-8（Cu@ZIF-8）用于包封 Ce6 和全氟化碳（PFC）。利用巨噬细胞和肿瘤细胞之间的整合素 α4-VCAM-1 相互作用，他们设计了一个名为 SonoCu 的纳米机器人来增强靶向性。在超声刺激下，SonoCu 从 Ce6 和 PFC 中释放氧气，提高 SDT 的疗效并诱导铜死亡。在缺氧和常氧条件下，SonoCu 对乳腺癌细胞具有等效的体外抗肿瘤作用。在荷乳腺瘤小鼠中，SonoCu+US 组表现出优异的抗肿瘤效果，延长了存活时间，并逆转了肿瘤的缺氧环境，增强了 SDT 的疗效。

八、铜死亡与氢疗法的结合

分子氢（H_2）是一种具有重要生理和病理调节功能的信号分子，由于其能够破坏氧化还原稳态，在高浓度条件下可用于抗肿瘤治疗[163, 164]。H_2 治疗最常用的给药方法技术复杂、耗时且效率低下，使用纳米药物的载体策略受到 H_2 有效载荷的限制。因此，与负载 H_2 相比，H_2 的产生可能具有更广阔的抗肿瘤治疗应用前景。使用太阳能从水中光催化生产 H_2 是一种有前景的策略[165, 166]。近红外光（NIR）和 X 射线具有比阳光更强的组织穿透性，可以在肿瘤中产生足够的 H_2，但开发这些光催化剂来驱动 H_2 治疗面临着效率低的巨大挑战[167, 168]。H_2 和 Cu^+ 都能诱导线粒体功能障碍，破坏细胞内的氧化还原稳态以杀死肿瘤。此外，Cu^{2+} 对 H_2O_2 表现出优异的催化分解作用，有效地清除了水分解的副产物，提高了水分解效率[148, 169, 170]。因此，Ding 等[171]在碳纳米光

催化剂上集成了 Cu^{2+}(Cu@CDCN)，Cu^{2+}的引入提高了双电子还原过程中产生 H_2 和 H_2O_2 的光催化效率，有效地消耗了 GSH [（462.6±1.9）μmol/mg vs（44.2±1.1）μmol/mg]。生成的 Cu^+通过与酰化 TCA 蛋白结合直接诱导铜死亡。在正常细胞的 pH 条件下，从 Cu@CDCN 中释放的铜离子不到 5%，在肝细胞中的细胞毒性几乎可以忽略不计。在 4T1 三阴性乳腺癌细胞中，Cu@CDCN 表现出时间依赖性增强的细胞摄取效果，在光照激活下，其有效地抑制了细胞活性（降低至 8.2%±4.1%），并消耗 GSH（44.3%±2.4%）。Cu@CDCN 还降低了 ATP 水平，有助于阻断铜的输出，增强铜死亡的效果。对 4T1 荷瘤小鼠给予 Cu@CDCN+L，这种氢-铜协同治疗的效果明显优于单一疗法（即单独的 H_2 处理组或铜死亡诱导组）。在光照下，H_2 疗法、GSH 耗竭和铜死亡的协同作用导致线粒体损伤和细胞内氧化还原稳态失衡，从而达到抗肿瘤效果。

九、多种 RCDs 的联合治疗与多模式协同治疗

在抗肿瘤治疗中，使用单一的 RCD 策略通常无法获得最佳的治疗效果。因此，研究人员提出了多种 RCDs 协同应用的策略来提高治疗效果。多柔比星（DOX）和顺铂等小分子化疗药物可以激活烟酰胺腺嘌呤二核苷酸磷酸氧化酶 4（NOX4），随后增加 H_2O_2 的产生，从而加强铁死亡效果[172, 173]。Cu^{2+}/Cu^+在更宽的 pH 范围内比铁离子（Fe^{2+}/Fe^{3+}）表现出更高的催化活性，可高效诱导铜死亡[151]。GSH 的耗竭可以降低肿瘤细胞对化疗诱导的凋亡的抵抗力。因此，Xu 等[174]创新性地引入了一种不饱和配位蚀刻集成（UCEI）策略，制备出铜/铁杂化中空无定形金属有机骨架（HaMOF），并将其用作氧化应激放大器和铜/铁代谢破坏物，用于铜死亡/铁死亡/凋亡协同抗肿瘤治疗。HaMOF 通过 Cu^{2+}与含二硫键（S—S）的 3,3'-二硫代双（丙酰肼）（TPH）的简易自组装以及随后与 Fe^{3+}的配位蚀刻作用形成。在负载 DOX 并用 TPH 功能化透明质酸（HAT）修饰后，制得 DOX@Fe/CuTH HaMOF，该系统表现出载药量高、血液循环半衰期长和肿瘤靶向能力强等特性。TME 可引发 HaMOF 的 pH/GSH 双重响应性降解。释放的 DOX 诱导细胞凋亡并促进 H_2O_2 生成，而 Cu^{2+}诱导 DLAT 聚集，引起铜死亡。GSH 消耗过程中产生的 Fe^{2+}/Cu^+可以介导自由基生成/铁死亡/铜死亡。同时，DOX@Fe/CuTH HaMOF 能够通过下调铁转运蛋白 FPN1 和铜转运蛋白 ATP7A 的表达来持续诱导铜死亡/铁死亡。与该研究类似，有研究者开发了一种掺杂 CuET 并负载青蒿素（ART）的 HNP，用于放大氧化应激以增强基于铜死亡的抗肿瘤疗效[92]。TPH 功能化透明质酸（HAT）使 ART@CuT/ETH HNP 具有较长的血液循环时间和较强的肿瘤靶向结合能力。在肿瘤细胞内解离后，ART@CuT/ETH HNP 释放出 Cu^{2+}，后者从 ART 和内源性 H_2O_2

中产生·O₂和·OH，用于放大氧化应激。TPH 通过消耗 GSH 进一步增强了这种作用。DLAT 的异常寡聚化、泛素化 (Ub) 蛋白的显著上调、GPX4 失活和脂质过氧化物 (LPO) 的蓄积均证实 ART@CuT/ETH HNP 通过铜死亡/铁死亡/凋亡协同的方式杀死肿瘤细胞。针对多形性胶质母细胞瘤，Jia 等[175]合成了由 Cu^{2+}、化疗药物瑞戈非尼组成的中空铁蛋白纳米粒 (HFn-Cu-REGO NP)，该纳米粒具有血脑屏障 (BBB) 渗透和肿瘤靶向递送能力，实现了对自噬和铜死亡的靶向调节，可用于肿瘤的协同治疗。Zhao 等[83]针对结直肠癌独特的高 H_2S 环境设计了 H_2S 响应性羟基磷酸铜纳米颗粒 $[Cu_2(PO_4)(OH)NP]$。在更高的 H_2S 环境中，$Cu_2(PO_4)(OH)NP$ 发生原位硫化形成 Cu_9S_8NP。这些纳米粒子通过内吞作用迅速进入肿瘤细胞。铜离子介导的类芬顿反应产生大量 ROS，激活 NLRP3 炎症小体和 caspase-1 蛋白。这一过程导致 GSDMD 被切割，影响线粒体功能，并下调铜外排蛋白 ATP7A 的表达。这种对铜外流的干扰实现了一种新的基于铜死亡/焦亡协同作用的肿瘤靶向治疗。

针对肿瘤的复杂性和异质性，多模式联合治疗 (MCT) 通过各种治疗方法的协同作用提高疗效，已成为一种有前景的抗肿瘤策略。利用铜离子催化的 H_2O_2 改善缺氧条件并消耗 GSH，Yang 等[176]设计了 $Au_{25}(NAMB)_{18}NC\text{-}Cu^{2+}@SA/HA$ 杂化纳米凝胶 (NHG)，该凝胶能够通过靶向递送/光热成像制导和诱导铜死亡来增强 PTT/PDT/CDT 结合型 MCT 的效果，有效抑制和损伤肿瘤细胞。Zhang 等[177]通过使用简单的水热法制备了具有 CAT、POD 和谷胱甘肽过氧化物酶 (GPx) 样活性的 $CuMoO_4$ 纳米粒。$CuMoO_4$ 在近红外 (NIR-Ⅱ，1064 nm) 光照下具有优异的光热转换效率 (41%)，实现了 PTT/CDT/铜死亡/铁死亡/ICD 的协同治疗。通常，多功能载药纳米粒的结构和组成的复杂性限制了其临床应用潜力。设计"简洁（就材料组成/结构而言）但不简单（就功能而言）"的纳米材料以实现有效的互补协同作用是实施 MCT 的关键所在。

第五节　总结与展望

铜是一种必需的微量元素，在健康和病理条件下都参与各种细胞活动。研究发现，过量的 Cu^+ 通过直接参与 TCA、促进 DLAT 的 LA 和破坏 Fe-S 簇蛋白的稳定性来诱导铜死亡，导致蛋白质毒性应激，最终引起铜死亡与其他 RCD。作为一种过渡金属，铜在诱导类芬顿反应方面表现出显著的优势，对铜死亡机制的阐明为铜基抗肿瘤纳米药物的设计提供了系统的理论框架。目前已有的研究已经初步证实了基于铜死亡的纳米药物在抗肿瘤治疗领域的潜在应用价值和临床转化前景。

　　本章首先概述了 RCD 的研究进展及其在抗肿瘤治疗中的应用，随后阐明了铜死亡的机制和特征，重点介绍了基于铜死亡的抗肿瘤纳米药物研究的最新进展。关键要点包括：①纳米药物如何诱导铜死亡；②纳米药物如何实现并调节铜死亡的协同作用以增强各种抗肿瘤疗法的效果。相较于传统抗肿瘤疗法的局限性，如耐药性和免疫逃逸，基于铜死亡的纳米药物在抗肿瘤治疗中显示出更好的疗效和开发前景。此外，作为一种由金属离子稳态破坏引起的 RCD 形式，Cu^+/Cu^{2+} 的催化活性和 pH 适应性范围均优于 Fe^{2+}，这表明铜基纳米药物可能具有更大的临床应用潜力。基于铜死亡的抗肿瘤纳米药物已经引起了研究者的广泛关注，并显示出有前景的治疗效果，在临床应用之前，应进行进一步的研究以重点解决以下未知的问题：

　　①作为一种新发现的 RCD 形式，对铜死亡的探索和应用带来了许多挑战和机遇。这些挑战包括对其形态学特征、诱导剂和 DAMP 的理解尚不完全清晰，以及需要进一步考察铜死亡在抗肿瘤治疗中的具体调节机制。

　　②尽管铜是人体中必不可少的微量元素，但利用铜死亡进行抗癌治疗需要考虑金属离子的毒副作用。增强药物靶向递送能力、优化药物浓度和确保长期生物安全性等，是一些亟须解决的关键问题。

　　③已知 Cu^+ 参与线粒体内 TCA 可诱导铜死亡，增强药物的线粒体靶向性，以实现治疗效果的显著增强，并在低剂量下减少副作用，值得进一步探索。

　　④各种 RCD 在杀死肿瘤细胞和克服耐药性方面的协同作用已得到证实。但是，铜死亡与其他 RCD 之间的协同作用机制尚不完全清楚，期待未来有更多的研究成果来指导材料/药物设计。

　　⑤作为一种潜在的 T1 加权 MR 造影剂，基于铜离子的纳米药物在肿瘤诊断、治疗中的应用以及为肿瘤成像提供集成平台等方面需要进一步探索。

　　⑥放射治疗是多种类型肿瘤高效治疗的重要手段，在探索铜基纳米药物与放射治疗的结合方面存在研究空白，需要填补。

　　⑦越来越多的生物信息学研究表明，铜死亡有望增强免疫治疗效果。但是，铜死亡增强免疫疗效的具体调控机制尚不清楚。阐明这种关联可能会给肿瘤患者带来巨大的益处。

　　⑧使用铜基纳米药物治疗时，由于生物系统的复杂性且缺乏有效的监测方法，给研究各种肿瘤细胞中诱发铜死亡的浓度阈值带来了挑战。精确监测这些铜浓度阈值可以减轻治疗相关毒性，并推动开发针对特定类型肿瘤和个体患者制定的个性化治

疗策略。

⑨SDT 是一种基于非侵入性超声波的治疗方法，在肿瘤根除方面具有极高的选择性，在深度肿瘤消融方面显示出优异的效果。然而，将铜死亡与 SDT 相结合的研究仍十分有限，需要更多的结果支持。

⑩依赖线粒体代谢的肿瘤对铜死亡表现出更高的敏感性，开发针对这一特征的铜基纳米药物可能会提高治疗效果。此外，有必要加大研究支持，探索抑制糖酵解和增强线粒体代谢作为促进铜死亡的新策略。

参考文献

[1] Galluzzi L, Vitale I, Aaronson S A, et al. Molecular mechanisms of cell death: recommendations of the Nomenclature Committee on Cell Death 2018[J]. Cell Death & Differentiation, 2018, 25(3): 486-541.

[2] Christgen S, Tweedell R E, Kanneganti T D. Programming inflammatory cell death for therapy[J]. Pharmacology & Therapeutics, 2022, 232: 108010.

[3] Tang D, Kang R, Berghe T V, et al. The molecular machinery of regulated cell death[J]. Cell Research, 2019, 29(5): 347-364.

[4] Tsvetkov P, Coy S, Petrova B, et al. Copper induces cell death by targeting lipoylated TCA cycle proteins[J]. Science, 2022, 375(6586): 1254-1261.

[5] Peng F, Liao M, Qin R, et al. Regulated cell death (RCD) in cancer: key pathways and targeted therapies[J]. Signal Transduction and Targeted Therapy, 2022, 7(1): 286.

[6] Song S, Tan J, Miao Y, et al. Crosstalk of autophagy and apoptosis: involvement of the dual role of autophagy under ER stress[J]. Journal of Cellular Physiology, 2017, 232(11): 2977-2984.

[7] Su W, Liao M, Tan H, et al. Identification of autophagic target RAB13 with small-molecule inhibitor in low-grade glioma via integrated multi-omics approaches coupled with virtual screening of traditional Chinese medicine databases[J]. Cell Proliferation, 2021, 54(12): e13135.

[8] Guo Z, Guozhang H, Wang H, et al. Ampelopsin inhibits human glioma through inducing apoptosis and autophagy dependent on ROS generation and JNK pathway[J]. Biomedicine & Pharmacotherapy, 2019, 116: 108524.

[9] Dixon S J, Lemberg K M, Lamprecht M R, et al. Ferroptosis: an iron-dependent form of nonapoptotic cell death[J]. Cell, 2012, 149(5): 1060-1072.

[10] Liu T, Liu W, Zhang M, et al. Ferrous-supply-regeneration nanoengineering for cancer-cell-specific ferroptosis in combination with imaging-guided photodynamic therapy[J]. Acs Nano, 2018, 12(12): 12181-12192.

[11] Meng X, Deng J, Liu F, et al. Triggered all-active metal organic framework: ferroptosis machinery contributes to the apoptotic photodynamic antitumor therapy[J]. Nano Letters, 2019, 19(11): 7866-7876.

[12] Wang X, Zhou M, Liu Y, et al. Cope with copper: from copper linked mechanisms to copper-

based clinical cancer therapies[J]. Cancer Letters, 2023, 561: 216157.

[13] Zeng Q, Ma X, Song Y, et al. Targeting regulated cell death in tumor nanomedicines[J]. Theranostics, 2022, 12(2): 817.

[14] Peate I, Dutton H. Acute Nursing Care: Recognising and Responding to Medical Emergencies[M]. London: Routledge, 2014.

[15] Li S R, Bu L L, Cai L. Cuproptosis: lipoylated TCA cycle proteins-mediated novel cell death pathway[J]. Signal Transduction and Targeted Therapy, 2022, 7(1): 158.

[16] Tsang T, Davis C I, Brady D C. Copper biology[J]. Current Biology, 2021, 31(9): R421-R427.

[17] Festa R A, Thiele D J. Copper: an essential metal in biology[J]. Current Biology, 2011, 21(21): R877-R883.

[18] Møller L B, Mogensen M, Horn N. Molecular diagnosis of Menkes disease: genotype–phenotype correlation[J]. Biochimie, 2009, 91(10): 1273-1277.

[19] Tümer Z, Møller L B. Menkes disease[J]. European Journal of Human Genetics, 2010, 18(5): 511-518.

[20] Shim H, Harris Z L. Genetic defects in copper metabolism[J]. The Journal of Nutrition, 2003, 133(5): 1527S-1531S.

[21] Członkowska A, Litwin T, Dusek P, et al. Wilson disease[J]. Nature Reviews Disease Primers, 2018, 4(1): 21.

[22] Przybyłkowski A, Gromadzka G, Chabik G, et al. Liver cirrhosis in patients newly diagnosed with neurological phenotype of Wilson's disease[J]. Functional Neurology, 2014, 29(1): 23.

[23] Eskici G, Axelsen P H. Copper and oxidative stress in the pathogenesis of Alzheimer's disease[J]. Biochemistry, 2012, 51(32): 6289-6311.

[24] Denoyer D, Masaldan S, La Fontaine S, et al. Targeting copper in cancer therapy: 'Copper That Cancer'[J]. Metallomics, 2015, 7(11): 1459-1476.

[25] Lener M R, Scott R J, Wiechowska-Kozłowska A, et al. Serum concentrations of selenium and copper in patients diagnosed with pancreatic cancer[J]. Cancer Research and Treatment: Official Journal of Korean Cancer Association, 2016, 48(3): 1056-1064.

[26] Feng J F, Lu L, Zeng P, et al. Serum total oxidant/antioxidant status and trace element levels in breast cancer patients[J]. International Journal of Clinical Oncology, 2012, 17: 575-583.

[27] Shen F, Cai W S, Li J L, et al. The association between serum levels of selenium, copper, and magnesium with thyroid cancer: a meta-analysis[J]. Biological Trace Element Research, 2015, 167: 225-235.

[28] Lin S, Pan J, Huang X, et al. Near-infrared-inducible Bcl-2-associated X protein system for apoptosis regulation in vivo[J]. Chemical Engineering Journal, 2023, 461: 141771.

[29] Nirmala J G, Lopus M. Cell death mechanisms in eukaryotes[J]. Cell Biology and Toxicology, 2020, 36(2): 145-164.

[30] Ge E J, Bush A I, Casini A, et al. Connecting copper and cancer: from transition metal signalling to metalloplasia[J]. Nature Reviews Cancer, 2022, 22(2): 102-113.

[31] Wu H, Guo H, Liu H, et al. Copper sulfate-induced endoplasmic reticulum stress promotes hepatic apoptosis by activating CHOP, JNK and caspase-12 signaling pathways[J]. Ecotoxicology and Environmental Safety, 2020, 191: 110236.

[32] Liu H, Guo H, Jian Z, et al. Copper induces oxidative stress and apoptosis in the mouse liver[J]. Oxidative Medicine and Cellular Longevity, 2020, 2020(1): 1359164.

[33] Luo Q, Song Y, Kang J, et al. mtROS-mediated Akt/AMPK/mTOR pathway was involved in Copper-induced autophagy and it attenuates Copper-induced apoptosis in RAW264. 7 mouse monocytes[J]. Redox Biology, 2021, 41: 101912.

[34] Zhao H, Chen H, Guo Z, et al. In situ photothermal activation of necroptosis potentiates black phosphorus-mediated cancer photo-immunotherapy[J]. Chemical Engineering Journal, 2020, 394: 124314.

[35] Krumschnabel G, Ebner H L, Hess M W, et al. Apoptosis and necroptosis are induced in rainbow trout cell lines exposed to cadmium[J]. Aquatic Toxicology, 2010, 99(1): 73-85.

[36] Chen W, Wang X, Zhao B, et al. CuS–MnS 2 nano-flowers for magnetic resonance imaging guided photothermal/photodynamic therapy of ovarian cancer through necroptosis[J]. Nanoscale, 2019, 11(27): 12983-12989.

[37] Chen J, Zhang R, Tao C, et al. CuS–NiS2 nanomaterials for MRI guided phototherapy of gastric carcinoma via triggering mitochondria-mediated apoptosis and MLKL/CAPG-mediated necroptosis[J]. Nanotoxicology, 2020, 14(6): 774-787.

[38] Chen L, Chen G, Hu K, et al. Combined photothermal and photodynamic therapy enhances ferroptosis to prevent cancer recurrence after surgery using nanoparticle-hydrogel composite[J]. Chemical Engineering Journal, 2023, 468: 143685.

[39] Chen X, Kang R, Kroemer G, et al. Broadening horizons: the role of ferroptosis in cancer[J]. Nature Reviews Clinical Oncology, 2021, 18(5): 280-296.

[40] Yang W S, SriRamaratnam R, Welsch M E, et al. Regulation of ferroptotic cancer cell death by GPX4[J]. Cell, 2014, 156(1): 317-331.

[41] Xue Q, Yan D, Chen X, et al. Copper-dependent autophagic degradation of GPX4 drives ferroptosis[J]. Autophagy, 2023, 19(7): 1982-1996.

[42] Gao W, Huang Z, Duan J, et al. Elesclomol induces copper-dependent ferroptosis in colorectal cancer cells via degradation of ATP7A[J]. Molecular Oncology, 2021, 15(12): 3527-3544.

[43] Ren X, Li Y, Zhou Y, et al. Overcoming the compensatory elevation of NRF2 renders hepatocellular carcinoma cells more vulnerable to disulfiram/copper-induced ferroptosis[J]. Redox Biology, 2021, 46: 102122.

[44] Kovacs S B, Miao E A. Gasdermins: effectors of pyroptosis[J]. Trends in Cell Biology, 2017, 27(9): 673-684.

[45] Wu R, Wang N, Comish P B, et al. Inflammasome-dependent coagulation activation in sepsis[J]. Frontiers in Immunology, 2021, 12: 641750.

[46] Liao J, Yang F, Tang Z, et al. Inhibition of Caspase-1-dependent pyroptosis attenuates copper-induced apoptosis in chicken hepatocytes[J]. Ecotoxicology and Environmental Safety, 2019, 174: 110-119.

[47] Zhou Q, Zhang Y, Lu L, et al. Upregulation of postsynaptic cAMP/PKA/CREB signaling alleviates copper (Ⅱ)-induced oxidative stress and pyroptosis in MN9D cells[J]. Toxicology, 2023, 494: 153582.

[48] Liao J, Hu Z, Li Q, et al. Endoplasmic reticulum stress contributes to copper-induced pyroptosis via regulating the IRE1α-XBP1 pathway in pig jejunal epithelial cells[J]. Journal of Agricultural and Food Chemistry, 2022, 70(4): 1293-1303.

[49] Kirshner J R, He S, Balasubramanyam V, et al. Elesclomol induces cancer cell apoptosis through oxidative stress[J]. Molecular Cancer Therapeutics, 2008, 7(8): 2319-2327.

[50] Cen D, Brayton D, Shahandeh B, et al. Disulfiram facilitates intracellular Cu uptake and

induces apoptosis in human melanoma cells[J]. Journal of Medicinal Chemistry, 2004, 47(27): 6914-6920.

[51] Halliwell B, Gutteridge J M. Oxygen toxicity, oxygen radicals, transition metals and disease[J]. Biochemical Journal, 1984, 219(1): 1.

[52] Tian H, Duan J, Li B, et al. Clinical chemotherapeutic agent coordinated copper-based nanoadjuvants for efficiently sensitizing cancer chemo-immunotherapy by cuproptosis-mediated mitochondrial metabolic reprogramming[J]. Advanced Functional Materials, 2023, 33(51): 2306584.

[53] Yip N C, Fombon I S, Liu P, et al. Disulfiram modulated ROS–MAPK and NFκB pathways and targeted breast cancer cells with cancer stem cell-like properties[J]. British Journal of Cancer, 2011, 104(10): 1564-1574.

[54] Jiao Y, N Hannafon B, Ding W Q. Disulfiram's anticancer activity: evidence and mechanisms[J]. Anti-Cancer Agents in Medicinal Chemistry, 2016, 16(11): 1378-1384.

[55] Gul N S, Khan T M, Chen M, et al. New copper complexes inducing bimodal death through apoptosis and autophagy in A549 cancer cells[J]. Journal of Inorganic Biochemistry, 2020, 213: 111260.

[56] Li D D, Yagüe E, Wang L Y, et al. Novel copper complexes that inhibit the proteasome and trigger apoptosis in triple-negative breast cancer cells[J]. ACS Medicinal Chemistry Letters, 2019, 10(9): 1328-1335.

[57] Zheng P, Zhou C, Lu L, et al. Elesclomol: a copper ionophore targeting mitochondrial metabolism for cancer therapy[J]. Journal of Experimental & Clinical Cancer Research, 2022, 41(1): 271.

[58] Solmonson A, DeBerardinis R J. Lipoic acid metabolism and mitochondrial redox regulation[J]. Journal of Biological Chemistry, 2018, 293(20): 7522-7530.

[59] Mayr J A, Feichtinger R G, Tort F, et al. Lipoic acid biosynthesis defects[J]. Journal of Inherited Metabolic Disease, 2014, 37: 553-563.

[60] Rowland E A, Snowden C K, Cristea I M. Protein lipoylation: an evolutionarily conserved metabolic regulator of health and disease[J]. Current Opinion in Chemical Biology, 2018, 42: 76-85.

[61] Xie J, Yang Y, Gao Y, et al. Cuproptosis: mechanisms and links with cancers[J]. Molecular Cancer, 2023, 22(1): 46.

[62] Tang D, Chen X, Kroemer G. Cuproptosis: a copper-triggered modality of mitochondrial cell death[J]. Cell Research, 2022, 32(5): 417-418.

[63] Vodenkova S, Buchler T, Cervena K, et al. 5-fluorouracil and other fluoropyrimidines in colorectal cancer: Past, present and future[J]. Pharmacology & Therapeutics, 2020, 206: 107447.

[64] Yang S, Song Y, Hu Y, et al. Multifaceted roles of copper ions in anticancer nanomedicine[J]. Advanced Healthcare Materials, 2023, 12(23): 2300410.

[65] Setty S R G, Tenza D, Sviderskaya E V, et al. Cell-specific ATP7A transport sustains copper-dependent tyrosinase activity in melanosomes[J]. Nature, 2008, 454(7208): 1142-1146.

[66] Oliveri V. Selective targeting of cancer cells by copper ionophores: an overview[J]. Frontiers in Molecular Biosciences, 2022, 9: 841814.

[67] Guo B, Yang F, Zhang L, et al. Cuproptosis induced by ROS responsive nanoparticles with elesclomol and copper combined with αPD-L1 for enhanced cancer immunotherapy[J]. Advanced Materials, 2023, 35(22): 2212267.

[68] Skrott Z, Mistrik M, Andersen K K, et al. Alcohol-abuse drug disulfiram targets cancer via p97 segregase adaptor NPL4[J]. Nature, 2017, 552(7684): 194-199.

[69] Rae C, Tesson M, Babich J W, et al. The role of copper in disulfiram-induced toxicity and radiosensitization of cancer cells[J]. Journal of Nuclear Medicine, 2013, 54(6): 953-960.

[70] Zhou J, Yu Q, Song J, et al. Photothermally triggered copper payload release for cuproptosis-promoted cancer synergistic therapy[J]. Angewandte Chemie International Edition, 2023, 62(12): e202213922.

[71] Ni C, Ouyang Z, Li G, et al. A tumor microenvironment-responsive core-shell tecto dendrimer nanoplatform for magnetic resonance imaging-guided and cuproptosis-promoted chemo-chemodynamic therapy[J]. Acta Biomaterialia, 2023, 164: 474-486.

[72] Tian H, Duan J, Li B, et al. Clinical chemotherapeutic agent coordinated copper-based nanoadjuvants for efficiently sensitizing cancer chemo-immunotherapy by cuproptosis-mediated mitochondrial metabolic reprogramming[J]. Advanced Functional Materials, 2023, 33(51): 2306584.

[73] Li T, Wang D, Meng M, et al. Copper-coordinated covalent organic framework produced a robust Fenton-like effect inducing immunogenic cell death of tumors[J]. Macromolecular Rapid Communications, 2023, 44(11): 2200929.

[74] Nyasae L, Bustos R, Braiterman L, et al. Dynamics of endogenous ATP7A (Menkes protein) in intestinal epithelial cells: copper-dependent redistribution between two intracellular sites[J]. American Journal of Physiology-Gastrointestinal and Liver Physiology, 2007, 292(4): G1181-G1194.

[75] Lutsenko S. Dynamic and cell-specific transport networks for intracellular copper ions[J]. Journal of Cell Science, 2021, 134(21): jcs240523.

[76] Liu Y, Zhai S, Jiang X, et al. Intracellular mutual promotion of redox homeostasis regulation and iron metabolism disruption for enduring chemodynamic therapy[J]. Advanced Functional Materials, 2021, 31(17): 2010390.

[77] Zhu D, Zhang J, Luo G, et al. Bright bacterium for hypoxia-tolerant photodynamic therapy against orthotopic colon tumors by an interventional method[J]. Advanced Science, 2021, 8(15): 2004769.

[78] Zhu D, Zhang T, Li Y, et al. Tumor-derived exosomes co-delivering aggregation-induced emission luminogens and proton pump inhibitors for tumor glutamine starvation therapy and enhanced type-I photodynamic therapy[J]. Biomaterials, 2022, 283: 121462.

[79] Zhang C, Gao F, Wu W, et al. Enzyme-driven membrane-targeted chimeric peptide for enhanced tumor photodynamic immunotherapy[J]. ACS Nano, 2019, 13(10): 11249-11262.

[80] Ning S, Lyu M, Zhu D, et al. Type-I AIE photosensitizer loaded biomimetic system boosting cuproptosis to inhibit breast cancer metastasis and rechallenge[J]. ACS Nano, 2023, 17(11): 10206-10217.

[81] Ascenção K, Szabo C. Emerging roles of cystathionine β-synthase in various forms of cancer[J]. Redox Biology, 2022, 53: 102331.

[82] Ren M, Xu Q, Bai Y, et al. Construction of a dual-response fluorescent probe for copper (II) ions and hydrogen sulfide (H_2S) detection in cells and its application in exploring the increased copper-dependent cytotoxicity in present of H_2S[J]. Spectrochimica Acta Part A: Molecular and Biomolecular Spectroscopy, 2021, 249: 119299.

[83] Zhao F, Liang L, Wang H, et al. H_2S-activated ion-interference therapy: a novel tumor targeted therapy based on copper-overload-mediated cuproptosis and pyroptosis[J].

Advanced Functional Materials, 2023, 33(38): 2300941.

[84] Zhang J, Han M, Zhang J, et al. Syphilis mimetic nanoparticles for cuproptosis-based synergistic cancer therapy via reprogramming copper metabolism[J]. International Journal of Pharmaceutics, 2023, 640: 123025.

[85] Ma B, Wang S, Liu F, et al. Self-assembled copper–amino acid nanoparticles for in situ glutathione "AND" H_2O_2 sequentially triggered chemodynamic therapy[J]. Journal of the American Chemical Society, 2018, 141(2): 849-857.

[86] Zuo W, Fan Z, Chen L, et al. Copper-based theranostic nanocatalysts for synergetic photothermal-chemodynamic therapy[J]. Acta Biomaterialia, 2022, 147: 258-269.

[87] Zhang K, Ma Z, Li S, et al. Disruption of dual homeostasis by a metal-organic framework nanoreactor for ferroptosis-based immunotherapy of tumor[J]. Biomaterials, 2022, 284: 121502.

[88] Yu Q, Zhou J, Liu Y, et al. DNAzyme-mediated cascade nanoreactor for cuproptosis-promoted pancreatic cancer synergistic therapy[J]. Advanced Healthcare Materials, 2023, 12(28): 2301429.

[89] Wang Y Y, Zhang X Y, Li S L, et al. AuPt-Loaded Cu-Doped polydopamine nanocomposites with multienzyme-mimic activities for dual-modal imaging-guided and cuproptosis-enhanced Photothermal/Nanocatalytic therapy[J]. Analytical Chemistry, 2023, 95(37): 14025-14035.

[90] Zhao F, Yu H, Liang L, et al. Redox homeostasis disruptors based on metal-phenolic network nanoparticles for chemo/chemodynamic synergistic tumor therapy through activating apoptosis and cuproptosis[J]. Advanced Healthcare Materials, 2023, 12(29): 2301346.

[91] Xu Y, Liu S Y, Zeng L, et al. An enzyme-engineered nonporous copper（Ⅰ）coordination polymer nanoplatform for cuproptosis-based synergistic cancer therapy[J]. Advanced Materials, 2022, 34(43): 2204733.

[92] Xu W, Wang Y, Hou G, et al. Tumor microenvironment responsive hollow nanoplatform for triple amplification of oxidative stress to enhance cuproptosis-based synergistic cancer therapy[J]. Advanced Healthcare Materials, 2023, 12(13): 2202949.

[93] Sriskanthadevan S, Jeyaraju D V, Chung T E, et al. AML cells have low spare reserve capacity in their respiratory chain that renders them susceptible to oxidative metabolic stress[J]. Blood, The Journal of the American Society of Hematology, 2015, 125(13): 2120-2130.

[94] Porporato P E, Filigheddu N, Pedro J M B S, et al. Mitochondrial metabolism and cancer[J]. Cell Research, 2018, 28(3): 265-280.

[95] Buccarelli M, D'Alessandris Q G, Matarrese P, et al. Elesclomol-induced increase of mitochondrial reactive oxygen species impairs glioblastoma stem-like cell survival and tumor growth[J]. Journal of Experimental & Clinical Cancer Research, 2021, 40: 1-17.

[96] Denise C, Paoli P, Calvani M, et al. 5-fluorouracil resistant colon cancer cells are addicted to OXPHOS to survive and enhance stem-like traits[J]. Oncotarget, 2015, 6(39): 41706.

[97] Matassa D S, Amoroso M R, Lu H, et al. Oxidative metabolism drives inflammation-induced platinum resistance in human ovarian cancer[J]. Cell Death & Differentiation, 2016, 23(9): 1542-1554.

[98] Jin X K, Liang J L, Zhang S M, et al. Orchestrated copper-based nanoreactor for remodeling tumor microenvironment to amplify cuproptosis-mediated anti-tumor immunity in colorectal cancer[J]. Materials Today, 2023, 68: 108-124.

[99] Chen K, Zhou A, Zhou X, et al. An intelligent cell-derived nanorobot bridges synergistic crosstalk between sonodynamic therapy and cuproptosis to promote cancer treatment[J]. Nano Letters, 2023, 23(7): 3038-3047.

[100] Weingart S N, Zhang L, Sweeney M, et al. Chemotherapy medication errors[J]. The Lancet Oncology, 2018, 19(4): e191-e199.

[101] Patra J K, Das G, Fraceto L F, et al. Nano based drug delivery systems: recent developments and future prospects[J]. Journal of Nanobiotechnology, 2018, 16: 1-33.

[102] Godwin A K, Meister A, O'Dwyer P J, et al. High resistance to cisplatin in human ovarian cancer cell lines is associated with marked increase of glutathione synthesis[J]. Proceedings of the National Academy of Sciences, 1992, 89(7): 3070-3074.

[103] Chen S H, Chang J Y. New insights into mechanisms of cisplatin resistance: from tumor cell to microenvironment[J]. International Journal of Molecular Sciences, 2019, 20(17): 4136.

[104] Ghosh S. Cisplatin: The first metal based anticancer drug[J]. Bioorganic Chemistry, 2019, 88: 102925.

[105] Santini C, Pellei M, Gandin V, et al. Advances in copper complexes as anticancer agents[J]. Chemical Reviews, 2014, 114(1): 815-862.

[106] Lu Y, Pan Q, Gao W, et al. Reversal of cisplatin chemotherapy resistance by glutathione-resistant copper-based nanomedicine via cuproptosis[J]. Journal of Materials Chemistry B, 2022, 10(33): 6296-6306.

[107] Chen Y, Yao Y, Zhou X, et al. Cascade-reaction-based nanodrug for combined chemo/starvation/chemodynamic therapy against multidrug-resistant tumors[J]. ACS Applied Materials & Interfaces, 2019, 11(49): 46112-46123.

[108] Peng H, Qin Y T, Feng Y S, et al. Phosphate-Degradable Nanoparticles Based on Metal–Organic Frameworks for Chemo-Starvation-Chemodynamic Synergistic Antitumor Therapy[J]. ACS Applied Materials & Interfaces, 2021, 13(31): 37713-37723.

[109] Xia Y, Gu M, Wang J, et al. Tumor microenvironment-activated, immunomodulatory nanosheets loaded with copper (II) and 5-FU for synergistic chemodynamic therapy and chemotherapy[J]. Journal of Colloid and Interface Science, 2024, 653: 137-147.

[110] Wang Y, Ding Y, Yao D, et al. Copper-based nanoscale coordination polymers augmented tumor radioimmunotherapy for immunogenic cell death induction and T-cell infiltration[J]. Small, 2021, 17(8): 2006231.

[111] Goldberg M S. Improving cancer immunotherapy through nanotechnology[J]. Nature Reviews Cancer, 2019, 19(10): 587-602.

[112] Voorwerk L, Slagter M, Horlings H M, et al. Immune induction strategies in metastatic triple-negative breast cancer to enhance the sensitivity to PD-1 blockade: the TONIC trial[J]. Nature Medicine, 2019, 25(6): 920-928.

[113] Liu Y T, Sun Z J. Turning cold tumors into hot tumors by improving T-cell infiltration[J]. Theranostics, 2021, 11(11): 5365.

[114] Liang H, Wu X, Zhao G, et al. Renal clearable ultrasmall single-crystal Fe nanoparticles for highly selective and effective ferroptosis therapy and immunotherapy[J]. Journal of the American Chemical Society, 2021, 143(38): 15812-15823.

[115] Kroemer G, Galluzzi L, Kepp O, et al. Immunogenic cell death in cancer therapy[J]. Annual Review of Immunology, 2013, 31(1): 51-72.

[116] Jaffray D A. Image-guided radiotherapy: from current concept to future perspectives[J].

Nature Reviews Clinical Oncology, 2012, 9(12): 688-699.

[117] Xu L, Yang L, Zhang D, et al. Multi-omics analysis reveals the unique landscape of DLD in the breast cancer tumor microenvironment and its implications for immune-related prognosis[J]. Computational and Structural Biotechnology Journal, 2024, 23: 1201-1213.

[118] Zhang K, Qu C, Zhou P, et al. Integrative analysis of the cuproptosis-related gene ATP7B in the prognosis and immune infiltration of IDH1 wild-type glioma[J]. Gene, 2024, 905: 148220.

[119] Yang L, Zhang Y, Wang Y, et al. Ferredoxin 1 is a cuproptosis-key gene responsible for tumor immunity and drug sensitivity: a pan-cancer analysis[J]. Frontiers in Pharmacology, 2022, 13: 938134.

[120] Jiang R, Huan Y, Li Y, et al. Transcriptional and genetic alterations of cuproptosis-related genes correlated to malignancy and immune-infiltrate of esophageal carcinoma[J]. Cell Death Discovery, 2022, 8(1): 370.

[121] Schneider A K, Chevalier M F, Derré L. The multifaceted immune regulation of bladder cancer[J]. Nature Reviews Urology, 2019, 16(10): 613-630.

[122] 21st ISoP Annual Meeting "A New Era of Pharmacovigilance: Challenges and Opportunities", September 20-23, 2022[c]. Verona: Springer Nature, 2022.

[123] Galsky M D, Arija J Á A, Bamias A, et al. Atezolizumab with or without chemotherapy in metastatic urothelial cancer (IMvigor130): a multicentre, randomised, placebo-controlled phase 3 trial[J]. The Lancet, 2020, 395(10236): 1547-1557.

[124] Voli F, Valli E, Lerra L, et al. Intratumoral copper modulates PD-L1 expression and influences tumor immune evasion[J]. Cancer Research, 2020, 80(19): 4129-4144.

[125] Liu T, Zhou Z, Zhang M, et al. Cuproptosis-immunotherapy using PD-1 overexpressing T cell membrane-coated nanosheets efficiently treats tumor[J]. Journal of Controlled Release, 2023, 362: 502-512.

[126] Zhou B, Guo L, Zhang B, et al. Disulfiram combined with copper induces immunosuppression via PD-L1 stabilization in hepatocellular carcinoma[J]. American Journal of Cancer Research, 2019, 9(11): 2442.

[127] Zhai Y, Wang J, Lang T, et al. T lymphocyte membrane-decorated epigenetic nanoinducer of interferons for cancer immunotherapy[J]. Nature Nanotechnology, 2021, 16(11): 1271-1280.

[128] Li L, Zhang M, Liu T, et al. Quercetin-ferrum nanoparticles enhance photothermal therapy by modulating the tumor immunosuppressive microenvironment[J]. Acta Biomaterialia, 2022, 154: 454-466.

[129] Huang Q X, Liang J L, Chen Q W, et al. Metal-organic framework nanoagent induces cuproptosis for effective immunotherapy of malignant glioblastoma[J]. Nano Today, 2023, 51: 101911.

[130] Yang L, Zhang S, Ling X, et al. Multilayer photodynamic therapy for highly effective and safe cancer treatment[J]. Acta Biomaterialia, 2017, 54: 271-280.

[131] Wang X, Xuan Z, Zhu X, et al. Near-infrared photoresponsive drug delivery nanosystems for cancer photo-chemotherapy[J]. Journal of Nanobiotechnology, 2020, 18(1): 108.

[132] Ji B, Wei M, Yang B. Recent advances in nanomedicines for photodynamic therapy (PDT)-driven cancer immunotherapy[J]. Theranostics, 2022, 12(1): 434.

[133] Fu L H, Qi C, Lin J, et al. Catalytic chemistry of glucose oxidase in cancer diagnosis and treatment[J]. Chemical Society Reviews, 2018, 47(17): 6454-6472.

[134] Fu L H, Qi C, Hu Y R, et al. Glucose oxidase-instructed multimodal synergistic cancer therapy[J]. Advanced Materials, 2019, 31(21): 1808325.

[135] Yu Z, Zhou P, Pan W, et al. A biomimetic nanoreactor for synergistic chemiexcited photodynamic therapy and starvation therapy against tumor metastasis[J]. Nature Communications, 2018, 9(1): 5044.

[136] Hu P, Zhao S, Shi J, et al. Precisely NIR-II-activated and pH-responsive cascade catalytic nanoreactor for controlled drug release and self-enhanced synergetic therapy[J]. Nanoscale, 2022, 14(34): 12219-12231.

[137] Ma Y, Zhao Y, Bejjanki N K, et al. Nanoclustered cascaded enzymes for targeted tumor starvation and deoxygenation-activated chemotherapy without systemic toxicity[J]. ACS Nano, 2019, 13(8): 8890-8902.

[138] Tang Z, Liu Y, He M, et al. Chemodynamic therapy: tumour microenvironment-mediated Fenton and Fenton-like reactions[J]. Angewandte Chemie, 2019, 131(4): 958-968.

[139] Doughty A C V, Hoover A R, Layton E, et al. Nanomaterial applications in photothermal therapy for cancer[J]. Materials, 2019, 12(5): 779.

[140] Huang P, Bao L, Zhang C, et al. Folic acid-conjugated silica-modified gold nanorods for X-ray/CT imaging-guided dual-mode radiation and photo-thermal therapy[J]. Biomaterials, 2011, 32(36): 9796-9809.

[141] Chen Q, Xu L, Liang C, et al. Photothermal therapy with immune-adjuvant nanoparticles together with checkpoint blockade for effective cancer immunotherapy[J]. Nature Communications, 2016, 7(1): 13193.

[142] Cun J E, Fan X, Pan Q, et al. Copper-based metal–organic frameworks for biomedical applications[J]. Advances in Colloid and Interface Science, 2022, 305: 102686.

[143] Wu W, Yu L, Pu Y, et al. Copper-enriched prussian blue nanomedicine for in situ disulfiram toxification and photothermal antitumor amplification[J]. Advanced Materials, 2020, 32(17): 2000542.

[144] Zhang Z, Wang L, Wang J, et al. Mesoporous silica-coated gold nanorods as a light-mediated multifunctional theranostic platform for cancer treatment[J]. Advanced Materials, 2012, 24(11): 1418-1423.

[145] Liu J, Bu W, Pan L, et al. NIR-triggered anticancer drug delivery by upconverting nanoparticles with integrated azobenzene-modified mesoporous silica[J]. Angewandte Chemie, 2013, 125(16): 4471-4475.

[146] Lewis D J, Deshmukh P, Tedstone A A, et al. On the interaction of copper (II) with disulfiram[J]. Chemical Communications, 2014, 50(87): 13334-13337.

[147] Yang B, Chen Y, Shi J. Nanocatalytic medicine[J]. Advanced Materials, 2019, 31(39): 1901778.

[148] Tang Z, Zhao P, Wang H, et al. Biomedicine meets Fenton chemistry[J]. Chemical Reviews, 2021, 121(4): 1981-2019.

[149] Zhang L, Wan S S, Li C X, et al. An adenosine triphosphate-responsive autocatalytic fenton nanoparticle for tumor ablation with self-supplied H_2O_2 and acceleration of Fe (III)/Fe (II) conversion[J]. Nano Letters, 2018, 18(12): 7609-7618.

[150] Chen J, Tan X, Huang Y, et al. Reactive oxygen species-activated self-amplifying prodrug nanoagent for tumor-specific Cu-chelate chemotherapy and cascaded photodynamic therapy[J]. Biomaterials, 2022, 284: 121513.

[151] Hu R, Fang Y, Huo M, et al. Ultrasmall Cu2-xS nanodots as photothermal-enhanced Fenton

nanocatalysts for synergistic tumor therapy at NIR- II biowindow[J]. Biomaterials, 2019, 206: 101-114.

[152] Wang Z, Yang J, Qin G, et al. An intelligent nanomachine guided by DNAzyme logic system for precise chemodynamic therapy[J]. Angewandte Chemie International Edition, 2022, 61(38): e202204291.

[153] Kao W C A, Pĕtrošová H, Ebady R, et al. Identification of Tp0751 (Pallilysin) as a Treponema pallidum vascular adhesin by heterologous expression in the Lyme disease spirochete[J]. Scientific Reports, 2017, 7(1): 1538.

[154] Lithgow K V, Church B, Gomez A, et al. Identification of the neuroinvasive pathogen host target, LamR, as an endothelial receptor for the Treponema pallidum adhesin Tp0751[J]. Msphere, 2020, 5(2): e00195-e00120.

[155] Li T, Zhang Y, Zhu J, et al. A pH-activatable copper-biomineralized proenzyme for synergistic chemodynamic/chemo-immunotherapy against aggressive cancers[J]. Advanced Materials, 2023, 35(14): 2210201.

[156] Trendowski M. The promise of sonodynamic therapy[J]. Cancer and Metastasis Reviews, 2014, 33: 143-160.

[157] McHale A P, Callan J F, Nomikou N, et al. Sonodynamic therapy: concept, mechanism and application to cancer treatment[J]. Therapeutic Ultrasound, 2016: 429-450.

[158] Wang X, Wu M, Li H, et al. Enhancing penetration ability of semiconducting polymer nanoparticles for sonodynamic therapy of large solid tumor[J]. Advanced Science, 2022, 9(6): 2104125.

[159] Yang Z, Tao D, Zhong W, et al. Perfluorocarbon loaded fluorinated covalent organic polymers with effective sonosensitization and tumor hypoxia relief enable synergistic sonodynamic-immunotherapy[J]. Biomaterials, 2022, 280: 121250.

[160] Son S, Kim J H, Wang X, et al. Multifunctional sonosensitizers in sonodynamic cancer therapy[J]. Chemical Society Reviews, 2020, 49(11): 3244-3261.

[161] Jiang Z, Xiao W, Fu Q. Stimuli responsive nanosonosensitizers for sonodynamic therapy[J]. Journal of Controlled Release, 2023, 361: 547-567.

[162] Liang S, Yao J, Liu D, et al. Harnessing nanomaterials for cancer sonodynamic immunotherapy[J]. Advanced Materials, 2023, 35(33): 2211130.

[163] Ohsawa I, Ishikawa M, Takahashi K, et al. Hydrogen acts as a therapeutic antioxidant by selectively reducing cytotoxic oxygen radicals[J]. Nature Medicine, 2007, 13(6): 688-694.

[164] Yu L, Hu P, Chen Y. Gas-generating nanoplatforms: material chemistry, multifunctionality, and gas therapy[J]. Advanced Materials, 2018, 30(49): 1801964.

[165] Nishiyama H, Yamada T, Nakabayashi M, et al. Photocatalytic solar hydrogen production from water on a 100-m^2 scale[J]. Nature, 2021, 598(7880): 304-307.

[166] Su D W, Ran J, Zhuang Z W, et al. Atomically dispersed Ni in cadmium-zinc sulfide quantum dots for high-performance visible-light photocatalytic hydrogen production[J]. Science Advances, 2020, 6(33): eaaz8447.

[167] Wu Y, Su L, Yuan M, et al. *In vivo* x-ray triggered catalysis of H_2 generation for cancer synergistic gas radiotherapy[J]. Angewandte Chemie, 2021, 133(23): 12978-12985.

[168] Zhao B, Wang Y, Yao X, et al. Photocatalysis-mediated drug-free sustainable cancer therapy using nanocatalyst[J]. Nature Communications, 2021, 12(1): 1345.

[169] Liu J, Liu Y, Liu N, et al. Metal-free efficient photocatalyst for stable visible water splitting via a two-electron pathway[J]. Science, 2015, 347(6225): 970-974.

[170] Liu J, Zhang Y, Lu L, et al. Self-regenerated solar-driven photocatalytic water-splitting by urea derived graphitic carbon nitride with platinum nanoparticles[J]. Chemical Communications, 2012, 48(70): 8826-8828.

[171] Ding H, Ren F, Liu P, et al. Cu^{2+}-Anchored Carbon nano-photocatalysts for visible water splitting to boost hydrogen cuproptosis[J]. Angewandte Chemie International Edition, 2023, 62(44): e202311549.

[172] Xue C C, Li M H, Zhao Y, et al. Tumor microenvironment-activatable Fe-doxorubicin preloaded amorphous $CaCO_3$ nanoformulation triggers ferroptosis in target tumor cells[J]. Science Advances, 2020, 6(18): eaax1346.

[173] Yang K, Yu G, Yang Z, et al. Supramolecular polymerization-induced nanoassemblies for self-augmented cascade chemotherapy and chemodynamic therapy of tumor[J]. Angewandte Chemie International Edition, 2021, 60(32): 17570-17578.

[174] Xu W, Qian J, Hou G, et al. A hollow amorphous bimetal organic framework for synergistic cuproptosis/ferroptosis/apoptosis anticancer therapy via disrupting intracellular redox homeostasis and copper/iron metabolisms[J]. Advanced Functional Materials, 2022, 32(40): 2205013.

[175] Jia W, Tian H, Jiang J, et al. Brain-targeted HFn-Cu-rego nanoplatform for site-specific delivery and manipulation of autophagy and cuproptosis in glioblastoma[J]. Small, 2023, 19(2): 2205354.

[176] Yang Z, Zhao Z, Cheng H, et al. In-situ fabrication of novel Au nanoclusters-Cu^{2+}@ sodium alginate/hyaluronic acid nanohybrid gels for cuproptosis enhanced photothermal/photodynamic/chemodynamic therapy via tumor microenvironment regulation[J]. Journal of Colloid and Interface Science, 2023, 641: 215-228.

[177] Zhang J, Peng L, Hao Y, et al. Biodegradable $CuMoO_4$ Nanodots with Multienzyme Activities for Multimodal Treatment of Tumor[J]. Advanced Healthcare Materials, 2023, 12(22): 2300167.

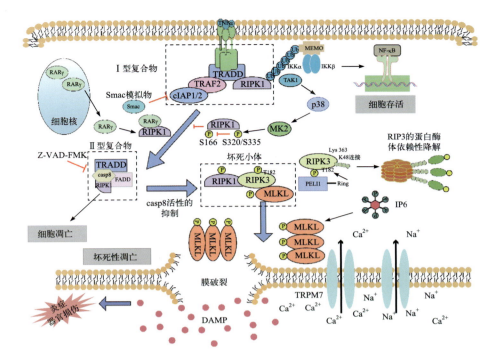

图3-1 肿瘤细胞坏死性凋亡的分子机制

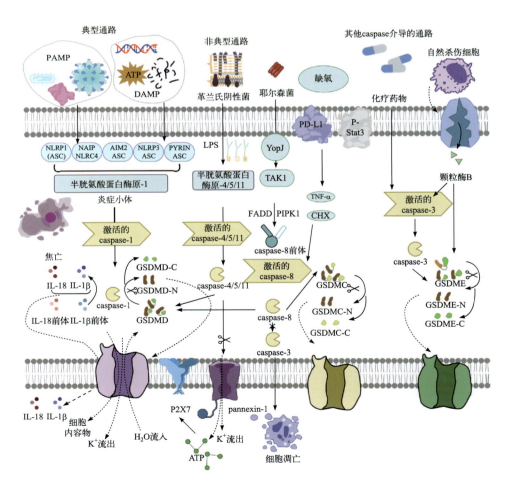

图4-1 炎症性焦亡的细胞信号通路

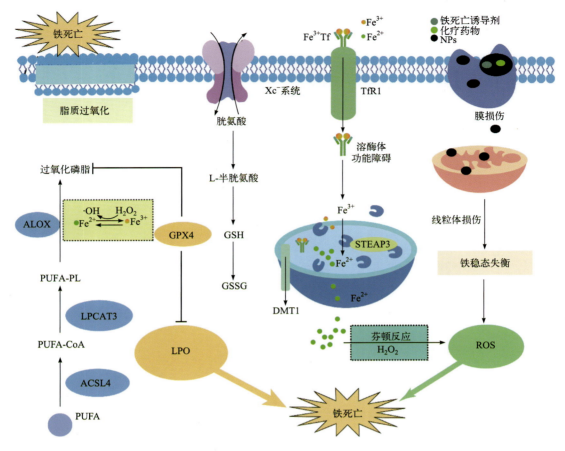

图5-1　铁死亡分子机制与药物作用示意图

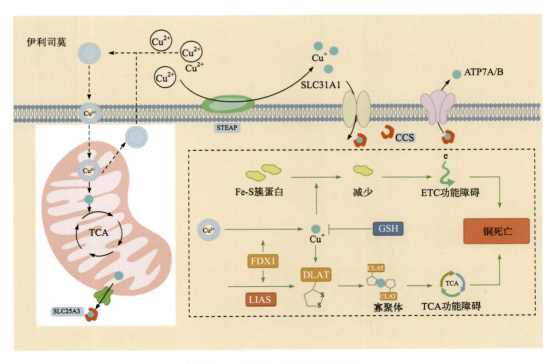

图7-1　铜死亡分子机制示意图